D1687394

Kim Maya

Entschuldigung, aber ich bin nur Kinderarzt

Biografie von Eberhard Neumann

SAFKHET PUBLISHING

Copyright © Kim Maya, Cambridge 2011

Originalausgabe Safkhet Publishing LLP
1. Auflage Oktober 2011

The moral right of the author has been asserted under the Copyright, Designs and Patents Act 1988.

All rights reserved.

A CIP catalogue record for this book is available from the British Library.

ISBN: 978-1-908208-01-9

1 3 5 7 9 10 8 6 4 2

Druck und Bindearbeiten Lightning Source International.

Typeset in 10pt Franklin Gothic

Published by Safkhet Publishing LLP
Cambridge
United Kingdom

www.safkhetpublishing.com

Korrektorat: Susanne Kammerer
Lektorat: Patricia Meyer-Seidt und Marina Suljuzovic
Projektmanager: William Banks Sutton

The colophon of Safkhet is a representation of the ancient Egyptian goddess of wisdom and knowledge, who is credited with inventing writing. Safkhet Publishing is named after her because the founders met in Egypt.

Pünktchen wollte ein Buch schreiben. Sein Leben aufschreiben. Es reichte ihm einfach nicht mehr, seine Erlebnisse immer nur dem eigenen Hund auf stundenlangen Spaziergängen zu erzählen und dabei allen entgegenkommenden Menschen wie ein Spinner vorzukommen. Mit dem Computer konnte er nicht so gut umgehen, eine Schreibmaschine habe ich ihm schnell wieder ausgeredet. In der heutigen Zeit, also wirklich. Zeit hatte er eigentlich auch keine dafür und er war sich gar nicht sicher, ob er die richtigen Worte finden könnte. Es musste also ein Ghostwriter her. Aber wo bekommt man einen Ghostwriter? Einen, der alles richtig versteht und auch so aufschreibt, wie es war? Kann man ja nicht einfach so im Supermarkt kaufen, so einen Ghostwriter. Und dann kostet der auch noch Geld, der Ghostwriter.
„Kimi, das kannst du doch machen", hat Pünktchen gesagt.

Zu Deinem Geburtstag 2011 schenke ich Dir, Pünktchen, Deine Biografie. Ich hoffe, ich habe alles richtig aufgeschrieben und nicht zu viel vergessen. Ich denke immer gerne an die stundenlangen Gespräche, in denen wir alles besprochen und die Welt verbessert haben. Ich weiß auch nicht, warum Du so krank werden musstest und ich wünschte, es wäre nicht so. Denk an all die schönen Reisen, die wir gemacht haben; an all die schönen Dinge, die wir gesehen und gegessen haben; an all die netten Menschen, die wir kennengelernt haben und versuche, ein fröhlicher Mensch zu bleiben!

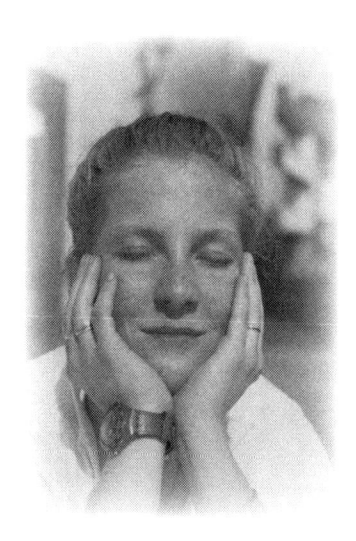

Für Pünktchen und seine Mutter
Und Elke

Der Soundtrack zu diesem Buch, auch wenn es dafür noch viel zu früh ist:
Officium von J. Gabarek and The Hillard Ensemble *Parce mihi Domine*
Queen *Heaven for Everyone* und *I was Born to Love You*
Die Kolibris *Die Hände zum Himmel*
A. Bocelli *Romanza* und *Time to Say Goodbye*

„Wir haben heute den 25. Juli 1997 und ich sitze jetzt in deiner Wohnung in Hannover, in der Gerberstraße. Du hattest mich gebeten, dir einiges von mir zu erzählen. Werd ich tun. Du weißt, dass ich hier bin wegen der Omi, und in diesem Zusammenhang kommen für mich Erinnerungen auf an meine Mutter. 1951, etwa 14 Tage vor meinem Geburtstag ist meine Mutter für mich etwas unverständlich, auch im Rückblick, aus der Lungenheilanstalt in Mölln in der Nähe von Lübeck, wo sie sich einige Jahre aufgehalten hatte, entlassen worden. Für mich mit dem Hinweis, dass ich mich ihr nicht zu sehr nähern und dass ich auch nicht mit ihr schmusen dürfte. Warum habe ich das jetzt erzählt? Darüber habe ich bis jetzt, bis heute, mit niemandem gesprochen. Es hat mich auch keiner dazu aufgefordert. Du kannst dir vorstellen, warum ich es jetzt mache. Es fragt mich keiner direkt danach. Auch du hast es nicht getan. Ich bin hier in Eurer Wohnung, fühle mich hier wohl und geborgen, auch ohne euch. Ich wünschte mir, dass ich hier in diesen Räumen leben könnte. Und ich bin natürlich durch die Ereignisse um die Omi herum an diese Dinge wieder und wieder und wieder und wieder erinnert worden. Die Omi hat sicher auch ihre Macken und ihre Fehler und ihre Eigenarten, aber dennoch hat sie in mein Leben eine gewisse Kontinuität gebracht, auch wenn ich das anfangs nicht gewollt habe. Und aus Angst um ihr Leben kann ich heute etwas freier darüber reden, über das, was ich dir eben über meine Mutter erzählt habe. Ich mache das jetzt, weil ich nicht weiß, ob ich irgendwann noch einmal dazu in der Lage sein werde."

Eberhards Familie

Eberhard, genannt Pünktchen		* 14.10.1938 in Stettin
Elke	Eberhards erste Frau	* 12.03.1942 in Duisburg
Kim (ich)	Tochter von Elke und Eberhard	* 27.02.1974
Marita	Eberhards zweite Frau	* 16.11.1952
Erika Mariechen Elisabeth Zietlow	Eberhards Mutter	* 08.09.1914 † 28.10.1951
Walter Neumann (Opi)	Eberhards Vater	* 31.08.1913 † 09.1984
Lotti Neumann (Omi), geb. Pittelkow	Walters zweite Frau	* 23.11.1913
Martha Zietlow	Eberhards Oma	
Paul Zietlow	Eberhards Opa	* 16.06.1884 † 20.12.1925
Frieda Tiesel, geb. Zietlow	Erikas Schwester	* 22.11.1905 † 29.08.1946
Peter	Eberhards Cousin	
Erika	Eberhards Cousine	
Bärbel	Eberhards Cousine	
Mutti	Elkes Mutter, eigentlich Ruth	
Papi	Elkes Vater, eigentlich Albert	
Basko I	Pünktchens erster Hund, ein Schäferhund und ehemaliger Polizist	
Boris	Pünktchens zweiter Hund	
Basko II	mein erster Hund, ein Schäferhund-Setter-Mischling, Pünktchens dritter Hund	
Jacky	mein zweiter Hund, ein Labrador-Terrier-Mädchen	
Ramses	Pünktchens vierter Hund, Sohn von Basko II und Jacky	
Mozart	mein dritter Hund, ein Wolfshund-Mädchen	

Sie lief so schnell sie konnte durch die regennassen Straßen Stettins. Jeder Straßenzug war gesäumt von dicht aneinander gedrängten Häusern; sie konnte keine Abkürzung nehmen. Sie konnte nicht sehr schnell laufen. Sie hielt sich den Bauch und schaute verzweifelt auf ihre Füße, die nicht schneller wollten. Sie musste diesen Bombenkeller einfach erreichen, sie musste es schaffen! Warum war sie nicht in Berlin geblieben? Es war doch nur von einem Probealarm die Rede gewesen, dessentwegen sie die Stadt Hals über Kopf mit ihrer Mutter verlassen hatte. Ihre Hoffnung auf ein paar ruhige Tage schienen vergebens, denn dies war zweifelsohne ein echter Alarm. Sie stolperte und schlug sich das Knie auf. Erschöpft blieb sie einen Moment in der Regenpfütze liegen und rang nach Luft. Ihr Kleid war halb zerrissen, sie war nass bis auf die Haut, aber das war ihr nun gleichgültig.

Keiner der Vorbeirennenden bemerkte ihr Elend, jeder dachte nur an sich. Erika gab sich langsam auf, konnte einfach nicht mehr. Als sie eben die Augen zu machen wollte und beschlossen hatte, hier einfach liegen zu bleiben, spürte sie einen festen Griff um ihren Oberarm. Eine Männerstimme brüllte über den Alarm hinweg:

„Sind Sie wahnsinnig? Wollen Sie ihr Baby umbringen, ehe es geboren ist? Sie kommen jetzt mit mir, ich helfe Ihnen!"

Der Mann trug sie halb, halb zerrte er sie die letzten hundert Meter in den sicheren Bombenkeller. Es war der 14. Oktober 1938 und es war bitter kalt. Gut, dass er gerade hier lang gelaufen war, dachte er bei sich. Diese Frau hätte es alleine niemals geschafft. In dem Bombenkeller angekommen, erteilte er sofort Befehle, Tücher und Wasser zu bringen, denn er hatte längst gemerkt, dass die Wehen bei der Frau schon vor einer Weile eingesetzt haben mussten.

Eine ältere Frau kam aus dem hinteren Teil des Kellers gestürzt, umarmte die junge Frau und weinte heftig. Unter Tränen stieß sie hervor:

„Das ist meine Tochter, die ich im Gewühl der fliehenden Menschen aus den Augen verloren habe! Ich danke Ihnen!", sagte Martha voller Inbrunst und half sofort bei den Vorbereitungen für die Geburt.

Der fremde Mann antwortete nicht; er war ganz in die Geburtshilfe vertieft, erteilte weitere Anweisungen und betete zu Gott das Kind möge gesund zur Welt kommen.

Vor Erschöpfung war Erika bei der Geburt keine große Hilfe, aber trotzdem schafften es die Anwesenden mit vereinten Kräften, einen gesunden Jungen aus ihr herauszuholen. Überglücklich und tränenüberströmt schlief sie mit dem Kind in den Armen ein. Martha schaffte es noch unter größter Anstrengung, Erika das Kleid, völlig durchnässt von Schweiß und Regen, nun auch noch blutverschmiert, auszuziehen und gegen einen trockenen Mantel, den ihr ein Anwesender reichte, auszutauschen, ehe sie neben ihrer Tochter auf dem Boden zusammensank und sich für einige Stunden nicht mehr rührte.

Einige Tage später konnten Erika und Martha mit Hilfe einer Rundfunkanstalt den Mann, der bei der Geburt in dem Keller behilflich gewesen war, ausfindig machen. Er hieß mit Nachnamen Eberhardt und war Geburtshelfer. Erika wollte sich persönlich bei ihm bedanken; wo er war, konnte ihr jedoch niemand sagen. Also beschloss sie, ihren Jungen Eberhard zu nennen. Sie wählte noch einen zweiten Vornamen: Jürgen.

Hier waren sie nun also in Stettin, während Erikas Mann Walter als Zivilist bei der Wehrmacht häufig in anderen Städten zu tun hatte. Sie hatten sich im Ruderverein Germania in Stettin kennengelernt, 1937 geheiratet und wohnten seither in Berlin. Mehrmals durfte Erika später mit ihrem kleinen Jungen als Angehörige eines Wehrmachtsmitarbeiters auf Landverschickung nach Pommern. Einige dieser Verschickungen verbrachten sie in Labes auf einem recht großen Bauernhof. Eberhard hat diese Zeit immer sehr genossen, da dort so viele Tiere waren, die er alle noch nicht kannte: Enten, Gänse, Schweine, ... Eberhard zeigte keine Angst vor den Tieren, er beobachtete sie und fand sie schön. Seine Cousine Erika hingegen hatte unglaubliche Angst vor Gänsen, sein Cousin Peter vor Kühen und Pferden. Eberhard fürchtete sich nicht vor Pferden und Kühen und anderen großen Tieren, er liebte Tiere und ganz besonders Pferde und Vögel.

Den Blick auf die staubige Straße geheftet, schlurfte er ziellos durch Rio de Janeiro. Er konnte sich einfach nicht erklären, aus welchem Grund das Goethe-Institut, dessen Leiter er so viele lange Jahre gewesen war, geschlossen wurde. Gut, die Nachricht über das Heraufziehen eines Krieges in Deutschland hatte ihn natürlich auch schockiert, aber war das ein Grund, ihm seine Existenzgrundlage zu entziehen?

Dr. Karl-Heinz Degen überlegte nun schon seit geschlagenen zwei Tagen, was er machen sollte. Zurück nach Deutschland gehen, um bei seiner Familie zu sein oder versuchen, eine Arbeit zu finden?

Unversehens fand er sich im Hafengebiet wieder. Es war viel Verkehr an diesem trostlosen Tag. Große und kleine Schiffe machten fest oder legten gerade ab. Überall brüllten Arbeiter anderen etwas zu, es war außerordentlich viel Betrieb. Er stolperte über Taue und Tampen, die überall herumlagen und den Weg durch den Hafen zu einem Hindernislauf machten.

Er bahnte sich einen Weg zum Büro des Hafenmeisters, überzeugt, dass das Schicksal seine Schritte in den Hafen gelenkt hatte.

„¡Buenos días!", grüßte er den anwesenden Büromitarbeiter auf Spanisch. Dieser antwortete nicht.

„Ich möchte eine Passage nach Deutschland, so schnell wie möglich!"

Der Mitarbeiter des Hafenmeisters schaute von seinen Papieren hoch und brach in schallendes Gelächter aus.

„Junger Mann, wissen Sie denn nicht, was in Deutschland los ist? Sind Sie etwa Deutscher? Oh, das tut mir leid. Aber Sie können nicht ausreisen. Die Regierung würde Sie ohnehin nicht rauslassen, solange nicht klar ist, was da drüben eigentlich los ist! Wären Sie vor einer Woche gekommen, hätte ich Ihnen helfen können, aber so? Entschuldigen Sie mich jetzt bitte, aber ich habe zu tun!" Sprach's und wühlte weiter in seinen Papieren.

Völlig niedergeschlagen verließ Dr. Degen das Büro. Der Ernst der Lage war ihm überhaupt nicht bewusst gewesen. Was war nur los? Er musste es unbedingt erfahren. Da fiel ihm dieses kleine Café in der Nähe ein, in dem sich angeblich immer die Journalisten der Zeitungen und Lokalsender trafen. Vielleicht konnte er da mehr erfahren.

In dem Café angekommen, setzte er sich auf den einzigen freien Stuhl im ganzen Raum, zu einem bärtigen Alten an einen runden Bistrotisch. Der Raum war dunkel und stickig, fast alle rauchten. Obwohl er Nichtraucher war, machte ihm das nun auch nichts mehr aus. Er versuchte, mit dem Bärtigen ins Gespräch zu kommen, dieser schien ihn jedoch nicht zu bemerken und verschwand förmlich hinter seiner Zeitung. Als endlich sein Kaffee mit Milch kam, lehnte er sich in seinem Stuhl zurück und hatte Mühe, die Tränen zurückzuhalten. Wenn ihm doch bloß jemand helfen würde! Wenn ihm jemand gesagt hätte, warum das Institut geschlossen worden war, vielleicht ginge es ihm dann besser.

Er schaute sich in dem verqualmten Bistro um. Hinter dem Tresen stand eine dicke Einheimische; ihrem Gebaren nach die Besitzerin dieses entsetzlichen Schuppens. Der kleine Raum war angefüllt mit Tischen und Stühlen, von denen keiner zum anderen passte. Sie waren völlig willkürlich im Raum verteilt, was allerdings niemanden zu stören schien. Überall flogen Zeitungen und Zeitschriften herum, abgegriffen, fettig und zerrissen. Aber auch das störte die Stammkundschaft nicht. Einige der Anwesenden starrten einfach wie er in dem Bistro herum, andere lasen oder machten sich Notizen. Nur wenige hatten etwas zu essen bestellt und einige Grüppchen waren in hitzige Diskussionen vertieft, was den Lärmpegel und die Atmosphäre nicht gerade angenehmer machte.

Nach einer Stunde – sein Kaffee war schon längst kalt – sprach ihn der Bärtige plötzlich an:

„Sind Sie Deutscher?" Dr. Degen hätte sich fast verschluckt, so erschreckte ihn diese unvermittelte Ansprache. Er fasste sich jedoch ein Herz und antwortete:

„Ja, und wer will das wissen?"

Der Bärtige begann zu reden:

„Nun, mein Junge, nun seien Sie man nicht so grob. Sie haben mich vorhin schrecklich genervt, da werde ich ja wohl eine bescheidene Frage stellen dürfen! Ich habe an Ihrem Akzent gemerkt, dass Sie nicht von hier sind. Und wegen Ihres Aussehens dachte ich, Sie müssten wohl Deutscher sein. Wissen Sie denn nicht, was los ist? Sie sehen völlig niedergeschmettert aus."

Dr. Degen schüttete dem Fremden sein Herz aus. Es tat so gut, endlich mit jemandem reden zu können, der offensichtlich auch noch interessiert war.

„Nun, ich bin Jude. Ich komme aus Deutschland. Meine vier Geschwister und meine Eltern betreiben einen Hof ganz im Osten von Deutschland."

Der Bärtige bestellte zwei Bier und rutschte immer näher heran. Seine Augen leuchteten und sein Gesicht war ganz rot vor Aufregung. Wie hatte er diesen Mann bloß so lange alleine dasitzen lassen können, sein Chef würde begeistert sein!

„Ich bin Deutsch- und Geschichtslehrer und habe hier das Goethe-Institut geleitet, bis man es mir vor der Nase geschlossen hat. Eigentlich möchte ich zurück nach Deutschland, zu meiner Familie, aber die Leute im Büro des Hafenmeisters sagten mir, ich dürfe nicht ausreisen. Vielleicht meinten sie auch, ich solle nicht ausreisen, wegen des Krieges. Ich weiß es auch nicht. Ich weiß überhaupt nicht mehr, was los ist, geschweige denn, was ich machen soll!?"

Völlig erschöpft schloss er seinen Bericht und begann hemmungslos zu weinen. Der Bärtige begann zu sprechen ohne die Tränen von Dr. Degen zu beachten.

„Ich kenne jemanden, der Ihnen helfen wird. Er wird nicht viel bezahlen, aber die Arbeit ist aufregend und nützlich. Sie wären genau der richtige

Mann, denke ich. Kommen Sie einfach mit mir, ich mache Sie bekannt."
So gingen sie zusammen zu dem Gebäude der größten Tageszeitung. Es war ein riesiges Bauwerk, etwas heruntergekommen; der große tägliche Menschenandrang war offensichtlich. Die Türgriffe wurden offensichtlich jeden Morgen poliert, waren jetzt jedoch von den vielen Besuchern schon schmierig geworden.
Der Fremde führte Dr. Degen zum Chefredakteur. Vor dessen Tür sagte er noch:
„Entschuldigung, ich habe mich gar nicht vorgestellt. Mein Name ist Claudio, gehen Sie nur rein, wiederholen Sie Ihren Bericht. Der Chef ist manchmal etwas komisch, aber er wird sicher etwas für Sie haben, so wie Sie berichten können!"
Also betrat Dr. Degen das Büro. Hinter einem riesengroßen Schreibtisch saß ein fetter Mann mit einer Havanna im Mund. Er machte sich weder die Mühe, aufzustehen, noch guckte er von seiner Zeitung hoch. Genau wie Claudio, dachte Dr. Degen noch, als der andere auf einen freien Stuhl deutete. Dr. Degen setzte sich und während er darauf wartete, zum Sprechen aufgefordert zu werden, sah er sich im Büro um.
Es war interessant eingerichtet und ein großer Ventilator an der Decke machte die Luft erträglich. Der Schreibtisch passte kaum in den Raum neben den zwei Stühlen, einem Regal und einer großen Bodenvase. Überall schichteten sich große Stapel Zeitungen und Zeitungsausschnitte übereinander. Dr. Degen dachte, es sei völlig ausgeschlossen in diesem Chaos etwas finden zu können.
Plötzlich hustete sein Gegenüber.
„Mein Name ist Carlos. Schön Sie kennenzulernen. Claudio hat Sie geschickt? Hm. Das heißt wohl, dass Sie gut sind. Erzählen Sie, was Sie zu sagen haben!"
So erklärte er zum zweiten Mal an diesem Tag jemandem seine Lage, diesmal jedoch ohne Tränen. Er hatte sich gefasst und war gespannt, was man ihm vorschlagen würde. Carlos bot ihm an, freiberuflich für ihn zu recherchieren und zwar über das Geschehen in Deutschland. Die Bezahlung war gut, und alles, was er zu tun hatte, war Berichte zu studieren und zu analysieren. Er nahm an. Seine kleine, mit vielen kostbaren Schätzen angefüllte Wohnung in der Innenstadt konnte er nun behalten.
Er bekam ein kleines Büro in dem Gebäude der Zeitung zugewiesen und arbeitete eifrig. Viele Berichte, die damals etwas bewirkten, waren von Dr. Degen verfasst worden. Er arbeitete von morgens um acht meistens bis abends um neun, manchmal sogar länger, je nachdem, was die Lage erforderte. Anschließend aß er in einem kleinen Bistro eine Suppe und ging dann nach Hause. Obwohl die Stelle ihn ausfüllte, wuchs seine Sorge. Er wusste nun besser als jeder andere, was in Deutschland passierte und fürchtete um seine Familie.

Walter hatte nun Arbeit in Nürnberg und eine eigene gemietete Wohnung in Zirndorf. Seine Arbeit galt der Erschließung der Tschechoslowakei, als Bollwerk gegen die Sowjets. Eberhard und seine Mutter lebten noch in Stettin, waren aber oft zu Besuch. In den Wäldern von Zirndorf gingen Eberhard und seine Mutter viel spazieren. Da Herbst war, freute sich der kleine Eberhard besonders über die vielen bunten Blätter, die er Jahrzehnte später auf Spaziergängen immer noch sucht, allerdings mittlerweile zu der Überzeugung gelangt, die gibt es heute gar nicht mehr. Eberhard baute früher mit Hingabe Blätterburgen, während seine Mutter auf einer Bank oder einem Baumstumpf saß. Manchmal baute er auch Wälle zu ihrem Schutz um sie herum und sie saß mittendrin.

Eberhard wusste sehr genau, welcher Arbeit Walter nachging. Er sah sie manchmal Bollwerke bauen, die hunderte von Metern Durchmesser hatten und so fragte er seine Eltern nach deren Bedeutung. Da sowieso nicht zu verheimlichen war, dass es sich um Stellungen für FLAKs handelte, waren seine Eltern ehrlich mit dem gerade mal dreijährigen Eberhard. FLAKs seien Flugabwehrkanonen, auch Fliegerabwehrkanonen; eine im ersten Weltkrieg entwickelte Waffe gegen Flugzeuge. Oft würden Wehrmachtshelferinnen zur Bedienung der FLAKs eingesetzt. Diese Dinge würden gebaut, um das Land und die Menschen zu schützen. Der kleine Junge schloss das für ihn Naheliegende daraus, nämlich, dass auch er solche Wälle bauen müsste, um seine Mutter zu beschützen. Als Vorbild für seine Blätterburgen hatte er immer die große Burg aus Nürnberg vor Augen, die ihm ebenfalls wie ein Schutzwall erschien.

Wenn er einen dieser Wälle fertig hatte, so baute er in einem weiteren Kreis den nächsten drum herum, um die Sicherheit immer weiter zu erhöhen. Entgegen aller Erwartung fand Eberhard es hinreißend, wenn Wind aufkam und seine Wälle wegpustete: Er genoss den Anblick der bunten Blätter, wie sie durch die Lüfte stoben und wusste genau, dass er jederzeit neue Wälle für die Sicherheit seiner Mutter bauen konnte.

Seine Mutter zeigte stets eine Engelsgeduld und ihrerseits Freude an der Freude ihres kleinen Jungen, der sich stundenlang mit so einfachen Dingen beschäftigen konnte und so doch ein wenig Freude in dieser dunklen Zeit hatte. Gerade hier in Nürnberg hatte er sonst nur wenige Spielsachen, denn die waren alle in Stettin zurückgeblieben.

Erikas erneute Schwangerschaft machte allen Mut, trotz den Widerlichkeiten des Krieges und unvorstellbaren Grausamkeiten, die Eberhard nicht verstand und derentwegen er zu Gott betete, alles möge gutgehen. Das Baby sollte Feoria heißen. Es kam der Zeitpunkt der Geburt des kleinen Jungen in der Abwesenheit von Walter, der irgendwo unmittelbar an der Grenze stationiert war. Die russischen Truppen waren bereits nahe herangekommen und sogar schon zu hören. Ein großer Treck mit Flüchtlingen, Pferden und Wagen brach bei Nacht, Nebel und

Kälte gen Westen auf. Da Erika aufgrund ihrer Schwangerschaft viel zu schwach war, nahmen Bauern in der Nähe von Zirndorf, denen nichts geblieben war als ihr Anwesen, ihre Kinder und eine kleine Scheune mit einem Berg voll Stroh, sie auf. Als die Russen eintrafen, versteckten sich alle im Heu. Mehrere Bauernkinder wurden von den Russen im Heuhaufen aufgespürt und erstochen. Einer der fremdsprachigen Soldaten packte den wenige Stunden alten Feoria an den Beinchen und erschlug ihn an einem Holzbalken der Scheune. Die Panzer entfernten sich und man hörte nur noch Explosionen in der Ferne.

Diese Ereignisse prägten Eberhard sehr und nährten seine Sehnsucht nach uneigennütziger Liebe, Sicherheit und Schutz für jeden. Er betete täglich. So wurde der Grundstein zu seinem Atheismus gelegt, denn der kleine Eberhard erfuhr durch Gott weder Hilfe noch Zuflucht. Eberhard verbrachte seine Kleinkindzeit in einer Familie, die zwar keine klassische christliche Familie war, aber die Kinder sehr wohl nach christlichem Vorbild erzog und formte. Dabei war an erster Stelle die immer wiederkehrende Frage von Eberhard, nicht nur an Familienangehörige, sondern auch an Freunde der Familie, warum denn der liebe Gott so schreckliche Dinge zulasse. Später hielt sich Eberhard oft in der Marienkirche zu Lübeck auf, wo er sonntags für 5 Pfennige die Glocken zum Gottesdienst läutete, betete und mit den Dienern Gottes sprach, die immer Zeit für ihn hatten und sich bemühten, seine Fragen zu beantworten. Eberhard hoffte, aus der Ruhe heraus eine Antwort vom lieben Gott zu bekommen, aber es blieb still um ihn herum. Er bekam keine Antwort. Seine Zweifel, ob tatsächlich alles so war, wie es ihm geschildert wurde, wie er es aus dem Gottesdienst und den CVJM-Stunden kannte, wuchsen, denn eine Antwort auf seine zahlreichen Fragen blieb aus. In dieser Zeit wuchs der Wunsch in ihm, einen dienenden Beruf zu erlernen.

Ja, das war's: Arzt! Dieser Wunsch war bis zu seiner Studienzeit sein geheimstes, sich stetig entwickelndes Begehren. Insbesondere der christliche Glaube, aber auch die anderen Lösungsversuche der Frage „Warum all diese schrecklichen Erlebnisse?" wurden für ihn immer weniger greifbar. Warum so komplizierte Antworten auf so einfache Fragen? Selbst Albert Schweitzer wusste keine Antwort. Ob Bach mit seiner Musik oder Da Vinci mit seinen religiösen Themen oder alles andere Sakrale – nichts genügte Eberhard als Antwort. Bis heute hat er keine Antwort auf seine Fragen erhalten, im Gegenteil: Die Fragen werden immer dringlicher, die Zweifel haben die von ihm selbst gegebenen Antworten längst eingeholt; er lebt nun jenseits der christlich-religiösen Moral. „So zu leben, ist sehr, sehr schwer", sagt er 2010, als er schwer erkrankt in der Uniklinik Köln liegt.

In Nürnberg gab es Spielzeugfabriken, die größten und bedeutendsten im damaligen Deutschland, die Schuco-Werke. Seit 1905 fertigte das von Heinrich Müller gegründete Unternehmen hochwertige Spielwaren, die heutzutage bei Sammlern Höchstpreise erzielen; Schuco war in den 50er Jahren der größte Spielwarenproduzent Europas. Für den Krieg waren diese Werke wichtig, da sie dazu beitrugen, bei den Kindern Zufriedenheit zu schaffen. Im Krieg war Spielzeug häufig das einzig Positive, was den Kindern noch blieb. Im Ersten Weltkrieg waren Müller und sein Teilhaber eingezogen worden, sein Teilhaber schied nach dem Krieg aus, da er nicht mehr an das Konzept des Unternehmens glaubte. Müller holte sich einen neuen Kompagnon ins Boot, den Kaufmann Adolf Kahn. Mit Heimarbeitern und fast 300 festangestellten Mitarbeitern konnte Schuco 1928 in eine ehemalige Schuhfabrik umziehen. Da die Werke im Zweiten Weltkrieg

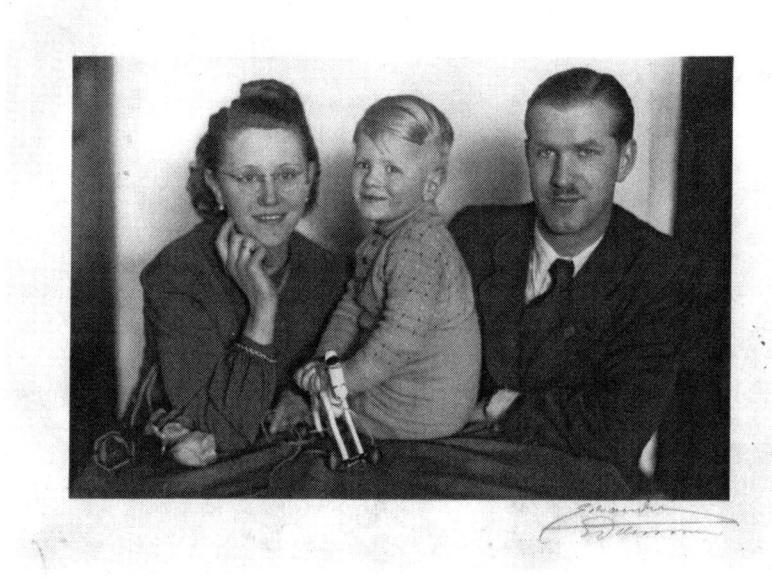

Erika, Eberhard und Walter

jedoch kaum noch Arbeiter hatten, die die Spielzeuge bauen konnten und sie dringend liefern mussten, zeichneten sich zunehmend Schwierigkeiten ab. Die Inflation machte es Schuco auch nicht leichter, bestehen zu können.

Heinrich Müller lernte Walter kennen und erzählte ihm von der Misere in den Schuco-Werken. Walter machte sich Gedanken, denn er wollte den Kindern die Freude erhalten, die sie durch das Spielzeug erfuhren. Walter hatte immer alles für Kinder und Bedürftige getan, was er konnte. Er organisierte, dass Soldaten in ihrer Freizeit in den Werken arbeiten durften, wenn sie wollten. Die Soldaten empfanden den Gedanken, im Krieg etwas Gutes für die Kinder tun zu können, wohl als sehr angenehm und erstrebenswert und arbeiteten mit Begeisterung in den Schuco-Werken.

Die Aufbesserung des geringen Soldes war sicherlich auch ein Anreiz für die Soldaten, auf diese Weise ihre Freizeit zu verbringen.

Heinrich Müller wollte sich Walter gegenüber gern für seine Hilfe erkenntlich zeigen und fragte ihn, ob er einen Wunsch hätte. Eine schönere Wohnung, zum Beispiel. Bescheiden, wie Walter war, der immer alles für andere tat, aber in den seltensten Fällen etwas für sich selbst beanspruchte, verneinte er. Müller fragte ihn schließlich, ob er Kinder hätte und Walter erzählte ihm von seinem kleinen Jungen. So machte Müller den Vorschlag, dem Jungen zum nächsten Weihnachtsfest etwas zu schenken. An welche Adresse die Geschenke geliefert werden sollten? Walter sagte, es solle nach Stettin in den Kirchplatz 4, 3. Obergeschoß, geliefert werden. Zu dem Zeitpunkt wusste er noch nicht, dass er dann in der Tschechoslowakei sein würde.

Als Eberhard viereinhalb Jahre alt war, zog sein Vater nach Pilsen. Er hatte dort Arbeit für die Organisation Todt bekommen.

Als gelernter (nicht-akademischer) Bauingenieur in den Rüttgers-Werken war Walter hier für die Finanzplanung zuständig, was ihm nicht schwer fiel, da er als junger Bursche eine Ausbildung zum Buchhalter absolviert hatte.

In dem Vorort von Pilsen, in dem Walter hauptsächlich arbeitete und wohnte, wurden auch Stellungen für Geschütze und Kanonen gebaut.

Während Walter immer gerade dort in einer Wohnung der Wehrmacht wohnte, wo er arbeitete – also entweder in Pilsen oder in Prag – besuchten Eberhard und seine Mutter ihn wochenweise, manchmal auch mehrere Monat. Im Grunde lebten sie jedoch immer noch in Stettin, all ihre Sachen waren noch dort und auch die Oma blieb in Stettin zurück und hielt in der Wohnung die Stellung.

Eberhard kam mit den tschechischen Kindern sehr gut zurecht. Er lief häufig durch die Wiesen, meistens begleitet von einem Schutzhund der Wehrmacht, der nachts die Stellungen und die Wehrmachtshelferinnen bewachen sollte, damit sich die Bevölkerung nicht an den Geschützen zu schaffen machte, und für den die Abwechslung, einen kleinen Jungen zu begleiten, sehr willkommen war. Schließlich bedeutete das einen ausgedehnten Spaziergang und freundliche Worte. Eberhard lief zu einem Bauernhof, wo er ein Kind kannte und holte sich dort ein Säckchen Äpfel oder Nüsse oder eine Kanne Milch. So kam er auch in den Genuss seiner ersten Walnuss, da es Walnüsse in der Großstadt nämlich nicht gab. Meistens spielte er auf dem Bauernhof auch mit den Kindern und vergaß darüber, was er eigentlich gewollt hatte. Die Milch und die Äpfel waren zwar nicht dringend nötig, da die Wehrmachtsangehörigen gut versorgt wurden, aber Eberhards Eltern überlegten sich gern kleine Aufgaben für ihren Sohn,

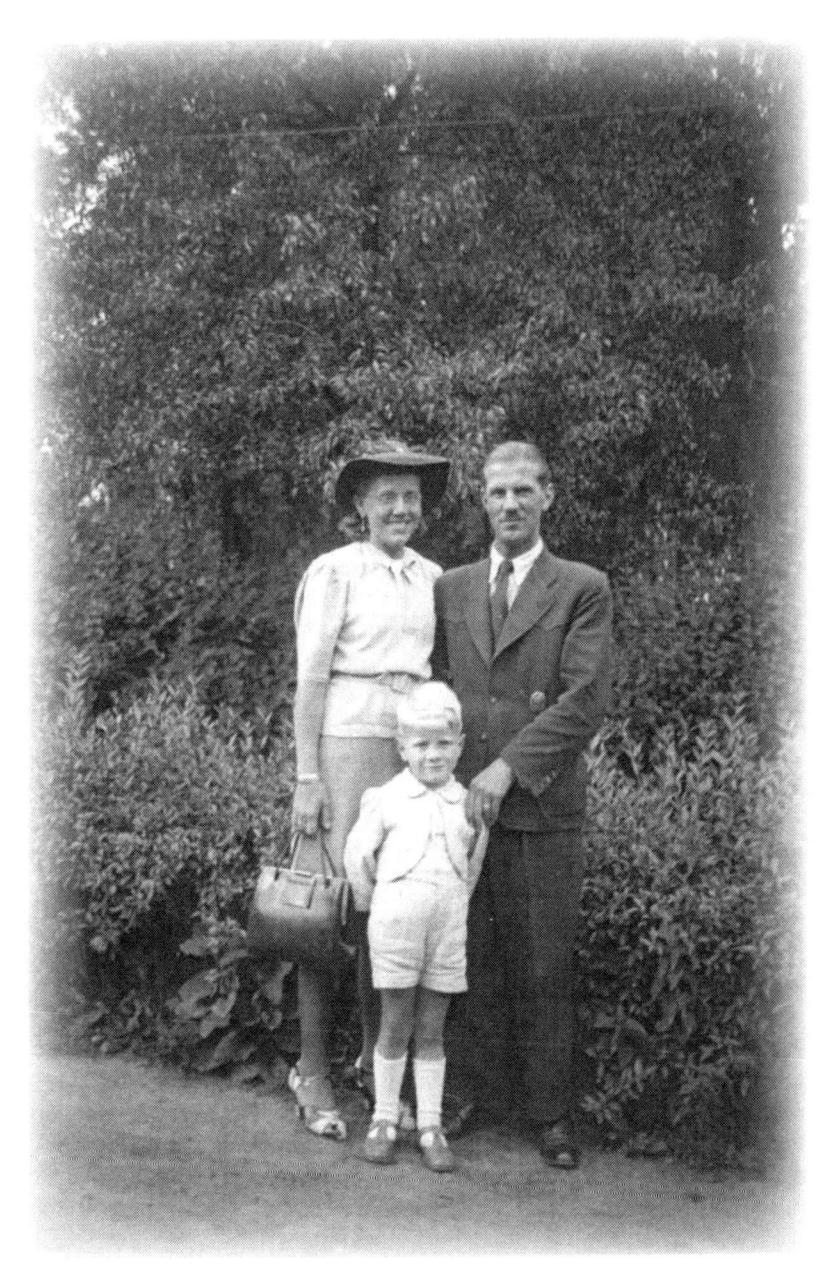

Erika, Eberhard und Walter

um ihn sinnvoll zu beschäftigen, da sie wussten, dass es Eberhard Spaß machte, Besorgungen zu erledigen.

Eberhard sprach für sein Alter perfekt tschechisch, von dem er heute allerdings kein einziges Wort mehr versteht. Im ganzen Ort war er der einzige Ausländer, der so gut tschechisch konnte.

Die Wehrmachtshelferinnen, die alle noch keine 20 Jahre alt waren und in Pilsen die Beobachtungsgeräte für die feindlichen Flugzeuge und die riesigen Scheinwerfer, mit denen der Himmel ausgeleuchtet wurde (um feindliche Flugzeuge zu blenden), bedienen mussten, machten sich so manches Mal Eberhards Sprachkenntnis zu Nutze. Sie mochten ihn alle gerne, denn in diesem traurigen, grauen Leben war er ein Lichtblick, jemand, mit dem man spielen konnte. Und so manches Mal fragten sie ihn, ob er dies oder jenes auf Tschechisch wüsste. Wenn Eberhard ein Wort nicht kannte, fragte er andere Kinder und fand so fast immer eine Antwort auf die Fragen der Helferinnen.

Walter rechnete nicht mehr mit den Geschenken der Firma Schuco, da es der Firma finanziell inzwischen nicht gut ging. So hatten er und Erika einen Teddy und einen kleinen Rucksack für Eberhard gekauft, denn er sollte zu Weihnachten natürlich nicht leer ausgehen. Einige Abende vor Weihnachten 1943 wurde er über die Wehrmachtszentrale in Stettin angerufen und ihm wurde mitgeteilt, von den Nürnberger Schuco-Werken sei eine Sendung mit zwei Kisten für ihn auf dem Weg nach Stettin und ob diese dort in Empfang genommen werden könnten, denn ein Rücktransport wäre nicht möglich. Walter sagte, er könne die Kisten nicht in Empfang nehmen, da er ja in Pilsen sei. Ihm zu Gefallen wurden die Kisten schließlich auf Wehrmachtsfahrzeuge geladen; auf eine Kiste mehr oder weniger kam es da nicht an.

In Pilsen wurde eine Weihnachtsfeier für die Soldaten und die Wehrmachtshelferinnen vorbereitet, an der auch die Angehörigen teilnehmen sollten. Dies war Eberhards zweite Weihnachtsfeier in Pilsen beziehungsweise Prag. Das Fest sollte in der Wehrmachts-Kommandantur in Prag stattfinden, damals im Hradschin untergebracht, in dem Schloss, in dem Wallenstein einst residierte.

Während dieser Vorbereitungen blieb Eberhard die Nervosität seiner Eltern nicht verborgen, da anscheinend irgendetwas nicht so lief, wie es sollte. Im Grunde interessierte es ihn gar nicht, um was es ging, aber die ungewohnte Geheimniskrämerei und extreme Hektik der Eltern weckte dann doch seine kindliche Neugier. Eberhard konnte ja nicht wissen, dass es um die Irrfahrten zweier großer Holzkisten ging und noch nicht klar war, ob diese nun rechtzeitig zum Fest ankommen würden. Letztendlich interessierten ihn die Weihnachtsvorbereitungen der Soldaten und Helferinnen jedoch immer noch mehr als die hektische Betriebsamkeit seiner Eltern.

Die Weihnachtsfeier selbst fand aus Sicherheitsgründen nicht am 24. Dezember statt und es wusste auch kaum jemand vorher, wann sie denn nun sein sollte. Am Nachmittag des 26. Dezember wurden die Details der Feier über die weitgehend abhörsicheren Wehrmachtstelefone bekanntgegeben: sie sollte abends um 18:00 auf dem Hradschin stattfinden. Alle wurden mit Wehrmachtsfahrzeugen dorthin gefahren. Im Raum stand ein großer Tannenbaum, geschmückt mit Lametta und Kerzen für die Erwachsenen. Die Kinder bekamen in einem separaten Saal, der mit einem etwas kleineren, bunt geschmückten Tannenbaum dekoriert war, von der Wehrmacht (in Verkleidung eines Weihnachtsmannes) ein kleines Geschenk, und manche Erwachsenen schenkten sich auch eine Kleinigkeit.

Plötzlich entstand eine große Aufregung um Walter herum, die Eberhard sich überhaupt nicht erklären konnte. Die Tür ging auf und es wurde eine große, zwei Meter lange, einen Meter hohe und einen Meter breite, vorne etwas niedrigere Holzkiste von mehreren Leuten, die vor Anstrengung keuchten, hereingetragen. Es folgte eine weitere Kiste, etwa eineinhalb Meter lang, einen Meter hoch und ca. achtzig Zentimeter breit, die vorne etwas höher war als hinten, also genau umgekehrt zur ersten. Zumindest fand Eberhard, sie sähe genau umgekehrt aus. Man hätte nur die eine umdrehen müssen und dann hätten sich die beiden Kisten nur noch in der Größe unterschieden, aber nicht mehr in der Form; die Idee kam Eberhard in seinem kleinen Kinderkopf noch nicht. Beide Kisten waren mit vielen Nägeln verschlossen und mit vielen Zetteln und Schildern versehen.

Eberhard erfuhr nun, dass diese Kisten für ihn bestimmt waren. Einige Leute öffneten sie mithilfe von Stemmeisen. Zuerst den Deckel, dann durfte Eberhard von oben reingucken, konnte aber nichts erkennen, weil alles gründlich verpackt war. Auch als die Seitenteile abgenommen waren, konnte er noch nichts erkennen. Als auch die Enden entfernt waren, standen die beiden Teile nur noch auf dem Boden der Holzkiste, mitten im Raum und Eberhard wusste immer noch nicht, was es war. Er durfte den Gegenstand in der großen Kiste als erstes von seiner Papier- und Plastikverpackung befreien und fand darin ein großes Tretauto! Es war einem Opel Puppchen nachgebildet, aus richtigem Blech, mit roten Ledersitzen, außen blau, mit Lenkrad! Ein Cabrio mit richtigen Scheinwerfern, die funktionierten, und einer Hupe, die hupen konnte! Eberhard konnte nur staunen, alle Erwachsenen jubelten und klatschten! Er konnte gar nicht glauben, dass dies sein Auto sein sollte, weil er der festen Überzeugung war, das sei ein echtes Erwachsenenauto. Schuco hatte dieses Auto dem 5/14 PS-Modell von Opel nachgebaut, das 1914 zum ersten Mal gefertigt worden war.

Eine leichte Traurigkeit machte sich in ihm breit, weil er etwas bekam, womit er gar nichts anfangen konnte, und nicht einen kleinen Trecker oder etwas zum Aufziehen. Es lag noch ein kleines Schuco-Auto, 15 Zentimeter groß, mit einem Schlüssel zum Aufziehen, auf dem Fahrersitz. Auch dieses Auto besaß ein Lenkrad, eine Hupe, Türen, die man aufmachen konnte, allerdings kein Licht. Daneben lag ein kleines blaues Nilpferd aus hartem Gummi, das noch heute existiert. Eberhard wusste gar nicht, was ein Nilpferd ist, aber er hatte großen Spaß, damit zu spielen.

Nun durfte er auch noch die zweite Kiste auspacken, in der sich ein großer zweisitziger Holzschlitten mit hochgezogenen Kufen befand.

Eberhard konnte nun wie alle anderen Kinder auch mit einem neuen Spielzeug spielen, dem kleinen Schuco-Auto und dem Nilpferd, das das kleine Auto bequem auf dem Rücken tragen konnte.

Einige Tage später wurden das große Auto und der Schlitten in das Dorf gebracht, wo Eberhards Vater eine Wohnung hatte. Da es Winter war, konnte der kleine Eberhard mit dem Schlitten durch die Gegend fahren und hatte einen Mordsspaß, wenn der mal umkippte und er selbst im Schnee landete. Häufig zogen ihn die Wehrmachtshelferinnen durch den Schnee, eine hinten drauf, drei zogen vorne, und dann ging es kleine Hügel hinunter. Alle hatten große Freude an den anschließenden Schneeballschlachten.

Im Frühjahr 1944 waren Eberhard und seine Mutter noch einmal in Hela in Ostpreußen auf dem großen Gestüt seiner Urgroßeltern, auf dem Pferde, unter anderem Trakehner, aufgezogen wurden. Eberhards Großmutter war dort geboren worden. Eberhard spielte mit den Gänsen, sammelte Hühnereier für Omeletten, und ritt auf den Pferden.

Im Herbst 1944 wurde Stettin von der Royal Airforce, den Luftstreitkräften des Vereinigten Königreiches Großbritannien, ausgebombt. Die Altstadt, das Hafengebiet, fast die gesamte Stadt lagen in Schutt und Asche. Die vorderen Zimmer des Hauses, in dem Eberhard und seine Mutter wohnten, waren noch bewohnbar, die hinteren mit Brettern zugenagelt, damit man nicht hinausfiel. Die Heizung war kaputt, der Winter stand vor der Tür. Eberhards Tante und Peter, sein Cousin, wohnten ebenfalls im Haus, da sie gar kein Dach mehr über dem Kopf hatten. Die Cousinen Erika und Bärbel waren zeitweise dort, Oma Zietlow sowieso. Sechs oder sieben Leute mussten in Räumen zusammenleben, die vielleicht für zwei oder drei geeignet gewesen wären! Als Walter das nächste Mal nach Stettin kam, war er entsetzt über den Zustand des Hauses und seiner Familie. Er dachte, so könnten sie auf keinen Fall wohnen.

So gingen sie wieder zurück in die Tschechoslowakei, in die Nähe von Pilsen, und überließen der Oma, der Tante und den Vettern die Wohnung. Diese hatten nun wenigstens etwas mehr Platz und mussten sich die zwei Betten nur noch zu fünft teilen. Auf dem Land fanden vermehrt militärische Angriffe statt; Eberhard wohnte mit seiner Mutter direkt in Pilsen.

Nach einiger Zeit konnten sie schließlich wieder aufs Land zurück, da dort die Russen wieder einmal zurückgetrieben worden waren. Sie wohnten in Wehrmachtsunterkünften, und das gar nicht mal so unkomfortabel, denn sie hatten alles, was sie brauchten. Eberhard genoss nachts die Probeläufe für die Scheinwerfer und die Flaks. Zusätzlich gab es Scheinwerfer, die mit Piezoeffekt arbeiteten, und Eberhard war stets fasziniert von dieser Technik und dem Spektakel, das damit verbunden war. Schießübungen mit den großen Kanonen in den Himmel waren für die Kinder immer wie ein Feuerwerk, es war etwas Beeindruckendes, wenn sie einmal zugucken durften. Wenn einmal eine Birne durchknallte und ausgewechselt werden musste, ging das Spektakel wieder von vorne los, was für die Kinder Unterhaltung und Abwechslung in den Alltag brachte. Es war spannend, bis in den Scheinwerfern alle Birnen brannten und der Himmel taghell erleuchtet war mit dem trichterförmigen Licht, unten zwei Meter, oben zwei- bis dreihundert Meter breit. Kinder hatten dort eigentlich nichts zu suchen,

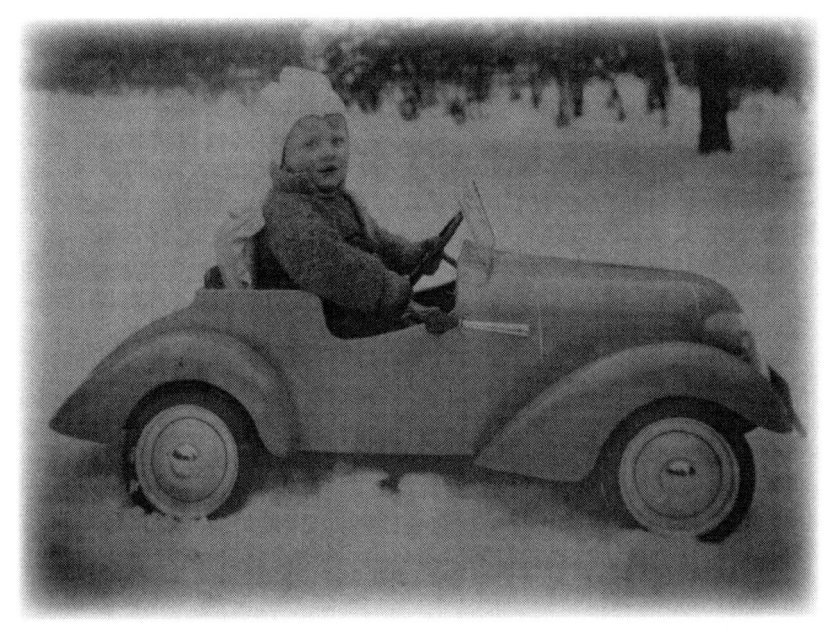

Eberhard in seinem Schuco Puppchen

aber wenn die Eltern des Nachts dorthin mussten, dann ließ es sich nicht immer vermeiden, die Kinder gelegentlich mitzunehmen.

In einer dieser großen Anlagen mit vielen Scheinwerfern und Flaks fand 1944 nach einer solchen Übung eine Nikolausfeier statt. Nach der Feier, mitten in der Nacht, kam Erika plötzlich an Eberhards Bett, war sehr aufgeregt und drückte ihn ganz fest an sich. „Wir müssen hier weg, wir können nicht bleiben. Der Papa muss noch hierbleiben und aufpassen, dass es allen anderen gut geht."

Es kam dann ein Anruf; Erika sollte mit Eberhard sofort zu der Stellung kommen. Sie wurden von einem Wehrmachtswagen, einem Kübelwagen von VW, abgeholt. Der Fahrer des Wagens half Erika, einen kleinen Koffer zu packen, und auch Eberhard bekam einen kleinen Koffer in die Hand gedrückt, mit seinem Schuco-Auto, dem Nilpferd und ein paar Anziehsachen. In tiefster Nacht fuhren sie in einem unbeleuchteten Auto auf den Straßen, bis sie zu der Stellung gelangten. Dort trafen sie Walter, der zu Erika sagte, sie müssten noch in dieser Nacht hier weg. Erika weinte vor Angst. Es kamen noch andere Mütter mit ihren Kindern, denen es genauso ging. Es war ein heilloses Durcheinander. Alle Zivilisten wurden in den großen Bunker dieser Stellung gebracht; sie sollten dort die geregelte Abfahrt abwarten.

Plötzlich krachte es, ohrenbetäubender Lärm, grauenvolles Knallen und Knarzen, nervenzerreißendes Quietschen. Dann Stille. Als der Lärm vorüber war, durften sie den Bunker verlassen und erblickten das ganze Ausmaß der Zerstörung: Die gesamte Stellung war zerschossen, alle Flakhelferinnen, in dieser Nacht mindestens dreißig, waren tot. Ihre Körper lagen herum, zerfetzt, deformiert, alleine und verlassen.

Es war ein kombinierter Angriff aus der Luft und vom Boden, der ohne jede Vorwarnung stattgefunden hatte. Den Zuständigen war keine Zeit mehr geblieben, den Angriff zu melden. In diesem Vorstoß russischer Panzer, einem Todeskommando, kamen auch alle Angreifer zu Tode. Wenn die Angreifer gesehen hatten, dass von den jungen Flakhelferinnen noch jemand am Leben war, waren sie einfach über sie hinweg gefahren, bevor sie dann entweder selber erschossen oder aber von einem Mörser zerfetzt wurden.

Der Weg aus dem Bunker hinaus führte Eberhard, Erika und die anderen Zivilisten geradewegs durch dieses Feld der Zerstörung und des Todes. Eberhard ließ sich kaum davon abbringen, nach einigen von den Helferinnen zu suchen, die er doch so gut gekannt hatte. Er wollte sehen, ob sie noch lebten, ob er nicht doch noch einer helfen konnte. Ein Soldat musste ihn gewaltsam von der schrecklichen Szene wegreißen und ins Auto setzen. Mit diesen Bildern im Kopf musste er dann mit seiner Mutter auf unbeleuchteten Straßen in einem unbeleuchteten Fahrzeug nach Stettin zurück fahren.

Weihnachten verbrachten sie in dem zerbombten Haus in Stettin, in dem es eiskalt war, obwohl Eberhards Oma die Treppengeländer abmontierte und verheizte. Alle litten sehr unter der unbarmherzigen Kälte, sie hatten permanent blaue Lippen.

Kurz nach Weihnachten, im Februar 1945, standen die Russen im östlichen Teil Stettins, auf der anderen Seite der Oder. Direkt gegenüber dem Hafen wohnten Eberhard und seine Familie. Bei dem großen Angriff war Eberhard mit seiner Mutter und Oma in einem Bunker, über dem während des Angriffs das Haus einstürzte.

Bei der nächsten Angriffswelle flog die Bunkertür auf, die Menschen, die sich im hinteren Bereich aufgehalten hatten, wurden durch die Druckwelle

stolz wie

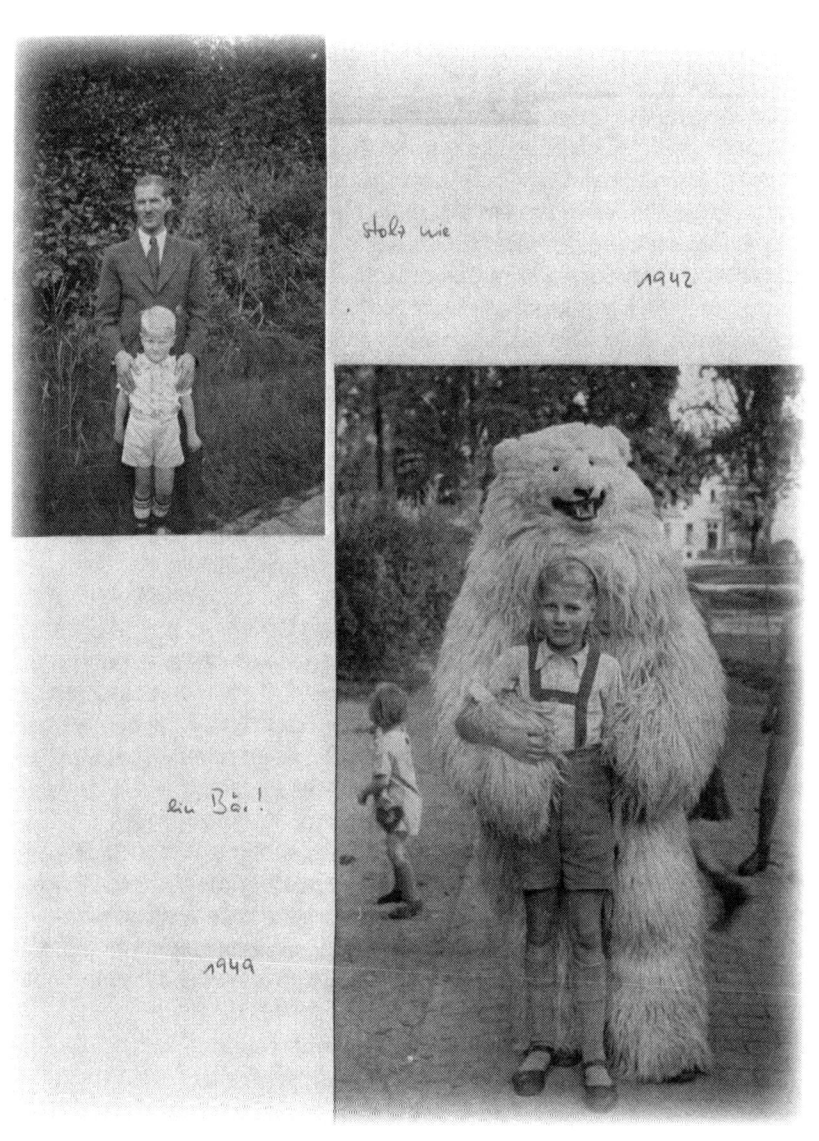

1942

ein Bär!

1949

Walter mit Eberhard

einfach an die Wand geschleudert. Eberhard und seine Mutter standen in der Mitte, hatten also Glück, aber nun noch mehr grauenvolle Bilder im Kopf, mit denen sie fertigwerden mussten: Die Überreste der Toten klebten zerfetzt an der Wand, überall zerschmetterte Körper.
Auch die, die vorne gestanden hatten, waren durch herumfliegende Teile und Splitter getötet worden und lagen im Bunker herum.
Nach einem weiteren Angriff waren sie im Bunker verschüttet. Es herrschte absolute Stille.
Nach Stunden der Verzweiflung ohne Licht und mit nur wenig Luft zum Atmen entdeckten sie ein kleines Loch, durch das man den Himmel sehen konnte. Es kamen Soldaten, um die Überlebenden in dem Bunker zu bergen: nur jeder sechste von den über fünftausend Menschen hatte überlebt. Was die Menschen ursprünglich für Sonnenlicht gehalten hatten, das durch das Loch gedrungen war, entpuppte sich schließlich als Feuersturm, der über Stettin hinwegtobte. Die Soldaten hätten natürlich Russen sein können, aber es waren Deutsche.

Eberhard rannte mit seinem Rucksack mit Socken und Unterwäsche auf dem Rücken, seinem kleinen Koffer mit Nilpferd, Auto und ein paar trockenen Keksen in der Hand und mit seinem Bären, der fast so groß war wie er selbst, mit seiner Mutter die Lindenallee hinunter, in der vier Reihen großer, alter Linden standen, die alle bis auf den Stumpf abbrannten. Die Häuser waren alle kaputt. Stettin war ein Schutthaufen, durch den Frontalangriff fast vollständig zerstört.

Es war sehr stürmisch und heiß. Die zierliche Erika warf ihren Koffer weg, um ihr Kind halten zu können und nicht von den Füßen geblasen zu werden. Als nächstes warf sie den Rucksack von Eberhard mit den Söckchen und Unterhosen weg. Der Leinenrucksack sollte kein Feuer fangen können. Erika wollte ihm auch den Bären und den Koffer wegnehmen, aber Eberhard ließ nichts von beidem los und bestand unter Gezeter darauf, er könne sehr wohl etwas tragen und gleichzeitig rennen.

Überall flogen brennende Äste und Gebäudeteile auf die Straße. Die übrig gebliebenen deutschen Soldaten fuhren die Bäume mit ihren Panzern einfach um, damit sie nicht mehr umfallen und jemanden verletzen konnten. Auf der Straße war kein Vorwärtskommen mehr, die wenigen Autos brannten und standen quer. Von allen Seiten wurde geschossen und immer wieder stürzten Häuser ein. Die Angst wurde immer größer.

Es kam ein Soldat auf sie zu, der Erika etwas zurief:
„Sie müssen hier weg! SOFORT!"
„Ich kann nicht mehr, mit dem Kind..."
Erika fiel hin und auch Eberhard lag auf der Straße. Alles um sie herum brannte.

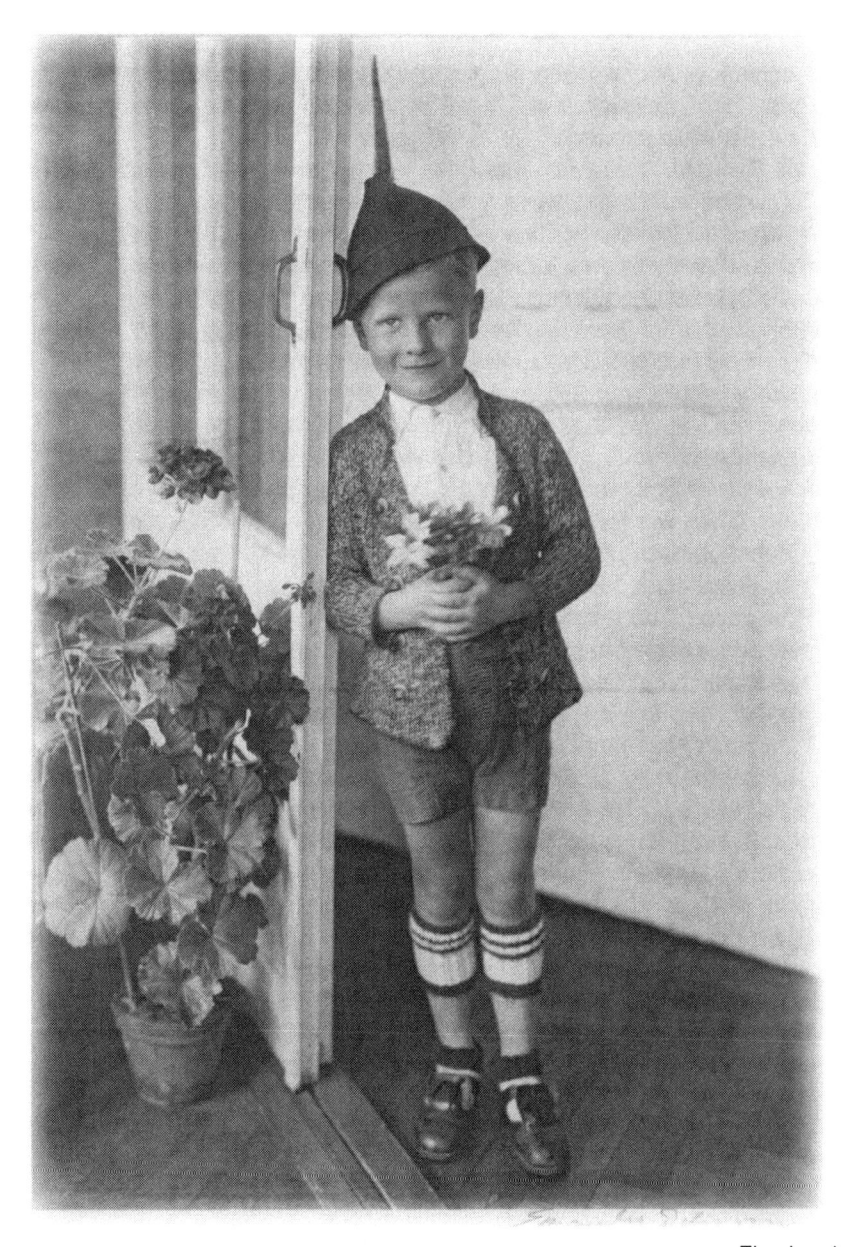

Eberhard

Das Atmen wurde immer schwerer. Die Hitze war unerträglich, obwohl es Winter war.

Der Soldat nahm Eberhard samt Bär und Köfferchen unter den einen und Erika unter den anderen Arm. Sie wollte aufgeben, aber der Soldat zerrte und schleppte sie und den Jungen die Lindenallee hinunter in Richtung Hauptbahnhof. Das Haus auf dem Kirchplatz, in dem sie vorher gewohnt hatten, war völlig zerstört.

Der Bahnhof, der unter ihnen lag, war voller Menschen, die auf der Flucht waren. Jedes Mal, wenn ein Zug stehen blieb, brach Panik aus; alle fürchteten, die Russen würden Stettin völlig überrennen.

Auf dem Bahnhof stand ein Zug, mit dem die letzten Wehrmachtsangehörigen und die Soldaten herausgebracht werden sollten. Der Soldat musste wohl ein höherer Offizier gewesen sein, denn er brachte es fertig, Erika, Eberhard und die Oma in diesen Zug zu bekommen, der eigentlich nicht für Zivilisten gedacht gewesen war! Alle zwei bis drei Wagen gab es einen Waggon mit Geschützen, die den Zug verteidigen sollten, für den Fall eines Angriffes, insbesondere beim Durchqueren des Weichselkorridors.

Auf dem Weg zum Bahnhof hatten sie Oma Zietlow verloren, ohne es zu merken. Diese war jedoch so geistesgegenwärtig gewesen, sich ebenfalls zum Bahnhof durchzukämpfen, in der Hoffnung, ihre Tochter würde mit dem Jungen das Gleiche tun. So waren sie nun wieder vereint.

Eine ganze Zeit lang stand der Zug noch im Bahnhof, weil niemand wusste, ob er überhaupt noch auf den Schienen würde fahren können, und weil man nicht den Russen direkt in die Kanonenläufe fahren wollte. Schließlich fuhr der Zug ganz langsam in Richtung Westen, wo Erika und Martha zunächst einmal nach Hamburg zu Eberhards Patentante wollten. Sie bekamen dann in Rostock jedoch einen anderen Zug, einen nach Lübeck, wo sie zu Tante Frieda Tiesel, die Friedel genannt wurde, gekonnt hätten. Dieser Fluchtzug brachte sie also die letzten Kilometer nach Lübeck. Sie saßen in einem Abteil, das eigentlich für sechs Leute gedacht war; im Moment jedoch befanden sich darin ungefähr dreißig Menschen, eingezwängt wie Sardinen. Einige saßen in den Gepäckablagen, einige auf dem Fußboden, auf den Schößen anderer, oder sie hingen am Fenster. In einer Ecke saß ein kleines braunhaariges Mädchen mit dunklen Augen, das etwa so alt war wie Eberhard. Da sich die beiden unterhielten, bekam Eberhard schnell heraus, dass dieses Mädchen ihre gesamte Familie verloren hatte, die Eltern, Oma, Opa, einfach alle. Sie war von irgendwem in den Zug gesetzt worden, hatte sich in die Ecke gesetzt und geweint. Sie trug nur eine Trainingshose mit einem Hemdchen und darüber eine Teddyjacke.

Auf den Bahnsteigen wurde von schreienden Soldaten verkündet, wo man sich gerade befand. Sie hatten Glück; dieser dampfbetriebene Zug hatte genügend Material dabei, um nicht unterwegs stehen zu bleiben und kam bis Lübeck und sogar noch weiter in Richtung Kiel.

Eberhards Mutter und Oma redeten die ganze Fahrt über auf das kleine Mädchen ein, sie solle mit ihnen aussteigen, weil sie doch gar nicht wisse, wo sie hin solle. Das Mädchen war sehr durcheinander war, es weinte und lachte abwechselnd. Die anderen Leute im Zug beschwerten sich darüber, man könne dieses Kind doch nicht zum Aussteigen bewegen, es gehöre doch gar nicht zu ihnen. „Aber man kann doch so ein kleines Mädchen nicht einfach im Zug sitzen lassen, wir werden dafür sorgen, dass sie irgendwo unterkommt, erst einmal bei uns, in der Hoffnung, dass es bei uns überhaupt noch jemanden gibt!"

Kurz vor Lübeck, als Eberhards Mutter sagte, sie müssten gleich

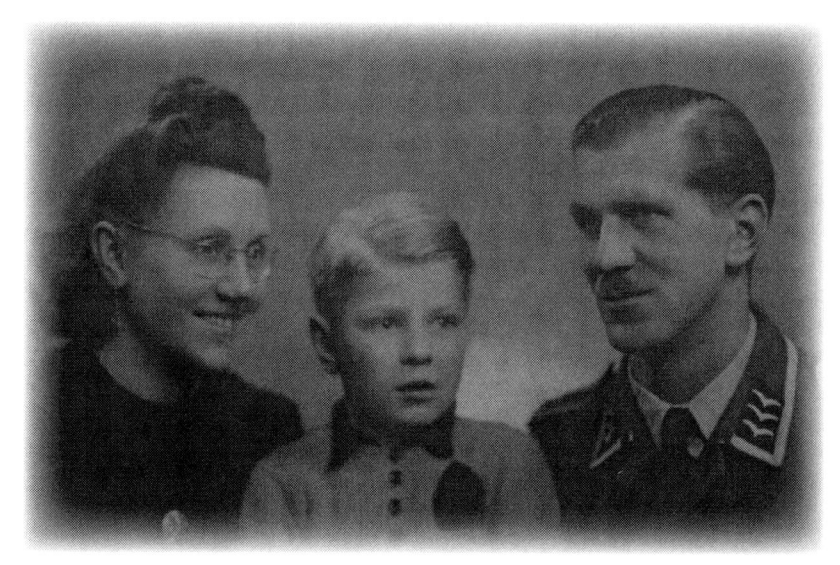

Erika, Eberhard und Walter

aussteigen, drückte Eberhard dem kleinen Mädchen schnell den Bären in die Hand. Seinen heißgeliebten Bären! Es war ihm nicht schwer gefallen, denn er war sich sicher, der Bär würde es bei dem Mädchen gut haben – und dem Mädchen würde es mit dem Bären, der es beschützen konnte, sicher besser gehen; er selber hatte ja noch sein Nilpferd – und natürlich seine Mutter und Oma! Das Mädchen hat einfach nur geweint.

Geesche Laß blieb im Zug sitzen, mit dem knapp einen Meter großen, dunkelbraunen Bären mit den schwarzen Augen, dessen Arme, Beine und Kopf man bewegen konnte. Er hatte runde Ohren. Wenn man ihm auf den Brustkorb oder auf den Rücken drückte, knurrte er. Der Bär war von Steiff und hatte sogar noch seinen Knopf im Ohr! Eberhard hat nie wieder von Geesche gehört, das Rote Kreuz konnte später keine Auskunft über ihren Verbleib geben.

In Gefangenenlagern in Lübeck waren deutsche Soldaten eingesperrt. Sie durften an den Zaun kommen und mit Besuchern sprechen, das Lager jedoch nicht verlassen. Die Frauen und Älteren der Stadt brachten fast jeden Tag Kleinigkeiten zu ihren Angehörigen und Nachbarn. Erika transportierte zwei bis drei Mal in der Woche einen Topf Suppe auf ihrem Fahrrad zu dem Lager. Sie hatten ja selbst nicht viel, warme Suppe war genau das Richtige für die Gefangenen. Auf dem Rückweg wurde sie von einem amerikanischen Soldaten angefahren. Schwerer Sturz. Blutergüsse, Hautabschürfungen, Fahrrad kaputt, Verdacht auf Rippenbrüche, da ihr Brustkorb schmerzte. Ihre Atmung ging schwer. Der Soldat war angetrunken und fuhr weiter, ohne sich um Erika zu kümmern. Ein Spaziergänger half ihr auf und begleitete sie nach Hause. Der Fremde bat die Oma um Taschentücher, er reinigte Erikas Schürfwunden und stellte konnte keine Knochenbrüche feststellen, nur Prellungen. Erika dürfe sich ein paar Tage lang auf keinen Fall anstrengen. Am nächsten Tag würde er wiederkommen und sich die Verletzungen anschauen. Im Übrigen sei sein Name Hoppe und er sei Chirurg bei der Luftwaffe gewesen und kurz vor Ende des Krieges von der Wehrmacht desertiert, um nicht in Gefangenschaft zu geraten. Herr Hoppe kam am nächsten Tag wieder und auch die folgenden Tage. Machte Verbände, wo es nötig war. Brachte Süßigkeiten für Eberhard und dessen Cousine Erika. Marzipanbrote. Auf die Frage, wo er wohne, erklärte er, er wohne in einer Dachkammer, alleine. Herr Hoppe war ein großer Mann, Ende dreißig und ausgesprochen nett.

Erika erhielt einen DIN-A5-Zettel, zweimal gefaltet, auf dem vorne mit Füllfederhalter notiert war: „Bayrische R.K. Ettal OB Bayern". Sie war aufgeregt und faltete ihn vorsichtig auseinander. Der Brief selbst war mit einem blauen Buntstift schnell niedergeschrieben worden:

> „Werthe Frau bzw. Frl. Neumann.
> Kann Ihnen die Nachricht geben, dass sich Walter in K.G.F. Lager in Regensburg befindet. Essen und Unterkunft sind gut. Er lässt durch mich die herzlichst. Grüße an Sie senden.
> Prof. Jonny Vitzliputzli von Karl May".

Erika verstand nicht, warum der Fremde sich auf Professor Vitzliputzli von Karl May bezog, war jedoch unsäglich froh, ein Lebenszeichen erhalten zu haben, und hoffte nun inständig, dass ihrem Walter nichts passierte.

> Lübeck, d. 24.10.45
> An das Bayerische Rote Kreuz Ettal/Oberbayern
> Habe am 22.9. ds. Js. von einem mir Unbekannten einen Brief erhalten mit der Nachricht, dass mein Mann sich in Regensburg im K.G.F.-Lager befindet. Da ich aber von meinem Mann persönlich noch keine Nachricht bekommen habe, weder die braune Karte noch sonst eine Mitteilung, bitte ich das dortige Rote Kreuz zu ermitteln, ob sich mein Mann tatsächlich in Regensburg befindet und mir seine Anschrift zukommen zu lassen.
> Ich bin im Febr. ds. Js. von Stettin nach hier geflüchtet, jedoch weiß mein Mann meinen jetzigen Aufenthaltsort, denn wir standen noch vor der Kapitulation im Briefwechsel.
> Zur Ermittlung noch folgende Angaben:
> Walter Neumann, geb. am 31.8.1913 in Stettin Feldpost-Nr. L.52650 Lgpa. Wien.
> Sein letzter Brief, den ich erhielt, ist v. 11. April ds. Js. Er befand sich zu der Zeit noch in einer Scheinwerferstellung in Lenetz by[1] Pilsen Tschechoslowakei.
> In Erwartung einer baldigen guten Nachricht Erika Neumann geb. Zietlow am 8.9.1914 Stettin. Lübeck, Augustenstr. 3 by Tiesel

---

1 by ist die alte Schreibweise, gemeint hat Erika "bei"

Eberhard interessierte sich sehr dafür, wo und wie Dr. Hoppe wohnte. Er suchte die Straße auf, die dieser ihm genannt hatte und stand vor einer Villa, wie er sie noch nie gesehen hatte. Die Villa lag in einer Parkanlage mit einer Auffahrt für Wagen und einer großen Rasenfläche vor dem Haus. An einem Fahnenmast hing die dänische Flagge, die Familie Strait, die in dem Haus wohnte, aufgehängt hatte, denn Carl Arthur kam aus Dänemark. Carl Arthur Strait war von 1927 an Leiter der 1806 von Johann Georg Niederegger übernommenen Marzipanfabrik in Lübeck. 1930 war in der Ziethenstraße eine moderne Fabrik entstanden; das 1942 zerstörte Café wurde 1948 an gleicher Stelle neu erbaut. Dr. Hoppe war mit der Familie befreundet.

Als Eberhard Dr. Hoppe zum ersten Mal besuchte, war er zunächst völlig überwältigt von dem vermeintlichen Prunk. Er traute sich nicht, das Grundstück zu betreten. Eine kleine Mauer auf der anderen Straßenseite diente ihm als Sitz, während er vor sich hin träumte und sich vorstellte, wie es in einem solchen Haus wohl vor sich ginge und was das alles mit Dr. Hoppe zu tun hatte. Eberhard kam immer wieder, bis Dr. Hoppe ihn einmal bemerkte und ihn in seine kleine Dachkammer einlud. Er hatte in dieser armseligen Kammer nicht viel, lediglich einige Bücher, ein Stethoskop und ein Schachspiel. Eberhard lernte dieses phantastische Strategiespiel, das bei ihm zu Hause keiner kannte, in Dr. Hoppes Dachkammer. Eberhard lernte natürlich auch die Familie Strait kennen. Sie hatten selbst keine Kinder mehr in Eberhards Alter, liebten Kinder jedoch und verwöhnten ihn mit Marzipan. Marzipan war zu der Zeit nicht frei käuflich, da es der Besatzung vorbehalten war. Welch Wonne, an diesem Glück teilhaben zu können, das doch so vielen verwehrt war.

Dr. Hoppe hatte in kurzer Zeit eine sehr enge Beziehung zur ältesten Tochter der Familie Strait aufgebaut. Die Verlobung folgte auf dem Fuß, und während dieser Zeit war Dr. Hoppe mit seiner Verlobten noch einige Male bei Eberhard zu Hause zu Besuch. Weihnachten, Ostern, Eberhards Geburtstag. Immer hatte er einen Vanillepudding (in einer Fischform gekocht) mit Schokoladensauce für Eberhard dabei. Manchmal gab es auch einen kleinen Gugelhupf für die Erwachsenen. Obwohl Gugelhupf und Pudding nicht besonders groß waren, so war doch für alle etwas da. Dies waren die ersten Geburtstagsgeschenke für Eberhard. Er bekam auch ein violettes Alpenveilchen, die er seitdem sehr liebt und nahezu jedes Jahr zu seinem Geburtstag auf dem Frühstückstisch vorfindet. Diese Geschenke spielten eine enorme Rolle. Eberhard begriff, dass diese Dinge nur für ihn waren und auch, wie viel Liebe in ihnen steckte. Er konnte nur einen Schluss für sein Leben daraus ziehen: Nicht der materielle, sondern der ideelle Wert ist entscheidend. Eberhard hat Dr. Hoppe all die Jahre (bis 1952) in regelmäßigen Abständen getroffen, selbst, als dieser dann eine Wohnung in der Stadt hatte und wieder eingeschränkt als Arzt arbeiten durfte. Später, als Eberhard studierte, besuchte er Dr. Hoppe immer, wenn er in Lübeck war, um nach dem Grab seiner Mutter zu schauen. Im Schüsselbuden in der Lübecker Altstadt hatte Dr. Hoppe seine Praxis; er war ein bekannter und beliebter Chirurg in Lübeck, dem eine große Patientenzahl Vertrauen und Verehrung entgegenbrachte und hatte zwei Söhne.

Als der Krieg endlich vorbei war, konnte Dr. Degen mit einem Flugzeug zurück nach Deutschland fliegen. All die kostbaren Sachen, die sich im Laufe der Jahre in Rio angesammelt hatten, hatte er mit einem Schiff vorausgeschickt. In Hamburg angekommen war er entsetzt über die verheerenden Schäden, die der Krieg hinterlassen hatte. So schlimm hatte er es sich nicht vorstellen können. Nachdem er ein Zimmer in einer billigen Absteige nahe der Reeperbahn gefunden hatte, ging er direkt zum Amt, um nach dem Verbleib seiner Familie zu forschen. Man schickte ihn auf den Flur, wo er warten sollte. Nach zehn Minuten kam ein Mann zu ihm und erklärte, man habe erst in den Akten nachsehen müssen. Es sei sowieso ungewöhnlich, so schnell Auskunft zu erteilen, aber man wollte ihn nicht verärgern. Der Mann schloss seinen Bericht mit den Worten:
„Es tut mir außerordentlich leid, ihre gesamte Familie ist in Auschwitz hingerichtet worden", dann verschwand er.
Gefühllos wankte er durch den strömenden Regen, ohne ihn zu bemerken, zurück zum Hotel. Unterwegs zerrten Kinder an seinem völlig durchnässten Mantel, sie bettelten. Doch auch das merkte er nicht. Im Hotel angekommen, stürzte er an dem, was von der Rezeption übrig geblieben war, vorbei und in sein Zimmer. Er ließ sich in seinen nassen Sachen auf das knarrende, schmuddelige Bett fallen und schlief sofort ein.
Als er aufwachte, wusste er nicht, wie spät es war, aber das war schließlich auch vollkommen egal. Er ging zur Rezeption und fragte nach Frühstück. Man nannte ihm ein Café, das allerdings nur Amerikaner betreten dürften. Er suchte dieses Café, erklärte dem Herrn am Eingang auf Spanisch, er sei aus Rio, und erhielt Zutritt. Nach einem guten Frühstück fühlte er sich besser und beschloss, in eine andere Stadt zu gehen, die ihn nicht an den Mann in dem Amt erinnern sollte.
Als er hörte, im historischen Domgebäude zu Lübeck sollte eine Schule neu eröffnet werden, war sein Interesse geweckt. Bald darauf erfuhr er, der Aufbau des Gymnasiums war ein Geschenk der Amerikaner an die Stadt, und bewarb sich für die offene Stelle als Deutsch- und Geschichtslehrer. Wochenlang wartete er auf Antwort, und endlich kam sie. Er packte erneut seine Sachen und zog sofort nach Lübeck. Dr. Degen hatte eine Zusage erhalten!
In Lübeck angekommen, mietete er die Wohnung im Haus des Lübecker Tagesanzeigers, unter dem Dach. Das gesamte Dach war aus Glas. Die Wohnung bestand aus einem Raum mit einem abgetrennten Küchenbereich, einem Bad und einem Vorflur. Es war leicht gewesen, diese Wohnung zu bekommen, konnte er doch dem Vermieter – dem Lübecker Tagesanzeiger

– berichten, dass er während des Krieges für eine große Tageszeitung in Rio über Deutschland Bericht erstattet hatte. Seine in Südamerika gesammelten Sachen passten alle hervorragend in diese schöne Wohnung und er freute sich über die neue Herausforderung.

Wenige Monate nach Antritt seiner neuen Stelle wurde er stellvertretender Direktor des Gymnasiums zum Dom und konnte sich nun auch noch über ein brauchbares Gehalt freuen.

Ende 1947 wurde Walter aus der Kriegsgefangenschaft entlassen. Bis dahin hatten Erika und Walter sich nicht mehr gesehen und – zumindest auf direktem Wege – nichts voneinander gehört. Walter ging zurück nach Stettin, wo er jedoch seine Frau und seinen Sohn nicht antraf. Von dem zweiten Kind wusste er gar nichts. Schnell fand er heraus, dass sie möglicherweise mit einem der Züge in den Westen hatten entkommen können. Er fand sie schließlich in Lübeck. Der Brief, den Erika 1945 an das Rote Kreuz geschrieben hatte, wurde ihnen kurze Zeit später als unzustellbar zurück nach Lübeck gesendet.

Walter fand keine Arbeit, weil die Besatzungsbehörden ihn auf dem Kieker hatten. Sie dachten, er hätte mit den Nazis kollaboriert, was er nie getan hat. So waren für ihn nur Gelegenheitsjobs als Tagelöhner zu bekommen. Bis jetzt hatte er immer das Glück gehabt, auf der Karriereleiter in kleinen Schritten nach oben zu fallen und so fiel er in ein großes Loch, als ihm jegliches Vorankommen verwehrt schien. Enttäuschungen töten Hoffnungen. Und so hoffte Walter im Grunde gar nichts mehr.

Wenig später stellte sich heraus, dass Erikas Schmerzen im Brustkorb nichts mit dem Fahrradsturz zu tun hatten. Sie hatte eine Lungentuberkulose und Herr Hoppe sorgte für ihre Aufnahme in der Lungenheilanstalt in Mölln. Tuberkulose (kurz TBC, im Volksmund auch Schwindsucht oder Morbus Koch genannt) ist eine bakterielle Infektionskrankheit, die durch Tröpfcheninfektion übertragen wird und hauptsächlich die Lungen befällt. Tuberkulose führt (immer noch) die Statistik der tödlichen Infektionskrankheiten an. Wenn im Speichel Keime nachweisbar sind, spricht man von offener Tuberkulose. Die Weltgesundheitsorganisation schätzte für das Jahr 2008, dass eineinhalb Millionen Menschenleben der Tuberkulose zum Opfer fielen.

19.9.1948
Mein liebes Fridolinchen!
Deine liebe Karte und Omas Brief mit der Aufnahme von Dir habe ich dankend erhalten. Ich habe mich ja so sehr zu meinem Eskimojungen gefreut. Damit habt Ihr mich ja wirklich überrascht. Die Aufnahme ist doch am Brink gemacht, nicht wahr?
Die Radfahrt an meinem Geburtstag ist Dir hoffentlich gut bekommen? Inzwischen bin ich nun hier umgezogen und habe nun auch ein schönes Zimmer mit der Tür nach draußen. Hier ist es schön und ich werde hier hoffentlich auch bald gesund werden. Es ist ¼ 10 Uhr, Papa ist wohl schon auf dem Wege zu mir, ich freue mich schon auf seinen Besuch. Was wirst Du denn heute machen? Wie war es denn im Museum? Grüße mir Omi recht schön und bleibt gesund. Sei nun auch recht herzlich gegrüßt und geküsst von Deiner Dir guten Mutti.
Verwahre die Karte man, die ist doch so hübsch!

14. Oktober 1948
Für meinen lieben kleinen Jungen zu seinem 10. Geburtstag
Ich gratuliere Dir
Zu Deinem Geburtstage hier
Und wünsche Dir allezeit
Glück und Gesundheit.
Und sei schön ordentlich und fromm,
bis nach Haus ich wiederkomm'
damit Dich immer behält lieb
Deine Mutti, die Dir dies schrieb.

Mein lieber kleiner Winnetou!
Das bist Du doch, nicht wahr? Ach, nun habe ich doch wieder nicht so geschrieben, wie Du es lesen kannst. Na, ich will mich aber bessern.
Du wartest doch gewiss schon sehr auf Schnee, nicht wahr? Im Sauerland liegt er schon 27 cm hoch, dann wird's hier wohl auch bald Schnee geben. Und auf dem Kahn hast Du einen Pfannkuchen gegessen? Du kennst schon mehr wie Mutti von Lübeck. Dann wirst Du mich ja auch nachher immer ausführen, wenn ich wieder da bin? Und Geld musst Du auch dazu sparen, und dann werden wir beide aber leben, was?
Nun habe ich neulich im Kinderfunk so niedliche Rätsel gehört, die sollst Du auch mal raten. Es gibt dann auch einen Preis von mir.
Also: Eine Gans geht vor zwei Gänsen.
Eine Gans geht zwischen zwei Gänsen.
Eine Gans geht hinter zwei Gänsen. Wie viele Gänse sind das?
Dann: Auf einem Dach sind 3 große Schornsteine. Auf einem Dach sind 2 große und 1 kleiner Schornstein. Auf einem Dach sind 4 kleine Schornsteine. Was kommt raus?
Wie spät ist es, wenn die Uhr 3× in Abständen von ½ Stunde 1× schlägt? Wie spät also bei jedem Schlag?
Na, da bin ich ja auf die Lösung gespannt. Denke mal schön nach. Hier hat sogar Schwester Erna falsch geraten.
Gestern Nacht habe ich von Dir geträumt, aber ich weiß nicht mehr, wie es war. Bist Du Deinen Husten auch wirklich ganz los, oder erzählen mir Oma und Papa das bloß vor? Schreib mir das mal ganz ehrlich. Ich werde heute bald schlafen, es ist erst 7 Uhr, und ich bin jetzt schon müde. Ich denke morgens immer an Dich, dann ist es doch noch ganz dunkel, wenn Du aufstehst. Wie oft musst Du denn um 8 Uhr hin?
Nun, mein Herzchen, will ich für heute schließen, Frau Sonack steckt den Brief noch ein. Sei nun recht herzlich gegrüßt und vieltausendmal geküsst
Von Deiner Mutti

Mölln, den 27.11.1948
Mein lieber kleiner Trillewipp!
Weil Du ja jetzt ein Indianer bist, musst Du doch wohl Trillewipp heißen, nicht wahr? Oder bist Du keiner mehr? Dein Zettelchen in Papas Brief habe ich gefunden und danke Dir recht herzlich. Kannst Du die ersten Zeilen auch lesen? Ich hatte gar nicht daran gedacht, dass ich ja an Dich ein bisschen anders schreiben muss. Du denkst wohl jetzt schon viel an Weihnachten? Lernt Ihr nicht schon Weihnachtslieder in der Schule? Nun möchtest Du meine Wünsche wissen. Der größte Wunsch ist ja der, dass ich zu Euch kommen darf, wie will ich Dich dann aber drücken. Was möchtest Du denn von mir haben? Ein kleines bisschen habe ich ja auch gespart. Und was möchte unsere Omi denn wohl haben? Es können ja alles nur kleine Wünschlein sein, weil alles so teuer ist. Unser Papi muss wohl eine neue Zigarettenspitze aus Holz haben. Ich möchte wohl gern so ein Paar Filzschuhe haben, wie Du zum Geburtstag bekommen hast, aber dazu müsst Ihr wohl Stoff abgeben? Was wirst Du morgen nun machen? Ich freue mich schon, dass Papa morgen wiederkommt, dann bringt er mir auch wieder ein Brieflein von Dir mit. Und im Rechendiktat hast Du wieder eine 1 bekommen, das ist ja fein, so was höre ich immer gern. Nun, mein Süßen, will ich Dich noch ganz fest in den Arm nehmen und Dich drücken. Und sei nun ganz lieb gegrüßt und geküsst von Deiner Mutti.

Mölln, d. 9.1.49
Mein gescheit's Bubele!
Vielen herzlichen Dank für Deinen lieben Brief und für die Zuckerkringel vom „O Tannenbaum". Und Du willst im Sommer nach Fehmarnsund fahren? Na, denn man tau!!!
Euren Brief mit der Post habe ich am Freitag bekommen und habe mich so sehr gefreut, dass Ihr auch Sÿlvester[2] gefeiert habt. Ja, mein Süßen, damals in Pilsen war es auch schön am Sÿlvesterabend, da hast Du ganz Recht. Aber lass' man, den nächsten Sÿlvester feiern wir auch wieder alle zusammen und dann lassen wir auf der Straße Knallfrösche hopsen und Hütchen setzen wir uns auf und einen Schnurrbart machen wir uns an. Aber erst kommt ja nun mal Ostern und bis dahin denke ich doch, zu Hause zu sein. Ich bin auch immer ganz artig und nehme meinen Traubenzucker ein, damit ich dick und rund werde. Dann bin ich nachher „Dickmadame". Und wenn wir dann nach Niendorf fahren und ich gehe ins Wasser, dann geht die Ostsee über, dann ist bei Tante Landsberg Hochwasser. Na, ich seh ja schon, das wird ja schön was werden.

Nun bestelle Omi auch schöne Grüße von mir und der Kuchen schmeckt mir sehr gut, aber ich trinke nachmittags selten Kaffee, sondern meine Milch und dazu esse ich keinen Kuchen, also komme ich auch selten dazu. Nun mein kleiner Liebling bleibe weiter recht schön gesund und brav und lasse Dich bisschen drücken und knuddeln und sei nun recht lieb gegrüßt und herzlichst geküsst von Deiner Mutti

Sag man Oma, dass Muttis Kopf schon wieder sehr schmutzig ist. An Omi schöne Grüße und vielleicht mag sie mich nächsten Sonntag besuchen, ich glaube, Papi kann nicht kommen, sein Geldbeutel ist wohl leer.

---

2 Silvester; Sÿlvester, damals häufig mit Trema auf dem Ypsilon geschrieben

Mein liebes Fridolinchen,
Für Deine kleinen Brieflein danke ich Dir recht herzlich. Ich hörte ja von Papa, dass Du wieder schön zugenommen hast und auch gesund bist. Darüber freue ich mich so sehr. War die Blutsenkung schlimm? Ich bin hier in ein anderes Zimmer gezogen, nun wohne ich mit noch einer Frau zusammen. Dies Zimmer ist auch sehr schön. Nun brauche ich auch den Radioapparat nicht mehr, ich habe jetzt schon Unterhaltung. Papa soll den man dabehalten, dann habt Ihr auch mal eine Freude.

Heute ist ja herrliches Wetter, da wirst Du ja wohl schön draußen spielen. Ob denn wohl gar kein Schnee mehr kommt? Was wird denn wohl bloß Dein Schlitten im Keller denken?

Mir geht es gut, ich habe wieder ein Pfund zugenommen. Oh weh. Oh weh, ich werd doch noch eine Dickmadame. Magst Du mich dann auch noch? Aber dicke Muttis sind auch ganz schön, nicht? Hauptsache, sie ist dann gesund.

Dein Bild hängt über meinem Bett und die Krippe mit „Erika Schnoor" steht auf dem Fensterbrett. Und der Blumentopf von Frau Laudi steht auf dem Tisch. Sage ihr, ich hätte mich sehr dazu gefreut und lasse sie herzlichst grüßen. Ich habe kein Briefpapier mehr, sonst hätte ich Frau Laudi auch noch ein paar Zeilen geschrieben.

Nun mein Herzchen, sei immer schön brav und bleibe schön gesund. Lasse Dich noch ein bisschen drücken und sei recht lieb gegrüßt und geküsst von Deiner Mutti.

Mein liebes kleines Fritzchen!

Ich habe mich so sehr zu Deinem lieben langen Brief mit dem schönen Gedicht und der langen Rechenaufgabe gefreut. Ich muss ja staunen, was Du schon rechnen kannst. Das Gedicht gefällt mir. Du wirst ja denn auch sicher ein gutes Zeugnis kriegen? Und ich bin Dein süßes kleines Mädchen? Ja, Du bist doch so ein richtiger kleiner Schmusi! Und Oma hat mir ja geschrieben, wie tapfer Du bei der Operation warst, also bist Du doch ein richtiger Junge und kein Angstmeier. Zu Papas Geburtstag hast Du ja tüchtig eingekauft, da wird er sich aber freuen. Nur schade, dass Papa am Nachmittag umziehen muss. Ja, und zu meinem Geburtstag wirst Du doch sicher kommen? Aber Du musst dann auch nicht unzufrieden sein, falls ich noch im Bett liegen sollte. Ich freu mich ja so sehr auf Dich, ich möchte Dich sooooo gern drücken. Wir haben uns doch auch so lange nicht gesehen. Und ich habe ja auch was „Liebes" für Dich, das verrate ich aber noch nicht. Heute wirst Du sicher bei Tante Friedel schön harken und Blumen hinstellen.

Es ist schon 10 Uhr durch, bald wird Papa hier sein, so soll es für heute genug sein. Lasse Dich recht lieb drücken, mein Spätzele, und sei recht herzlich gegrüßt und geküsst
von Deiner Dich liebenden Mutti.

Mölln, den 15.2.49
Mein liebes Fridolinchen!

Weil Du am Sonntag keinen Brief bekommen hast, sollst Du aber heute einen bekommen und am Sonntag schicke ich dann durch Oma wieder einen mit.

Deine neuen Schuhe gefallen mir sehr gut, kannst Du auch gut darin gehen und sind sie nicht wieder zu groß? Ich glaube, die passen mir auch bald. Gestern ist Papa ja nun wohl nach Ringelheim gefahren. Nun mache auch immer Deine Schularbeiten schön und passe auch beim Diktat immer gut auf, damit Papa nachher nicht sagen kann: ohne mich kannst Du das nicht, nicht wahr? Und sei auch immer recht artig und höflich bei Werners. Aber das weißt Du ja auch selbst, Du bist ja kein Baby mehr. Einen Aufzug hast Du aus Deinem Stabilbaukasten gebaut. Ja, kannst Du mich denn damit nicht aus dem verflixten Bett ziehen?

Heute gehst Du wohl wieder zur Jugendstunde? Na und Deine Lebensmittelzulage ist ja auch noch einmal bewilligt, nur nicht lange.

Passe auch immer schön auf, dass Oma auch isst. Dass es Dir gut geht, freut mich. Ich wünsche Dir auch weiter alles Gute und bleibe schön gesund. Mir geht es auch ganz gut.

Nun will ich Dich noch ein bisschen drücken und sei nun recht lieb gegrüßt und geküsst von
Deiner Mutti.

Mölln, den 20.2.49
Mein liebes Fridolinchen!
Für Dein kleines Briefchen danke ich Dir herzlich. Ich freue mich sehr, dass Du so ein tapferer Junge bist und heute Abend allein ins Bett gehen willst. Solchen Jungen mag ich leiden. Weißt Du, Oma Zietlow hatte mal ein kleines Mädchen, die tat das nicht, die war ganz dumm. Na, Du wirst mir sicher noch in der Woche schreiben, wie Du den Sonntag alleine verlebt hast. Hat unser Papa Dir schon mal geschrieben? Ich habe gestern einen Brief von ihm bekommen. Jetzt ist ja immer so herrliches Wetter, da kann man doch fein draußen spielen? Sicher hast Du heute Deine schönen neuen Sachen an? Kannst Du gut drin gehen? Zu den Veilchen am vorigen Sonntag habe ich mich sehr gefreut, die waren doch gewiss von Dir? Nur sie verblühen immer gar zu schnell.
Es ist jetzt gleich 2 Uhr, bald wird Oma hier sein und Du bist gewiss schon bei Werners? Wir denken nachmittags an Dich, wie schön Du spielen wirst. Bist ja auch mein Allerbester, nicht wahr? Nun komm ein bisschen auf Muttis Schoß, damit ich Dich ein bisschen knuddeln kann und sei nun recht herzlich gegrüßt und geküsst
Von Deiner Mutti.

Mölln, d. 26.2.49
Mein lieber kleiner Changehair!
Das bist Du doch, nicht wahr?
Heute hast Du ja wohl so Dein Tun gehabt, denn sicher bist Du doch zum Bahnhof gegangen und hast Papa abgeholt? Hoffentlich ist er pünktlich eingetroffen und hast Du ihn nicht verpasst. Ich habe um die Zeit so an Dich denken müssen, wie Du Dich auf den Weg gemacht hast und es war doch so schlechtes Wetter. Na, Papa wird Dir ja hoffentlich eine Kleinigkeit mitgebracht haben. Dann habt Ihr heute ja wohl allerhand zu erzählen.
Und am Sonntag hast Du so schön brav geschlafen, als Oma nach Hause kam. Ich merke schon, dass Du inzwischen schon ein ganz verständiger großer Junge wirst. Oma hat mir erzählt, dass Ihr beide so schöne Bücher gelesen habt.
Hoffentlich bist Du gesund und fidel. Kannst Du immer noch so schön lachen? Mir geht es ganz gut und ich freue mich, dass ich morgen Besuch kriege. Sicher schickst Du wieder ein kleines Brieflein mit. Was wirst Du am Sonntag machen? Wie war denn der Film am letzten Sonntag?
Nun mein Herzchen will ich Dich noch ein bisschen drücken und in den Arm nehmen. Mal tu ich es auch wieder ganz richtig.
Sei nun recht von Herzen gegrüßt und geküsst
Von Deiner Mutti.

Mölln, d. 22.3.49
Mein liebes kleines Fridolinchen!
Erst mal danke ich Dir vielmals für die Schokolade, die Du mir am Sonntag durch Oma mitgeschickt hast. Aber esse sie doch man lieber alleine auf. Und Deinen Brief habe ich auch dankend erhalten, wo Du Dich über Oma beschwert hast. Ich glaube aber ganz bestimmt, dass Du Oma Unrecht getan hast. Wenn mal für ein paar Stunden die Sonne lacht, dann kannst Du doch nicht gleich Sommer machen. Du weißt doch selbst, wie leicht man sich erkälten kann. Sei lieber ein bisschen vorsichtig, Oma meint es doch nur gut mit Dir. Wie hast Du nun den Sonntag mit Papa verlebt? Jetzt muss es draußen wohl schön sein. Wann gibt es denn Osterferien und Zeugnisse? Wird's denn wohl gut ausfallen?
Sag Papa man, dass ich heute auf Post gewartet habe und ob er nicht davon abgehen kann, mir nur zum Donnerstag zu schreiben. Und grüße ihn schön von mir.
Nun sei Du immer schön brav und vergnügt und lasse Dich noch ein bisschen drücken.
Und viele, viele herzliche Grüße und Küsse
Von Deiner Mutti.
Nachschrift: Bleibe schön gesund!

Mölln, den 13.3.49
Mein lieber Changehair!
Papi übergab mir heute Deinen lieben Brief und die schöne Schokolade. Ich danke Dir sehr von Herzen und drücke Dich auch in Gedanken dafür.
Über das Bild von der Weihnachtsfeier habe ich mich ja sehr amüsiert. Weißt Du auch, worüber? Über einen blonden Jungen, der ein Auge riskiert.
Die hübschen Blümchen gefallen mir sehr. Die anderen vom vorigen Sonntag haben sich bis heute gehalten.
So schönes Wetter war hier auch – so schön. Nun ist ja auch bald Frühlingsanfang. Wie wird denn Dein Zeugnis werden? Sicher doch wieder gut!
Was hast Du heute gemacht?
Nun bleibe immer recht brav und weiterhin schön gesund und lasse Dich nun noch ein bisschen knuddeln und den Flaßkopf streicheln.
Sei nun ganz herzlich gegrüßt und geküsst von
Deiner Mutti.

Mölln, den 27.3.49
Mein lieber kleiner Butscher!
Heute ist ja wieder Sonntag und Du freust Dich sicher schon, dass Papi Dir ein Brieflein von mir mitbringt. Also will ich man einen schreiben. Ein paar eingewickelte Bonbons schicke ich Dir auch mit, lasse sie Dir gut schmecken. Hast Du Dir für das Geld nun Fondants gekauft?
Am 8. April hat unsere Omi Geburtstag, weißt Du nicht, was man ihr schenken kann? Sie soll sich doch auch mal richtig freuen, wo sie doch immer so lieb für uns alle sorgt, nicht wahr?
Hast Du neulich mit Dieter Osterruten aus dem Wald geholt?
Na und denke mal, ich habe geträumt, Du hast Läuse, hast sie immer mit Deinen beiden Daumennägeln kaputt geknackt. Und dann wurde Dir davon ganz schlecht und Du musstest brechen. Frag Oma mal, ob das nicht Glück oder Geld bedeutet, wenn man von Läusen träumt. Vorigen Sonntag hast Du Dich ja wohl mit Papa fein amüsiert da in Brandenbaum, so eine Schaukel ist doch schön, nicht wahr?
Nun komm doch schnell her und lass Dich ein bisschen drücken und sei nun recht lieb und herzlich gegrüßt und geküsst
Von Deiner Mutti.

Innien in Holstein, 29.3.1949
Mein lieber kl. Eberhard!
Ich danke Dir recht herzlich für Deinen lieben Brief. Es geht mir ganz gut, ich denke auch so viel an Euch. Ich bekomme hier auch weiße Brötchen. Drücke man die Daumen, dass Mutti hier bald wieder raus kann. Bleibe Du nur ja gesund. Herzl. Grüße und einen Kuss von Mutti

Mölln, d. 3.4.49
Mein liebes Fridolinchen!
Von Papa habe ich erfahren, dass Du auch diesmal ein schönes Zeugnis nach Hause gebracht hast. Ich gratuliere dazu und freue mich mit Dir. Wenn Du so weitermachst, dann kannst Du später auch in die hohe Schule gehen. Und nun die schönen langen Ferien, das ist doch herrlich, nicht wahr? Und einen kleinen Garten hast Du auch schon wieder. Was macht denn Dein Fahrrad? Hilfst Du Papi auch ein bisschen dabei? Und wie geht es denn mit dem Fahren, klappt es denn schon? Wie oft bist Du denn schon umgekippt? Und vergiss auch nicht, Dich bei Papa zu bedanken, wenn das Rad fertig ist. Dass Du mir nicht ohne Papa damit umhergondelst, Du, das will ich nicht haben. Versprichst Du mir das?
Kaufst Du Omi denn auch wohl zum Geburtstag ein Blümchen? Du hast doch sicher noch was in der Sparbüchse? So, mein kleiner Spatz, für heute genug. Bleibe immer hübsch gesund und lieb und lasse Dich auch ein bisschen drücken. Sei nun recht herzlich gegrüßt und geküsst Von Deiner Mutti.

Mein liebes Fridolinchen!
Für Deinen schönen lieben Schreibmaschinenbrief danke ich Dir von Herzen. Fein hast Du den geschrieben. Das glaube ich, dass Dir der Nachmittag Spaß gemacht hat. Heute kann ich nun aber leider nicht mehr schreiben, weil ich schon ganz müde bin. Dafür schreibe ich ein andermal mehr. Und mit Oma im Kino war es wohl schön, da hätte ich auch wohl mit mögen. Wenn ich wieder zu Hause bin, dann gehen wir auch beide, nicht wahr? Oh, wie freu ich mich da schon drauf, wenn ich dann so untergehakt mit meinem großen Sohn durch die Straßen gehe.
Bleibe auch immer schön gesund und lasse Dich nun noch ein bisschen drücken.
Sei auch recht herzlich gegrüßt und geküsst mein Herzchen
Von Deiner Mutti.
Mölln, d. 21.4.49
Mein liebes Fridolinchen!
So, nun sollst Du auch noch ein paar Zeilen bekommen, dann habt Ihr alle was von mir zu lesen. Bei Dir möchte ich mich ja vor allen Dingen für die schönen Ostergeschenke bedanken, Ich habe mich sehr zu allem gefreut. Jeden Tag dufte ich nun so schön nach der feinen Hautcreme. Und über meinem Bett prangt das Kaisertor von Dir. Jeder bewundert es und fragt mich, wer das gezeichnet hat und wo das ist. Warst Du denn nun auch mit dem Osterhasen zufrieden? Nächstes Jahr werde ich ja hoffentlich dabei sein und auch stiepen.
Wie hast Du denn den zweiten Festtag mit Oma verlebt? Und war der Film schön?
Nun mein Süßen, bleibe weiter schön gesund und brav. Lasse mich noch ein bisschen Deinen Flaßkopf streicheln und Dich ein bisschen knuddeln und sei nun recht herzlich gegrüßt und geküsst von
Deiner Mutti.

Mölln, d. 10.5.49
Mein liebes Fridolinchen!
Heute muss ich aber an Dich schreiben und mich für Deine Geschenke zum Muttertag bedanken. Ich habe mich ja so sehr darüber gefreut. Die Schokolade schmeckt ganz wunderbar und die hübschen Vergissmeinnichte aus Deinem Garten sind auch sehr schön. Sie bekommen auch jeden Tag frisches Wasser, damit sie sich recht lange halten. Es war ein schöner Muttertag, nur <u>Du</u> hast mir gefehlt. Im nächsten Jahr werden wir den Tag ja wohl alle zusammen zu Hause verleben dürfen, denn ich muss doch endlich einmal gesund werden. Mir geht es schon ganz gut, ich kann immer noch lachen, wie zu Weihnachten, Du auch?
Wie ist es nun mit der Ordnungsmappe geworden, hat Oma eine gekauft, oder sind sie zu teuer? Deinen Stundenplan finde ich nicht so besonders. Seid Ihr denn mit der neuen Lehrerin zufrieden?
Wenn Du mal wieder in den Wald gehst, dann geht bloß nicht so weit rein und bleibt nicht so spät, erstens ist die Russengrenze nicht weit und Papa und Oma ängstigen sich, wenn Du so spät nach Hause kommst. Denk mal, wenn Dir was passiert, wie unglücklich Mutti Du dann machst. Ja, mein Herzchen und Deinen Drehbleistift habe ich auch nicht. Habt Ihr ihn nicht in der Waschtoilette gefunden? Wie hast Du denn nun den letzten Sonntag mit Papa verlebt? Zum Radfahren war es doch sicher zu kalt?! Von meinem Flieder habe ich Blüten mit 5 Blättern gesucht, die lege ich Dir bei. Man sagt, die sollen Glück bringen. Kannst sie ja pressen. Nun, mein Spatz, will ich Dich noch ein bisschen drücken und Dir sagen, dass Du mein Bester bist. Bleib immer schön artig und sei nun recht herzlich gegrüßt und geküsst von Deiner Mutti.

Mölln, d. 18.5.49
Mein liebes kl. Häschen!
Hast wohl am Sonntagabend mit einem Brieflein von mir gerechnet, nicht wahr? Aber die Pralinen waren ja wohl auch ganz schön, oder nicht? Du bist doch so'n kleiner Leckerfritze, das weiß ich doch. So ein bisschen naschen ist ja auch herrlich, aber machst Du Omis Geldbeutel damit nicht leer? Denk mal an, Deine Vergissmeinnicht vom Muttertag habe ich noch. Aber die Maiglöckchen werden schon schlecht. Heute haben wir auf unsern Tisch einen wunderschönen Fliederstrauß bekommen. Heute Nacht habe ich geträumt, ich bin mit Dir nach Hause, nach Stettin, gefahren. Du warst noch klein, gingst noch nicht zur Schule. Und wir haben uns beide so gedrückt und uns gefreut, als wir in unserer Wohnung standen. Ich habe immer gesagt: „Ein Glück, dass wir wieder hier sind, hier ist es doch viel schöner." Und dann klingelte es, Frau Palmopski stand da mit Heidi und fragte, ob Heidi bei uns bleiben kann, sie will schnell mal was besorgen. Dann seid Ihr beide zu Frau Grepel in der Wilhelmstr. Milch holen gegangen. Ich sah aus dem Fenster und es sah so niedlich aus wie Ihr Euch so angefasst habt und Du hattest die braune Milchkanne in der anderen Hand. Ich fing dann an, vorne sauber zu machen und bumms kam die Nachtschwester und der Traum war aus. Nun, mein Herzchen, bleibe schön gesund und brav und lass Dich auch ein bisschen knuddeln. Viele herzliche Grüße und Küsse von Mutti.

Mölln, d. 21.5.49
Mein lieber kleiner brauner Maikäfer!
Das bist Du doch sicher, nicht wahr?
Ich danke Dir auch schön für Deinen lieben Brief, den ich am Donnerstag bekam. Wie fein, dass Du nun schon alleine aufs Rad auf- und absteigen kannst. Sag mal, fährst Du öfter alleine ohne Papa? Und Papa kommt immer mit dem Motorrad. So ganz glaube ich das nicht. Schreibe mir doch mal, wie Papas Rad aussieht, aber ganz ehrlich, ohne dass Papa Dir was vorsagt. Ihr beide steckt wohl unter einer Decke und beschwindelt Eure Mutter.
Wo seid Ihr denn am Mittwoch hingefahren? Heute warst Du ja wohl wieder zur Jugendschar. Was wirst Du morgen wieder machen?
Im Radio ist so ein schönes Programm. Du liegst wohl schon im Bett, es ist 9 Uhr, schön frisch gewaschen, ich seh Dich direkt. Ach, ick könnt Dir küssen!
Für heute nun genug, mein Herzchen.
Bleibe weiter schön gesund und lasse Dich ein bisschen in den Arm nehmen und drücken. Sei nun recht herzlich gegrüßt und geküsst von Deiner Dich liebenden Mutti.

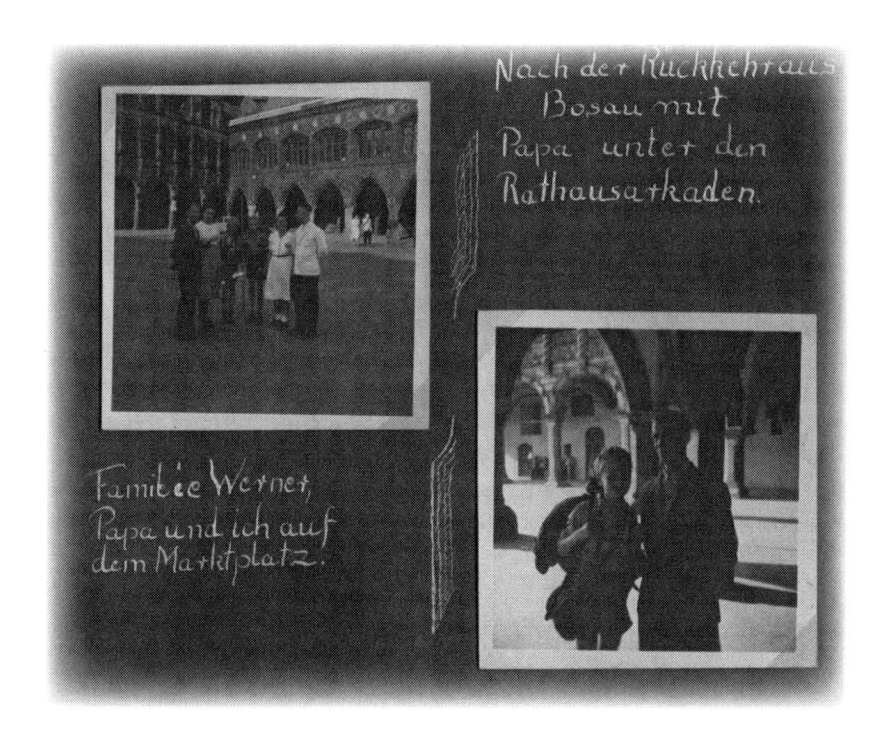

Nach der Rückkehr aus Bosau mit Papa unter den Rathausarkaden.

Familie Werner, Papa und ich auf dem Marktplatz.

Mölln, d. 1.8.49
Mein lieber großer Junge!
Soeben habe ich Deine hübsche Ansichtskarte vom Plöner See erhalten. Es muss ja sehr schön gewesen sein und ich wünsche, dass es Dir auch wirklich gut gefällt. Deine Karte klingt ja nicht danach. Du schreibst, die Fahrt war teilweise sehr langweilig. Wieso denn, es gibt doch immer was zu sehen und Du fährst doch so gerne Autobus. Wie lange dauert denn die Fahrt? Dass es dort gutes Essen gibt, freut mich sehr, musst auch immer tüchtig essen, damit Du nicht abnimmst. Na, und Bettruhe müsst Ihr auch halten. Was macht Ihr denn sonst den ganzen Tag? Kannst Du auch schön schlafen, oder fällst Du dort auch aus dem Bett? Heute Nacht habe ich von Dir geträumt. Papa hat mir geschrieben, wie schön Dein Rucksack gepackt war, mit allem Drum und Dran. Und einen Schlafsack hat Papi Dir auch noch genäht. Wie schön, dass Papi Dir alles so schön fertig machen konnte. Und Oma hat Dir noch eine Badehose gekauft und so schöne Hemden, also hast Du doch alles, was Du brauchst. Hast Dich doch wohl sehr gefreut über diese Sachen, die unter Deinem Kopfkissen lagen, nicht wahr? Ja, und sogar zum Volksfest bist Du gewesen, Papa hat mir alles geschrieben und Oma hat es mir gestern erzählt, denn sie hat mich gestern, am Sonntag, ja besucht. Wir haben immerzu von Dir gesprochen. Werden dort auch Aufnahmen von

Euch gemacht? Hoffentlich wird das Wetter noch besser, die Sonne muss doch tüchtig scheinen, damit Ihr auch baden könnt. Ach, ich möchte so gern mal da bei Euch sein und Dich auch ein bisschen in den Arm nehmen und drücken. Ich wünsche Dir nun für die restlichen Tage recht viel Vergnügen und komme gesund wieder nach Hause!
Sei nun von Herzen gegrüßt und geküsst von Deiner Mutti.
Manchmal höre ich Dein Lachen bis hierher, das bringt wohl der Wind mit.

Die Oma hatte gar keine Badehose gekauft, sie hatte einen alten Schal von einem amerikanischen Soldaten aufgeribbelt und ihm daraus eine kleine rote Badehose gehäkelt. Damit schwamm Eberhard in der Trave, immerhin hatte er überhaupt eine Hose, in der er schwimmen gehen konnte. Erika musste immer in ihrer Unterhose mit einem Unterhemd schwimmen. Meistens rollte sich das Unterhemd dann unter ihrem Armen zusammen und sie konnte gar nicht mehr richtig schwimmen. Einmal ist sie dabei fast untergegangen, aber Eberhard und Peter konnten sie noch rechtzeitig wieder an Land hieven.

Jakob kam als Jungtier zu Eberhard. Herr Hoppe brachte das kleine Vögelchen in einer Pappschachtel zu ihm. Er zeigte Eberhard das reizende schwarze Tierchen und erzählte ihm, der Kolkrabe sei wohl aus dem Nest gefallen. Ein Bein und ein Flügel seien gebrochen. Mit einer Stecknadel, von der er den Kopf abgebrochen hatte, hat er das Bein genagelt. Mit einer stumpfen Stecknadel hat er den Flügel geschient. Das Tierchen konnte nur auf einem Bein stehen und nicht fliegen. Herr Hoppe wollte von Eberhard wissen, ob er wohl den Vogel gesund pflegen könnte. Eberhard war begeistert. Hingerissen. Er beschloss, den Vogel zu behalten. Die Oma war einverstanden mit dieser schönen Beschäftigung und der Pflegepatenschaft. Jakob stand nun in der ausgepolsterten Pappschachtel auf der Fensterbank des rappelvollen Schlafzimmers, das nicht beheizt werden konnte, aber wenigstens die Sonne wärmte ihn. Jakob gedieh prächtig. Nach wenigen Wochen gab er merkwürdige Laute von sich. Schnell wurden diese zu Worten. Jakob fein. Jakob lieb. Jakob. Jakob. Eberhard nannte er Friedo. Wenn Jakob aus der Schachtel stieg, lief er auf der Fensterbank hin und her. Dieses Fenster war in einer Dachgaube mit breiten Fensterbänken nach innen und außen, gut geschützt gegen das Wetter, den Regen, den Schnee. Eberhard hat Jakob unendlich geliebt. Bei Wind und Wetter Regenwürmer gesucht und Käfer. Jakob war sehr zutraulich, auch der Oma gegenüber. Sein Geschäft machte er entweder auf der Fensterbank draußen oder auf einem Stückchen Papier innen. Jakob unternahm keinen einzigen Versuch, wegzufliegen.

Im Frühjahr 1946 schien die Sonne in Jakobs Fenster. Er war unglaublich gewachsen, ein wahres Prachtexemplar. Er lief auf beiden Beinen und saß häufig draußen und breitete beide Flügel aus. Im Sommer ist er das erste Mal zum Nachbarhaus geflogen. In dem Haus hatte ein Freund von Eberhard gewohnt, der an Typhus verstorben war. Jakob flog direkt zu dessen Zimmerfenster. Im Laufe des Sommers brach Jakob zu größeren Flügen auf in die Bäume hinter dem Haus, auf das Dach des gegenüberliegenden Hauses. Manchmal blieb er tagelang fort. Dann fand er wohl Anschluss an einen Schwarm und kehrte nicht wieder. Eberhard behielt Jakob für den Rest seines Lebens als den schönsten, gelehrigsten Raben der Welt in Erinnerung. Er hatte ihn oft mit in die Schule genommen. Eberhard und seine Kameraden haben ihn gestreichelt, gezeichnet, gemalt, ihm Worte beigebracht. Sie waren alle traurig über sein Verschwnden, aber auf der anderen Seite waren sie auch froh, dass Jakob nun ein schönes Leben finden konnte.

Diese Liebe zu Jakob hat Eberhards Liebe zu Tieren geprägt und seine Abneigung denen gegenüber, die das Leben von Tieren mit Verachtung behandeln, sie misshandeln und treten. Aber auch denen gegenüber, die andere Menschen, besonders hilflose, schlecht behandeln oder gar misshandeln. Der Mensch geht nicht gerade liebevoll mit dem Leben der Anderen um.

Mölln, d. 4.8.49
Mein lieber großer Wanderbursche!
Heute habe ich Deinen lieben langen Brief erhalten, wozu ich mich ja sehr gefreut habe und Dir recht herzlich danke. Du hast ja wirklich alles hübsch ausführlich geschildert und ich kann es mir richtig vorstellen, wie es dort so zugeht. Also gefällt es Dir doch sehr gut dort. Ich dachte schon, Du hättest Heimweh bekommen. Aber ein richtiger Junge darf ja auch kein Heimweh kriegen, nicht wahr? Es freut mich auch, dass Du Dich mit Dieter so gut verstehst. Grüße ihn auch wieder schön von mir und vertragt Euch immer gut. Das Essen ist prima, schreibst Du, aber wirst Du denn auch immer satt? Der Strauß Heidekraut, den Du mir hier gepflückt hast, ist schön aufgeblüht und Dein geschnitzter Stock ist auch noch hier. Jakob ist immer noch hier, gestern brachte ihn Frau Hille mit in unser Zimmer, da hat er gleich wieder die Blüten von unsern Blumentöpfen abgepickt. Onkel Dr. Hoppe wird sich ja über Deine Post auch gefreut haben. Oma und Papa haben mir Deine Karten auch hergeschickt. Ich glaube, die beiden vermissen Dich sehr. Na, und ich auch. Es war so schön, wie Du mit Papa hier warst. Ich esse jetzt auch wieder besser und denke doch, dass ich bald nach Hause kann. Dass Du Dich abends immer wie Bolle in Pankow amüsierst, das glaube ich wohl, aber lass man noch das Hemd am Kragen, vielmehr den Kragen am Hemd und demoliere auch sonst nichts. Wenn es nicht immer so schlechtes Wetter gewesen wäre, hätte Papi Dich wohl mit dem Motorrad besucht. Ja, dass die Haselnüsse noch nicht reif sind, ist ja schade. Hoffentlich kommt dieser Brief noch rechtzeitig an. Mir tun schon so sehr meine Daumen weh vom Drücken, aber es wird doch kein besseres Wetter, hier regnet es ständig. Springe man nicht so erhitzt ins Wasser und erkälte Dich nicht. Und wenn Dir mal irgendetwas sein sollte, dann musst Du es Herrn Lang sagen, der weiß dann schon Rat. Wann müsst Ihr denn abends ins Bett gehen?
Es ist gleich 12 Uhr und es gibt auch gleich Mittag. Du wirst sicher jetzt auch essen. Bekommt Ihr auch mal Obst? Ich könnte so vieles fragen, aber das kannst Du mir ja schriftlich gar nicht alles beantworten, das wirst Du mir später alles selbst erzählen, nicht wahr? Nun mein Herzchen will ich für heute schließen. Ich wünsche Dir nun recht viel Vergnügen dort und gutes Wetter und bleibe schön gesund. Lasse Dich nun noch ein bisschen drücken und sei nun recht herzlich gegrüßt und geküsst von Deiner Mutti.
Taschengeld hast Du ja auch schön mitbekommen. Ich habe leider noch kein Geld bekommen, sonst hätte ich Dir noch etwas in den Brief gelegt. Aber Du wirst schon auskommen. Musst immer erst überlegen, bevor Du etwas ausgibst. Hat Dieter auch so viel Geld mit? Grüße ihn auch schön von mir. Wer verliert denn immer beim Kartenspielen?
Nochmals viele liebe Grüße, Deine Mutti.

Mein lieber „Schwimmer",
Deine lieben Zeilen habe ich erhalten und danke Dir recht schön. Wie freue ich mich doch, dass es Dir dort so gut gefällt und dass Du so allerhand zu sehen bekommst. Das war ja schon lange Dein Wunsch. Na, und zum Schwimmunterricht hat Papi Dich auch gemeldet, wie schön. Wie geht das denn nun, kannst Du schon ein bisschen? Gearbeitet hast Du in der Firma auch schon, Du bist ja ganz tüchtig. Mit der Schreibmaschine kannst Du ja für den Anfang schon ganz schön.
Die Zeit vergeht Dir dort wohl viel zu schnell, oder hast Du auch Langeweile? So, und Papas Stübchen gefällt Dir, nur schade, dass kein richtiges Fenster drin ist, nicht wahr? Dann könnte Papa doch abends immer rausgucken. Du solltest man gleich dort eine Wohnung suchen. Verstehst Du das nicht? Dann brauch' unser Papa da doch nicht immer so alleine sein. Wie war es denn in Ringelheim, haben Oma und Opa nicht gestaunt, wie groß Du geworden bist? Wirst Du nun eine neue Hose bekommen und Papa einen Anzug? Das Wetter ist dort hoffentlich auch so schön wie hier?
Gestern war Oma hier, da habe ich ihr Deinen Brief vorgelesen. Deine eine Karte vom Bahnhof hat sie erhalten. Nun kriegt sie wohl keine mehr? Und an Frau Tietgen müsstest Du ja wohl eine schreiben. Sie hat Dir doch schon so oft was geschenkt und für die Ferien den schönen Honig. Der schmeckt wohl, was? Zwei schöne neue Österreicher Briefmarken habe ich auch schon für Dich. Ich glaube, ich bleibe noch hier, dann bekomme ich doch immer Briefmarken für Dich? Aber Du meinst ja, ich soll Dir die Tür aufmachen, wenn Du nach Hause kommst. Wann kommst Du denn? Was machen denn Deine Ohren und der Hals und die Schnüss? Nicht erkälten, auch im Zug nicht, da zieht es gewöhnlich immer.
Hast Du denn auch schöne Aufnahmen gemacht, damit Du eine Erinnerung an Deine erste Ferienreise hast?
Nun mein Herzchen wünsche ich Dir weiterhin recht viel Freude und schönes Wetter. Lasse Dich noch ein bisschen knuddeln und sei nun recht herzlichst gegrüßt und geküsst
Von Deiner Mutti.

Mölln, den 24.9.49
Mein liebes gutes Fridolinchen!
Omas Brief ist fertig, nun kommst Du auch noch dran. Du hast mir ja heute auch so liebe Zeilen geschickt. Ich danke Dir auch sehr dafür.
Zunächst muss ich Dich ja wohl in den Arm nehmen und tüchtig drücken, weil Herr Grühn zu Papi gesagt hat, dass er zufrieden mit Dir ist und Du mal was werden kannst, wenn Du so weitermachst. Na, und das tust Du ja auch, vielleicht kannst Du Mutti dann ja später mal sehr damit helfen. Ich habe mich so sehr gefreut, dass Du tüchtig bist. Das wusste ich ja, dass ich doch keinen dummen Jungen habe.
Hoffentlich bekommst Du nun heute Dein Abzeichen und wirst nicht wieder enttäuscht. Vielleicht hat Herr Lang noch keins. Und Onkel Dr. hat wieder kranke Hände? Ich dachte immer, er würde mal einen Nachmittag mit Dir hier vorgefahren kommen. Aber solche weite Fahrt ist auch nichts für Dich per Motorrad, sonst fällst Du noch herunter. Nun lachst Du mich wieder aus, was? Ja, ich vergesse immer, dass Du schon groß bist. Heute Nacht habe ich von Dir geträumt, wie Du noch Baby warst mit dem hochgekämmten Haar.
Ich lege Dir noch einen kleinen Witz von Josef mit ein. Aber den zeig man nicht Herrn Grühn oder Herrn Lang.
Nun mein Herzblättchen, bleibe schön gesund und sei nun recht recht herzlich gegrüßt und geküsst von Deiner Mutti.

Mölln, den 6.10.1949
Mein lieber großer Eberhard!
Klein bist Du ja nun nicht mehr, nicht wahr? Deine lieben Zeilen habe ich soeben erhalten und danke Dir recht herzlich. Und so ein feines Zeugnis hast Du wieder bekommen, das freut mich sehr. Als Belohnung lege ich Dir 1 DM mit ein, mehr habe ich nicht, denn ich muss ja auch noch für Dein Geburtstagsgeschenk sparen. Na, und gestern Abend warst Du mit Oma im Zirkus, das war wohl schön, was? Du wirst es mir ja schreiben. Von Papa bekommst Du auch 5 DM für Dein Zeugnis, dann bekommst Du ja auch was in Deine Sparbüchse. Wenn Du dann noch Wäsche ausfährst, verdienst Du ja auch was. Es ist auch nicht mehr lange bis Weihnachten, dann willst Du sicher Weihnachtseinkäufe machen? Also, dann spare man tüchtig. Du hast mir ja aber nicht geschrieben, worin Du die 3 in Deinem Zeugnis bekommen hast. Ich bin ja gespannt, wie Du Kartoffeln stoppeln[3] willst, was habe ich doch für tüchtige Männer. Und ich liege hier so faul im Bett, ich muss mich doch wirklich bald schämen, nicht wahr? Ich könne mich selber auch schon prügeln. Nun, mein Herzchen, will ich meine Zeilen für heute beenden und ein Mittagsschläfchen halten. Hältst Du auch Mittagsruhe? Nun will ich Dich noch ein bisschen drücken und knuddeln. Du weißt doch noch, wie ich das immer mache, nicht wahr? Und sei nun recht lieb gegrüßt und geküsst von Deiner Mutti.

---

3 stoppeln ist das Auflesen per Hand von Kartoffeln oder Rüben von eigentlich abgeernteten Feldern (Stoppelfeldern)

Mölln, d. 12.11.49
Mein liebes kleines Fritzchen!
Im Radio singt er vom Mississippi-Wein, vielleicht bist Du ja mit Papi bei Werners und hörst es auch? Dann habt Ihr an all den schönen Karnevalsliedern ja auch viel Freude. Jetzt kommt ein Samba, na, das ist ja was. Schreib mir mal, ob Du diese Samba auch gehört hast. „Die wilden Indianer vom Titikaka-See." Ich amüsiere mich darüber wie Bolle in Pankow. Das ist ja die richtige Polterabendmusik. Ja, mein Süßen, heute vor 12 Jahren war bei Oma in der Königalbertstr. Polterabend. Frag sie mal danach. Da lagen jetzt um ½ 10 Uhr schon viele Scherben vor der Tür. Jetzt spielt die Kapelle „Ist meine Frau nicht fabelhaft." Ach, ich bin jetzt so in Stimmung, mit Euch zu schunkeln.

Für Dein liebes Brieflein danke ich Dir recht herzlich, und für die 1 im Diktat lege ich Dir zwei blanke Zehnerle bei. Mache man weiter so, dann bist Du bald reich und kannst Weihnachtseinkäufe machen. Horch Omi mal aus, was sie wohl gerne haben möchte.

Nun, mein Herzchen, muss ich schließen, es ist gleich Schlafenszeit. Morgen ist ja wieder Sonntag, da gibt's Besuch. Bleibe schön gesund, mien Spatz und lasse Dich in den Arm nehmen.

Sei nun recht herzlich gegrüßt und geküsst von
Deiner Dich liebenden Mutti.

Mölln, 4.10.50
Mein lieber und großer Junge!
Deine lieben Zeilen habe ich heute dankend erhalten.

Du möchtest nun Deinen Geburtstagswunsch gerne abändern auf einen Foto-Apparat. Na, ich will ja denn mal sehen, ob ich mich rumkriege dazu. Ja, richtig, das Zeugnis habe ich nicht unterschrieben, wo habe ich auch bloß immer meine Gedanken. In Deinen Heften habe ich auch schon studiert. Das Zeugnis kann Papa ja am Sonntag wieder mitbringen.

Ich denke ja, dass ich zu Deinem Geburtstag kommen werde, der Chefarzt hat nichts dagegen. Freust Du Dich denn? Wollen wir dann wohl einen zusammen tanzen? Meine Füße haben oft Lust dazu. Sonst geht es mir ganz gut, und Dir? Hast vielleicht wieder Husten? Hast Du Erika Tiesel mal wieder gesehen und mit ihr gesprochen, was sie im Krankenhaus gemacht hat? Wenn Du mich abholst, dann mache Dich auch ganz fein und Fingernägel schön sauber.

Nun, mein Herzchen, will ich schließen, denn ich muss ein Schläfchen machen.

Bleibe schön gesund und munter und drücke beide Daumen für unser Wiedersehen an Deinem Geburtstag.

Lasse Dich nun noch tüchtig drücken und knuddeln, und sei nun recht herzlich gegrüßt und geküsst
Von Deiner Mutti.

Mölln, den 18.2.1951
Mein lieber großer Schug! (verstehst Du das?)
Mutti war mal wieder ungezogen, habe wieder das Schreiben auf den letzten Tag, auf den Sonnabend verschieben wollen, und gestern hatte ich ein schlimmes Auge, da sah ich aus wie Kohlenklau. Ich hatte nämlich die Klappe auf und das Auge gekühlt. Es war mir wohl Zug reingekommen, heute ist wieder alles gut. Heute bin ich ganz fein, habe das neue Nachthemd an, was Omi mir letzten Sonntag mitgebracht hat, sieht sehr hübsch aus. Für Deine Zweige, die Du mir mitgeschickt hast, danke ich Dir von Herzen, bringst mir direkt den Frühling ins Zimmer. Na, lass' man, bald kommst Du auch wieder, denn es wird ja das Wetter immer schöner, wenn's zwischendurch auch mal einen Schauer gibt. Erzähl Oma man, dass ich die Kartoffelsuppe morgen esse. Heute hatte es ganz schöne Brühe mit Reis gegeben. Von der Diakonissenschwester Luise soll ich Dich herzl. grüßen. Es geht ihr ganz gut, sie besucht mich sogar schon öfter auf ½ Stündchen. An Oma schreibe ich in der Woche in Ruhe, sie soll man nicht böse auf mich sein. Grüße sie schön von mir. Und nun, mein „Kleiner", lasse Dich noch ein bisschen knuddeln und drücken, und sei recht herzl. gegrüßt und geküsst von Deiner Mutti.

Mölln, den 17.3.1951
Mein liebes Fridolinchen!

Heute muss ich aber doch endlich ein paar Zeilen an Dich schreiben, wo Du mir inzwischen doch schon oft geschrieben hast. Ich war ja erschrocken, dass Du wieder krank warst. Wie konntest Du auch zu Dieters Geburtstag ohne die lange Hose gehen. Aber Du musst immer das Gegenteil tun, was Oma sagt. Du hattest mir doch versprochen zu gehorchen. Na, nun ist's ja wieder gut, denke ich, und in Zukunft weißt Du Bescheid, nicht wahr? Deine Abschiedsfeier bei Herrn Grühn hast Du inzwischen auch hinter Dir. War es denn schön? Wie gerne wäre ich da wohl ein Mäuschen gewesen. Habt Ihr denn auch noch eine Aufnahme gemacht? War Herr Grühn und der Rektor mit Euch zufrieden? Na, und heute hast Du Dein Abschlusszeugnis für die Volksschule bekommen. Wie ist es denn ausgefallen? Ich denke, dass Papa es mir morgen mitbringen wird?

Ich habe Dich heute früh in Gedanken direkt in die Schule gehen sehen, warst wohl schon sehr gespannt auf die Zensuren? Hat's denn einen kleinen Lohn zu Hause gegeben? Und ich kann Dich nicht mal drücken, na. zu Ostern holen wir das nach. Bestell' man schönes Osterwetter.

Ja, und was sagst Du denn, dass unser Papa nun bald wegfährt? Gehst Du gerne nach Hannover, wenn Papa eine Wohnung hat? Ich denke, Du wirst da auch wieder nette Freunde finden. Vielleicht wird Mutti dort eher gesund wie hier, und unsere Omi nehmen wir auch mit. Aber so schnell geht es ja auch noch nicht. Hier will ich für heute schließen, ich schreibe morgen weiter, wenn Papa mir von Dir berichtet hat. Jetzt trinke ich Kaffee und höre dann Radio – Heute ist Sonntag, Papa packt alles zusammen, was er mitnehmen soll, und da will ich diesen Brief fertig schreiben. Mein lieber, guter Junge, ich habe mich <u>sehr</u> zu Deinem Zeugnis gefreut und möchte Dich ja so gerne in den Arm nehmen. Das holen wir aber Ostern nach. Ich schicke Dir erst mal einen kleinen Lohn mit. Nun bleibe auch weiter so tüchtig und fleißig, dann hast Du es später im Leben mal leichter.

Zu der Aufnahme habe ich mich auch sehr gefreut, bist fein getroffen. Ich konnte meinen großen Jungen erst gar nicht finden, ich suchte immer nach einem kleineren. Du bist wohl der Größte in der Klasse? Und von der Abschiedsfeier wirst Du mir ja Ostern erzählen? Drücke die Daumen, dass schönes Wetter wird. Am Freitag bei dem schönen Wetter war ich hier auch etwas spazieren gegangen. Du hattest ja wohl eine kleine Radtour gemacht, wie Papa mir erzählte.

Wie es mir geht? Danke, ganz gut. Ich liege jetzt bei offener Balkontür, das ist herrlich, diese frische Luft. Was hast Du heute gemacht? Verplemper' auch nicht Dein <u>ganzes</u> Geld, dafür kannst Du Dir mal was Schönes kaufen, das besprechen wir dann mal. Aber Du bist ja auch vernünftig. So, mein Herzchen, nun soll es für heute genug sein. Alles, alles Gute! Lasse Dich herzen und drücken, und sei recht lieb gegrüßt und geküsst von Deiner Dich liebenden Mutti

Mein lieber kleiner Fridolin!

Ich danke Dir auch für Deinen lieben Brief, den Du mir in der Woche geschrieben hast, bist ja sooo fleißig. Na, und Dein Rad ist jetzt fertig. Hast Papi denn auch ein bisschen dafür gedrückt? Ich habe soeben mit Oma Kaffee getrunken und an Euch gedacht, dass Ihr ja heute auf der Einsegnung seid. Oma hat erzählt, wie schön Du Rad fahren kannst, und wie hübsch Dein Fahrrad ist. Und wegen Ostern sei man nicht traurig, weil ich nicht da bin, es wird ja noch öfter Ostern. Das Rätsel muss ich in der Woche erst in aller Ruhe raten.

Ich schicke Dir nun noch ein ganz klein bisschen was Süßes mit, lasse es Dir recht gut schmecken.

Bleibe nun weiter schön gesund und lasse Dich recht lieb drücken.

Sei nun so recht von Herzen gegrüßt und geküsst
Von Deiner Mutti.

Es war wunderschönes Wetter, als Eberhard mit Dr. Hoppe eine Radtour unternahm. Sie bogen gerade an einer Kreuzung ab, als Eberhard ein Mädchen aus seiner Schule sah. Sie hatte wunderschöne, lange blonde Haare und kristallblaue Augen. Eberhard konnte seine Augen einfach nicht mehr auf der Straße halten, er musste dem Mädchen hinterherschauen, wie sie in ihrem blauen Kleid mit dem Bücherpaket auf dem Arm die Straße entlangschlenderte. Zu gerne hätte er sie als Freundin gehabt. Jäh wurde er aus seinem Tagtraum gerissen, als sein Fahrrad gegen den Bordstein prallte. Eberhard flog in hohem Bogen über eine Mauer, die den an den Bürgersteig grenzenden Garten vor Eindringlingen schützen sollte und war zutiefst beschämt über sein Mißgeschick. Das Rad war kaputt, sein Knie auch. Dr. Hoppe und er schoben die Räder zurück nach Hause, wo Dr. Hoppe zunächst das Knie versorgte. Er nähte es, ohne Narkose. Ein Kochlöffel zwischen den Zähnen sollte Eberhard am Schreien hindern und verhindern, dass er sich auch noch auf die Zunge biss. Eberhard genierte sich, er wusste ganz genau, wie schwer es gewesen war, ihm dieses Fahrrad überhaupt zu organisieren und nun hatte er es aus purer Dummheit zerstört. Er malte sich den Ärger, den er zu Hause bekommen würde, in den schillerndsten Farben aus, spürte schon den Gürtel auf dem nackten Hintern und die verachtenden Blicke des Vaters. Ob der Fantasterei der zukünftigen Schmerzen bemerkte er von der kurzen Knie-OP kaum etwas. Anschließend reparierte Dr. Hoppe das Fahrrad, er hatte noch eine alte Gabel, die ziemlich gut passte, und musste nur ein bisschen feilen, um sie in den Rahmen einsetzen zu können.

Antibiotika hatte Dr. Hoppe nicht, das Knie wurde eitrig, der Abszess musste geöffnet werden. Die Narbe ziert bis heute Eberhards Knie.

Mölln, d. 16.4.1951
Mein lieber kleiner Großer!
Na, ob Du noch in der Schule sitzt, es ist ½ 12 Uhr. Heute ist doch wohl noch kein Unterricht gewesen, oder doch? Als ich heute früh aufwachte, musste ich gleich an Dich denken. Na, am Sonntag kommst Du ja, dann kannst Du mir selbst erzählen. Freust Du Dich denn, dass Du Sonntag kommen sollst? Kommst dann aber durch die Balkontür, nicht wahr? Und wenn Du die Schwestern siehst, vergiss das Grüßen nicht. Mein Zimmer sieht jetzt so fein aus mit neuen Gardinen und der Tischdecke von zu Hause. Hast Du von Papa auch einen Taschenkalender bekommen? Gestern haben Liebenows mich besucht und mir schöne Tulpen mitgebracht. Frau Liebenow sagte, sie hätte Dich neulich bald nicht wiedererkannt, Du wärst ja inzwischen ein junger Mann geworden. Bestelle man zum Sonntag ein bisschen schönes Wetter. Und Oma hat Dir eine neue Mütze gekauft? Hast Du sie auch tüchtig dafür gedrückt? Heute ist es wieder so windig, ob ich da rausgehen kann? Aber ich muss ja fleißig üben, denn ich will doch nicht immer ein Schlappschwanz bleiben, das geht ja nun doch nicht, wenn man solchen großen Jungen hat. Nun, mein Herzblatt, will ich für heute schließen, das Essen kommt gleich. Lasse Dich noch ein bisschen knuddeln und sei inzwischen recht herzl. gegrüßt und geküsst von Deiner Mutti

Mölln, d. 20.6.51
Mein liebes Herzchen!
Ich will Dir schnell noch ein paar Zeilen schreiben, denn Du willst mich ja am Sonntag besuchen. Nun werde ich Dir mal Folgendes mitteilen: Herr Dr. Krüger kann Dich am Sonntagabend leider nicht mitnehmen, da er eine Patientin von hier mit nach Lübeck nimmt, die viel Gepäck hat, also da kannst Du dann nicht mit rein. Frau Dr. Krüger sagte mir das heute. Wenn Du nun Sonntag schon wieder 19.20 Uhr von hier wegfahren musst, lohnt sich das Kommen doch nicht, und mit dem Eilzug kannst Du nicht fahren, erstens wird das zu teuer und der hat auch meistens Verspätung. Und morgens herkommen ist für Dich alleine doch auch nichts, wenn das so heiß ist, kann ich am Tage doch nicht aufstehen, und dann sitzt Du hier den ganzen Tag umher. Den nächsten Sonntag kommt Papa wieder, dann möchtest Du doch sicher auch wieder mit herkommen? Heute schrieb Papa mir, dass er am 29. kommt und dann am 2.7. früh wieder wegfährt. Dann kann ich auch mal einen Sonntag alleine sein, und Du wirst doch an diesem Sonntag sicher ein anderes Programm finden, oder bist Du sehr traurig? Wolltest Du gern mal allein zu mir kommen? Aber wird das nicht zu viel Fahrgeld?

Über die Aufnahmen hast Du wohl sicher geschimpft, weil Oma Dir kein Geld mitgebracht hat, aber Du kannst doch unmöglich 45 Pfennige für ein Bild nehmen. Anders war das mit Hennings Großeltern, da ist ja auch niemand von uns mit drauf. Ich werde aber trotzdem eine gute Bezahlung nehmen, also sei ohne Sorge, das Geld für die Bilder bekommst Du.

Wie hast Du denn nun den letzten Sonntag in Lübeck alleine verlebt? War dort auch Gewitter? Hoffentlich hat es Dich nicht unterwegs überrascht? Morgen ist ja nun Euer Schulfest, da wirst Du Dich schon drauf freuen. Ich werde an Dich denken. Ist Dein Ohr nun wieder in Ordnung? Und wie geht es Dir sonst? Von wann bis wann gehen eigentlich die großen Ferien, weißt Du das schon? Hast Du immer viele Schularbeiten auf? Da bleibt wohl kein freies Stündchen mehr? Na, und zum „Hauptmann von Köpenick" warst Du auch, da hast Du Dich wohl köstlich amüsiert. Warst denn ganz alleine hin? Na, und Herrn Grühn hast Du auch in seinem Garten getroffen. Ich lege Dir noch ein paar Briefmarken mit ein, hast Du die schon?

So, mein Spatzele, mein Liebling, nun will ich für heute schließen, der Brief soll heute noch weg. Lasse Dich noch tüchtig herzen und küssen und sei vieltausendmal gegrüßt von Deiner Mutti.

Mölln, den 3.7.1951
Mein liebes Herzchen!

Wie bist Du denn am Sonntag nach Hause gekommen, bist sicher noch sehr nass geworden, nicht wahr? Hoffentlich hast Du Dich nicht erkältet. Am Montag wolltet Ihr doch zu Dr. Dahn gehen und dann schreibt Ihr mir nicht gleich, wie das dort ausgefallen ist? Du bist doch hoffentlich gesund? Ich liege hier und mache mir Gedanken um Dich und Ihr meldet Euch nicht.

Heute habe ich von einer Schwester Briefmarken für Dich bekommen, aber alle kann ich sie nicht einlegen, sonst wird der Brief gemopst. Oma bringt Dir dann am Sonntag die anderen Marken mit. Was wirst Du nun am Sonntag machen? Fahre man zu Lüders raus, diesen einen Sonntag wirst Du noch rumkriegen, nächsten Sonntag fährst Du dann ja nach Hannover. Nun hast Du die Wartezeit auch bald überstanden. Was hast Du denn in dieser Woche so gemacht? Schönes Wetter fehlte Dir, nicht wahr? Ich drücke die Daumen, dass es in Hannover immer schön ist, wenn Du dort bist. Ich entdecke eben, dass ich noch Deine beiden Ansichtskarten von Ratzeburg hier habe, die kann Omi Dir auch am Sonntag mitbringen. Vergiss' auch nicht, die Briefmarken zu plätten. Hast Du die beiden spanischen schon und die schwedische? Ich glaube, diese 3 sind noch die besten von allen, darum lege ich sie Dir mit ein. Freust Du Dich ein bisschen?

Nun, mein Goldjunge, will ich Dich noch tüchtig drücken, so wie am Sonntag und sei nun recht herzl. gegrüßt und geküsst von Deiner Mutter

Mölln, d. 10.7.1951

Mein lieber Eberhard,

nachdem Du mich in Deinem letzten Brief so geschimpft hast, muss ich Dir man einen lieben Brief schreiben, damit Du nicht mehr böse auf mich bist. Ich bin direkt aufgestanden und schreibe hier am Tisch, wie eine ganz gesunde Mutti. Es ist mir ja der Arm noch etwas steif dabei, aber man muss ja üben, wenn man bald nach Hause will, nicht wahr?

Ja, mein Herzchen, Mutti weiß gar nicht richtig mit solchen großen Jungen, wie Du einer bist, Bescheid. Als ich von zu Hause fortging, warst Du ja auch noch klein und da habe ich doch Deine ganze Entwicklung nicht miterlebt. Darum denke ich, du bist immer noch mein kleiner Junge und dabei kannst Du doch oftmals unsern Vati vertreten. Na, ich denke, wenn ich erst wieder ganz zwischen Euch und mit Euch lebe, dann lerne ich auch wieder, wie man das so mit einem großen Jungen macht und was ich nicht weiß, wirst Du mir sagen, nicht wahr? Übrigens hattet Ihr auch alle beide nicht geschrieben, dass Du mit dem Zug nach Niendorf fahren wolltest. Du weißt doch auch, dass Du bei Steins nicht gut verpflegt wirst. Frau v. Stein ist auch krank und da weiß man nicht, wie es da jetzt so ist. Wenn Tante Landsberg noch in Niendorf wohnte, wäre das was anderes. Hoffentlich hast Du nun auch so den Sonntag einigermaßen verlebt? Hat Dir der Film gefallen? Denk mal an, Deine Mutter war gestern Abend auch zum Film hier im Speisesaal. „Unter schwarzer Flagge" hieß der. Das wäre was für Dich gewesen, mit Piraten und Knallerei usw. Na, ich hatte genug davon, habe aber trotzdem ganz gut geschlafen.

Gestern habe ich mich auch wieder mal wiegen lassen nach langer Zeit und denke, ich habe 3 Pfund zugenommen. Wiege jetzt 92 Pfund. Das macht doch wohl die Sahne und die vielen Eier, denn sonst habe ich doch bestimmt nicht viel gegessen. Wann geht Ihr denn zu Dr. Dahn? Und was macht Dein Ohr?

Hast Du von Papa schon Post bekommen? Der scheint wohl jetzt viel Arbeit zu haben, denn ich habe auch erst einen Brief von ihm bekommen. Na und morgen gibt's ja nun Ferien, wie lange denn? Ruhe Dich auch immer schön aus und tobe nicht so in der Sonnenhitze umher, das ist Dir gar nicht gut. Ich bin ja gespannt, wie viel Du wiegst und ob Du wieder gewachsen bist, passe man schön auf bei Dr. Dahn. Hoffentlich ist er da und hat nicht auch Ferien gemacht. Wird Henning Papenhagen denn gleich verreisen? Oder hast Du noch einen Klassenkameraden, mit dem Du Dir die Zeit vertreiben kannst, bis Du auch verreist?

Nun, mein Hase, mein großer, will ich meine heutigen Zeilen auch beenden. Bleibe schön gesund und sei immer recht lieb und brav und lasse Dich auch noch tüchtig drücken.

Viele herzl. Grüße und viele liebe Küsschen sendet Dir Deine Mutti
Anbei 1 Briefmarke

Mölln, den 9.8.51
Mein lieber großer Junge!
Nun wollte ich heute ganz besonders gut schreiben und da verschmiere ich schon die Anrede. Das gibt doch nun keine 2 mehr.
Zu Deinen lieben Zeilen habe ich mich sehr gefreut und danke Dir herzlichst. Dieser zweite Brief, den Du auf der Maschine geschrieben hast, war ja schon viel besser. Du hast da ordentlich was gelernt. Wie steht es denn mit Deinen Schwimmstunden? Davon schreibst Du gar nichts mehr. Hast Du denn noch wieder eine Fahrt mitgemacht, oder wird es Dir schon langweilig? Neue Schuhe hast Du ja nun auch bekommen, Turnschuhe auch? Ich muss ja sagen, Du lebst auf großem Fuße. Bald passen Dir Papas Schuhe. Was haben denn die Ringelheimer zu Dir gesagt? Sind denn die Äpfel auch schon reif, die Ihr von Münschers gekauft habt? Dass die Harzfahrten so teuer sind, ist ja schade, aber sei man nicht traurig darüber. Nun sei auch recht vorsichtig, wenn Du zurückkommst, stelle Dich nicht so in Zugluft, damit die Ohren nicht schlimm werden und nicht an die Tür lehnen! Lasse Dir auch nicht Deinen Koffer klauen. Ja, mein Herzchen und nun sei auch nicht gar zu sehr enttäuscht, falls ich nicht zu Hause sein sollte, wenn Du kommst. Sieh mal, der Chef will das jetzt erst mal sehen, wie ich mit der Bandage fertig werde. Du willst doch auch nicht, dass ich bald wieder her muss, nicht wahr? Es kann sich dann ja sicher nur noch um eine Woche handeln. Du brauchst aber hier in Mölln nicht aussteigen, denn es kann auch sein, dass ich doch noch fahre. Jedenfalls sehen wir uns bald. Vielleicht kommt ja Frau Tietgen zum Zug, wenn wir wissen, wann Du kommst. Vergiss auch nicht, an Omi zu schreiben, dass sie Dich abholt. Ich schreibe Dir dann noch die schöne Karte, wenn ich weiß, wann ich komme. Also nicht traurig sein, ich darf es auch nicht. Verlebt beide die restlichen Tage noch ganz, ganz schön und seid vergnügt. Lasse Dich nun noch ein bisschen knuddeln und sei recht herzl. gegrüßt und geküsst von Deiner Mutti. Gute Reise und passe bloß in Lüneburg beim Umsteigen gut auf!

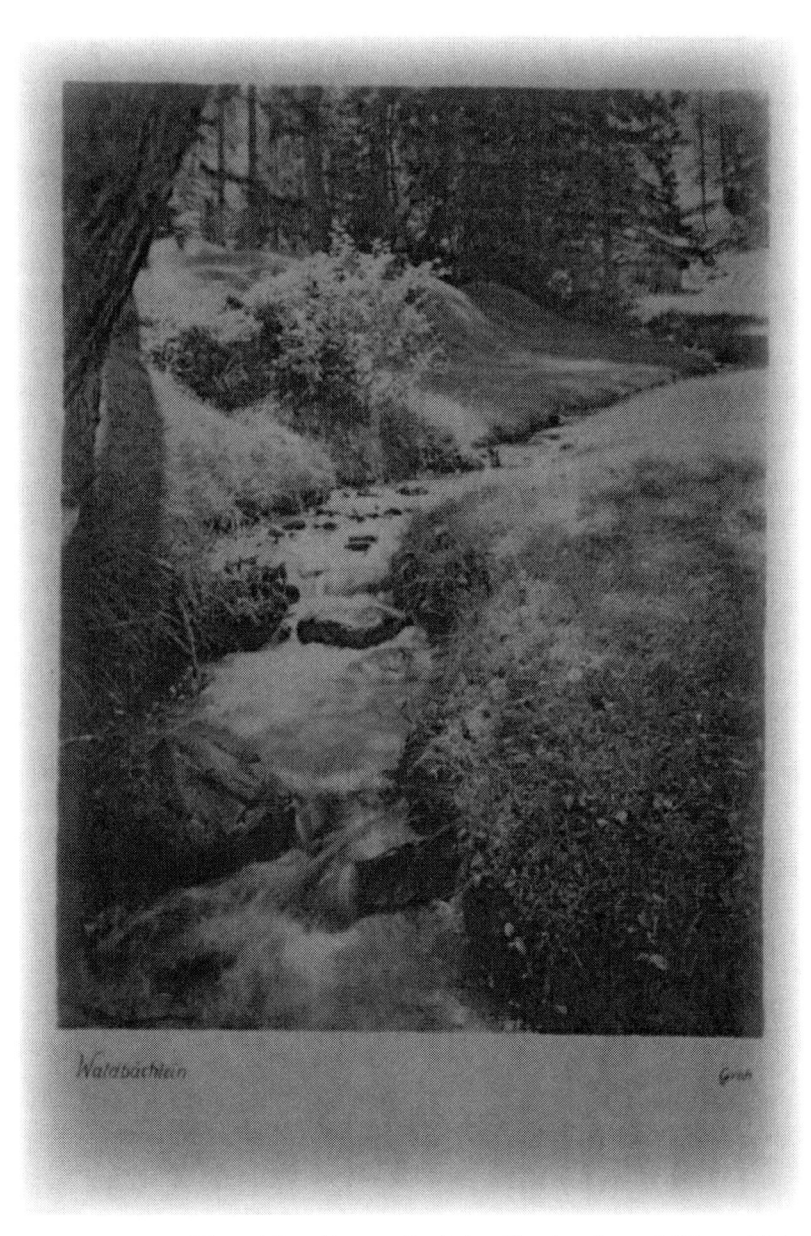

Die schöne Karte, die Erika Eberhard aus Mölln schickte.

Mölln, 13.8.51
Mein lieber kleiner Junge!
Heute musst Du aber auch mal ein Brieflein bekommen! Hast mir immer so fleißig geschrieben und wie sehr habe ich mich über das Vergissmeinnicht gefreut und den hübschen Wegweiser nach Lübeck. Nun werde ich ja auch den Weg nach Hause finden, wenn ich wieder kräftig genug bin. Dass Du 4 Pfund zugenommen hast freut mich sehr, dann wirst Du auch schön gesund bleiben. Ist es nicht schön, dass Du jetzt immer Radio hören kannst? Den behaltet Ihr man dort. Frierst Du nicht in den Kniestrümpfen? Du darfst Dich nicht erkälten, sonst bekommst Du Deinen Hals wieder krank. Immer schön vorsichtig sein! So, mein Herzchen, heute kann ich nicht mehr schreiben, mir tut schon der Arm weh. Lasse Dich nun recht schön drücken und sei recht herzlich gegrüßt und geküsst von Deiner Mutti.

19.8.1951
Mein lieber großer Junge!
So lange schon warte ich drauf, Dir schreiben zu können, dass ich nach Hause komme. Nun endlich ist es soweit: Am Dienstag, d. 21.8. Ich kann Dir nur noch nicht genau die Uhrzeit angeben, da ich noch nicht weiß, wann das Auto kommt. Omi wird ja morgens mit dem Personenzug kommen? Freust Du Dich nun sehr? Deine Karte habe ich dankend erhalten. Hoffentlich hast Du an Papa auch gleich geschrieben? Sei inzwischen recht herzl. gegrüßt u. Geküsst von Deiner Mutti und auch an Oma herzl. Grüße

Walter fand eine Anstellung bei Philipp Holzmann in Hannover. Eberhard blieb bei seiner Oma in Lübeck wohnen. Sein Vater kam nun nur noch alle 14 Tage oder drei Wochen nach Lübeck zu Besuch, so, wie er es arbeitsmäßig einrichten konnte. Eberhard und seine Oma hatten nun etwas mehr Platz und die Oma erhielt natürlich regelmäßig Geldanweisungen für ihren Unterhalt und den des Jungen. Sie schickte Eberhard immer gerne zum Kaufladen, denn sie mochte nicht mehr gerne so schwer tragen. Üblicherweise trug sie ihm die Liste mündlich auf, denn sie hatte selten ein Stückchen Papier übrig, um die Worte niederzuschreiben.

„Milch, Mehl, 3 Eier, eine Handvoll Zucker, wenn sie haben, noch eine Karotte und dann kaufst Du Dir einen Lutscher. Den Rest des Geldes bringst Du wieder mit."

Eberhard rezitierte auf dem Weg zum Kaufladen die Liste immer wieder vor sich hin, damit er nichts vergessen würde. Auf keinen Fall wollte er seine geliebte Oma enttäuschen.

„Milch, Mehl, Eier, Zucker, Karotte, Lutscher. Milch, Mehl, Eier, Zucker, Karotte, Lutscher."

Natürlich guckte er auch wie immer in der Gegend herum, beobachtete andere Menschen, ihre Gesichter, und versuchte sich vorzustellen, wie es bei denen zu Hause aussah. Ob sie wohl in so Häusern wohnten wie Familie Strait. Oder eher in einer kleinen Wohnung wie er und die Oma.

„Milch, Eier, Zucker, Lutscher."

Ein alter Mann musizierte auf der Straße. Er hoffte wohl, die Leute zu erheitern. Tatsächlich kam eine Frau aus einem Ladengeschäft und brachte ihm eine Tasse Tee.

„Milch, Zucker, Lutscher."

In dem Kaufladen angekommen, musste Eberhard noch in der Schlange stehen und als er an die Reihe kam, bestellte er zunächst die Milch. Die Kanne hatte er ja dabei, die Frau solle sie mal bis oben füllen, aber genug Platz lassen, damit nichts hinausschwappte. Den Zucker bekam er in eine kleine Papiertüte gefüllt, die er in die Hosentasche steckte. Den Lutscher steckte er direkt in den Mund, das Einwickelpapier gab er der Kaufladenbesitzerin zurück – schließlich konnte man das noch einmal verwenden. Obwohl der Milchpreis von 34 Pfennig auf 38 Pfennig pro Liter gestiegen war, und auch Zucker nun nicht mehr nur etwas mehr als eine D-Mark kostete, sondern fast eine Mark fünfzig pro Kilo, bekam Eberhard trotzdem ziemlich viel Wechselgeld, fast acht Mark.

„Haben Sie sich nicht verrechnet, junges Fräulein?" fragte er die Besitzerin.

„Nein, mein Junge, das stimmt schon so! Hast Du denn vielleicht etwas vergessen?"

„Ich? Etwas vergessen? Ach so, ja, also, da war noch was. Ich glaube, die Oma will Kuchen backen. Und eine Karotte soll ich mitbringen."

„Siehst Du. Wenn die Oma noch Kuchen backen will, dann brauchst Du ja auch Mehl!"

„Mehl, ja, natürlich!" Also packte das hilfsbereite Fräulein noch eine Tüte Diamant Mehl auf den Tresen.

„Und Butter braucht die Oma doch sicher auch?"

„Ja, ohne Butter wird ja kein Kuchen richtig gut", sagte die Frau hinter Eberhard in der Schlange. Erst jetzt wurde ihm bewusst, wie er den ganzen Betrieb aufhielt und er schämte sich schrecklich für sein schlechtes Gedächtnis. Ganz rot wurde er.

„Ach, ich glaube, Butter hat die Oma nicht gesagt, aber Eier! Fünf vielleicht? Oder vier? Wie viele Eier braucht man denn für einen Kuchen?"

Nun brach eine hitzige Diskussion aus. Wie viele Eier braucht man für einen Kuchen? Die einen sagten, das käme ja wohl auf den Kuchen an. Die Besitzerin sagte, das käme nur darauf an, wie viele Eier es noch gäbe im Laden und wie viel Geld der Bub noch hätte. Eine Dame gleich bei der Tür sagte, man könne einen anständigen Kuchen nicht mit weniger als 5 Eiern backen, sonst würde der Kuchen ja ganz blass! Die Kaufladenbesitzerin schaute im Hinterraum nach, wie viele Eier sie noch hatte und wie viele davon bestellt waren. Sie hatte noch fünf, aber da die Dame hinter Eberhard auch zwei haben wollte, wurden für Eberhard drei in einen Korb gelegt. Das Mehl daneben, den Zucker aus der Hosentasche ebenfalls. Und die Karotte obendrauf. Nun hatte Eberhard schon viel weniger Wechselgeld und war sehr erleichtert und ziemlich sicher, er habe nun alles richtig gemacht.

Die Oma wollte allerdings gar keinen Kuchen backen, sondern einen Gemüsestrudel mit dem Kraut vom Wochenende. Der Zucker war für ihren Kaffee gedacht. Gut, dass ich nicht doch die Butter mitgebracht habe, dachte Eberhard zufrieden.

Mein lieber kleiner großer Genießer!
Recht herzl. Dank für Deine Ansichtskarte. Hast ja wirklich gleich geschrieben. Und was Du am ersten Tage Deines Dortseins schon alles erlebt hast. War das nicht gleich ein bisschen viel? Ich freue mich jedenfalls mit Dir, dass es Dir dort so gut gefällt. Schreiben brauchst Du auch gar nicht, Du kannst es uns ja nachher viel besser erzählen, nicht wahr? Passe auch immer gut auf, dass Du nichts vergisst. Na und sogar gearbeitet hast Du schon im Büro. Da hat sich wohl der Stift gefreut, dass er das nicht machen brauchte, was? Mit dem nimmst Du es wohl noch auf, was?
Na und gestern seid Ihr ja wohl im Volkswagen zum Baden gefahren. Das war wohl bei der Hitze angenehm? Hier ist es entsetzlich heiß. Hast Du schon Aufnahmen gemacht? Hannover selber musst Du Dir auch noch gründlich ansehen, das Schloss und die Gartenschau und was es sonst noch so gibt. Vergisst Du bei allem Fahren und Sehen auch nicht das Essen und Schlafen? Ich möchte wohl manchmal Mäuschen sein bei Euch. Vertragt Ihr Euch auch immer schön?
Ich wünsche Dir nun auch weiterhin recht schöne Ferientage und schönes Wetter und bleibe schön gesund.
Und nun, mein Herzchen, lass' Dich noch ein bisschen knuddeln und sei recht herzlich gegrüßt und geküsst
Von Deiner Mutti.

Am 16. September 1951 gewann Eberhard den Dreikampf der Schüler bei den Bundesjugendwettkämpfen. Seine Siegerurkunde war von Theodor Heuss persönlich handschriftlich unterzeichnet.

Am Montag, den 1. Oktober 1951 wurde Eberhards Mutter endlich aus der Lungenheilanstalt entlassen. Die Ärzte sagten Eberhard, er dürfte sich ihr nicht zu sehr nähern und auf keinen Fall mit ihr schmusen. Eberhard verstand das nicht. Erika kam also nach Hause in die Pegelaustr. 12 in Lübeck. Frau Laudi, die Hausbesitzerin, eine ältere, sehr noble Kapitänsfrau, hatte ihnen zwei Zimmer in dem Haus zugewiesen. In dem Schlafzimmer lag nun Eberhards Mutter im Bett. Eberhard saß oft neben ihr am Bett, durfte sie jedoch wegen ihrer offenen Lungentuberkulose nicht einmal berühren. Eberhard dachte sich Jahre später, die Ärzte mussten wohl gewusst haben, wie es um Erika stand.

Am 14. Oktober 1951 kam Dr. Hoppe, der Eberhard nun schon seit Jahren zu seinem Geburtstag ein Alpenveilchen und seinen Pudding schenkte, merkwürdigerweise nicht zu Besuch. Eberhard war traurig, denn er hatte sich immer sehr über diese Besuche gefreut. Manchmal hatte er sogar einen Karl May von ihm bekommen. Dr. Hoppe war wohl aus Sorge nicht gekommen, um sich als Arzt nicht zu infizieren.

Eberhard war überhaupt sehr traurig, weil seine Mutter, hinfällig wie sie war, den ganzen Tag nur im Sessel saß oder im Bett lag, in Decken eingehüllt, blass und abgemagert. Sie fasste Eberhard nicht an und seine Oma hinderte ihn immer wieder daran, seine Mutter zu berühren. Eberhard wollte sie so gerne anfassen, sie in den Arm nehmen, denn er hatte ja die Jahre zuvor schon immer darauf verzichten müssen. Immer wenn er sie in Mölln besucht hatte, nach immerhin 25 Kilometern Radtour, durfte er sie nur durch ein Fenster sehen, zwei bis drei Meter über dem Boden des Gartens und konnte sie nie berühren. Selten war sie tageweise Tuberkulose negativ und Eberhard durfte mit ihr durch die Parkanlagen spazieren.

Eberhard konnte nicht verstehen, warum er seine Mutter nicht umarmen durfte, wo er sie doch so liebte. Er durfte nicht zeigen und konnte nicht empfangen, was Liebe zwischen einer Mutter und ihrem Kind heißt. Eberhard hat seine Mutter sehr geliebt und alle ihre Briefe und Karten immer sorgfältig aufbewahrt.

Die folgenden zwei Wochen blieb seine Mutter zu Hause. Eberhard war erstaunt, weil sie vorher, wenn sie zu Feiertagen nach Hause kommen durfte, immer einen Tag später wieder in die Klinik musste. Vor der Schule begrüßte er sie, ohne Umarmung, mit gebührlichem Abstand und Respekt von der Tür aus. Jeden Morgen sagte er ihr, wie sehr er sie lieb hat und dass er sich wünscht, ihr möge es bald besser gehen. Statt in die Schule zu gehen, saß Eberhard jeden Tag der zwei Wochen an dem Ufer des Elb-Trave-Kanals, schaute auf das Brackwasser und versuchte, das Leben zu verstehen. Er konnte nicht begreifen, warum die Ärzte in Mölln, die er oft genug gesehen hatte, die ihm mit ihren Bewegungen, weißen Kitteln, Stethoskopen und Reflexhämmern immer so wichtig und großartig vorgekommen waren, warum diese Menschen mit diesen Insignien der Ärzte, die sie so offenkundig zur Schau stellen, besonders, wenn sie sich aufspielen wollen, warum diese Menschen seiner Mutter nicht helfen konnten. Aber er fand keine Lösung und hatte keinerlei Verständnis dafür. Wenn er zurück nach Hause ging, dachte er immer, seine Mutter sei wieder weg, wieder in dem Sanatorium, der Lungenheilanstalt. Aber sie war immer noch da. Sie war nicht weg. Sie wurde lediglich immer blasser, dünner, eingefallener. Sie wurde immer kleiner und immer weniger. Mit der Brille, die sie trug, um zu lesen, um sich selbst zu beschäftigen, wirkte sie noch grotesker, als Eberhard sie aus dem Sanatorium kannte. Erika verfiel zu Hause zusehends.

In der gesamten Nachbarschaft hatte sich die Krankheit von Erika mittlerweile herumgesprochen; die Nachbarn zogen sich zurück, denn es war allen klar, dass die Ansteckungsgefahr einfach zu hoch war, wenn man mit ihr oder einem anderen Familienmitglied in Kontakt kam. Auch Eberhards Freunde zogen sich zurück. Also hatte er eigentlich niemanden mehr, mit dem er hätte sprechen können. Eberhard wurde immer trauriger. Auch mit seiner Oma konnte er nicht reden, denn sie wusste ja Bescheid und konnte ihm nicht gut sagen, warum seine Mutter entlassen worden war. Sie wich ihm aus. Rückblickend versteht Eberhard die Entscheidung der Humanmediziner, Erika zu Hause bei ihren Lieben sterben zu lassen und nicht einsam und isoliert irgendwo in einem Sanatorium.

Das Einzige, was Eberhard noch blieb, war sein Klavierunterricht bei Frau Künzel in Bad Schwartau, zu der er zwei- oder dreimal die Woche die zehn Kilometer mit dem Fahrrad fuhr, da es kein Geld für ein Busticket gab. Er konnte immer zu ihr kommen, wie er Zeit und Lust hatte, denn Frau Künzel war eigentlich immer da. Klavierspiel war etwas für Eberhard, bei dem er wenigstens ein bisschen vergessen, sich einfach auf das Spiel konzentrieren und die Töne auf sich wirken lassen konnte.

Mein liebes Schnuckelchen,
wenn alles gut geht,
werde ich am Donnerstag
kommen. Darum habe
ich auch nicht mehr
geschrieben. Grüße
Omi schön und
lasse Dich um=
armen

und drücken
und viele herzl.
Grüße u. Küsse
von Deiner Mutti.

Am 28. Oktober 1951 schien Erika Eberhard am Morgen nicht mehr zu erkennen, als er ihr Guten Morgen sagte. Es ging ihr sehr schlecht, sie bekam gar keine Luft mehr. Bei strahlendem Sonnenschein fuhr er, sehr zögernd, aber dennoch wieder nach Bad Schwartau, um Klavier zu spielen. Frau Künzel war an diesem Tag noch lieber als sonst, spielte über zwei Stunden mit Eberhard Klavier und versuchte, ihn so lange dazubehalten wie möglich. Sie schien zu wissen, was auf Eberhard und seine Familie zukam. Eberhard wurde immer unruhiger, aber Frau Künzel gab nicht auf. Sie war wirklich eine hinreißende Person, um die sechzig Jahre alt, und als begnadete Klavierspielerin auch zugelassene Klavierlehrerin. Sie verließ immer wieder den Raum, nachdem sie Eberhard aufgetragen hatte, die eine oder andere Passage noch einmal selber zu spielen. Nach knapp drei Stunden nahm sie ihn zärtlich, fast liebevoll in den Arm, küsste ihn auf die Stirn und schickte ihn nach Hause. Sie sagte zu ihm: „Mach's gut und sei tapfer, denn dann schaffst Du, was Du erreichen willst! Nur dann. Sonst gehst Du unter, sonst gehst Du kaputt."

Diese Sätze prägten Eberhard für den Rest des Lebens. Er entnahm ihnen, dass man immer das tun muss, was man möchte und zwar so gut wie möglich, und dass man nicht bei der ersten Panne das Handtuch werfen darf. Für Eberhard wurden diese Sätze zu einem Lebensmantra. Das, was man machen möchte, muss man tun und zwar so gut, wie es eben geht, auch wenn es in dem Moment eben gar nicht geht und auch dann, wenn andere einen davor warnen.

Verhältnismäßig guter Stimmung wegen des schönen Klavierspiels radelte Eberhard nach Hause. Um den Weg abzukürzen, fuhr er über eine Holzbrücke über die Trave. Diese Holzbrücken waren zur Mitte hin recht hoch, damit die alten Schiffe unten drunter in der Mitte des Stromes hindurchfahren konnten. Als Eberhard auf dem Scheitelpunkt der hohen Brücke war, sah er weiter unten auf der Brücke seinen Vater stehen. Walter wartete ganz offensichtlich auf ihn, was sehr ungewöhnlich war und Eberhard verwirrte, denn sein Vater kam ihm sonst nie entgegen, wenn das Pfadfindertreffen oder der Klavierunterricht beendet waren. Ungewöhnlich war dieses Treffen auch deshalb, weil Eberhard ja nicht immer diesen Weg nahm. Normalerweise radelte er durch die Stadt und vorbei an der Marienkirche, mit der ihn so viel verband. Eberhard hatte auch nicht von dem heutigen Besuch seines Vaters aus Hannover gewusst. Er stieg vom Rad und stellte sich neben seinen Vater, der an der Brüstung lehnte und in die Trave schaute. Wenige Augenblicke vergingen, bis Walter Eberhard den Arm um die Schulter legte und ihn an sich drückte.

„Du bist doch sicher schon ein tapferer Junge, als Pfadfinder. Aber nun musst Du besonders tapfer sein, denn wenn wir jetzt nach Hause gehen, werde ich Dir erzählen, warum du tapfer sein musst!" Eberhard antwortete nicht.

Mit dem Fahrrad in der Mitte gingen sie nach Hause. Walter erkundigte sich nach dem Klavierspiel, er hätte von Frau Künzel schon gehört, Eberhard sei heute besonders eifrig gewesen beim Spiel. Als sie an der Schule vorbeikamen, fragte Walter, ob Eberhard eigentlich gerne zur Schule ginge und sagte ihm, er müsse versprechen, vor allem seiner Mutter, immer fleissig zu sein. Er sagte dann zu Eberhard: „Wenn wir jetzt nach Hause kommen, ist die Mutti nicht mehr da, sie ist jetzt endlich erlöst von ihren Leiden. Heute Nachmittag ist sie gestorben."

Erika hatte einen Blutsturz und war noch auf dem Weg in die Klinik gestorben.

Eberhard war fassungslos über das, was sein Vater gesagt hatte und konnte sich das alles nicht vorstellen, konnte nicht glauben, dass das die Wahrheit sein sollte. Zu Hause angekommen, begegnete er zuerst seiner Oma, die sehr ruhig und gefasst war, ihn sofort in den Arm nahm, einfach nur drückte. Stille für einen Moment. Dann kam eine gewisse Hektik auf in den zwei Zimmern. Geweint hat eigentlich keiner. Der Abendbrottisch wurde gedeckt. Cousine Erika war auch da. Eberhards Mutter Erika war eben einfach nicht mehr da und Eberhard war zu verstört, um zu fragen, wie das nun alles passiert war. Das Abendbrot verlief in Stille. Nach dem Abendbrot klopfte es an die Tür und Frau Laudi erschien, nahm Eberhard in den Arm und führte ihn dann stillschweigend in ihr eigenes Zimmer. In diesem Zimmer waren ihr Bett und ihre anderen Möbel zusammengerückt, mittendrin stand ein Sofa. Sie schob Eberhard ohne ein Wort zu sagen auf das Sofa, deckte ihn zu. Er schlief nicht sofort ein, sondern hörte noch, wie nebenan sein Vater und seine Oma besprachen, wie die Beerdigung stattzufinden hatte, die ja laut Bestimmung der amerikanischen Besatzung innerhalb von drei Tagen stattfinden musste. Er hörte nur Wortfetzen, aber es reichte, um ihn nur noch verzweifelter zu machen:

„wir können uns nicht mehr leisten...",

„es muss schnell gehen...".

Eberhard beschloss, nie wieder Klavier zu spielen.

Erikas Beerdigung fand auf dem Zentralfriedhof von Lübeck statt. Eberhards Tante, die Mutter von Cousine Erika, hatte sich selbst umgebracht und lag schon hier. Die Trauerfeier war in der großen Kapelle des Friedhofs. Dr. Hoppe und seine Frau waren auch da. Eberhard durfte mit seiner Cousine Erika zusammen seine Mutter ein letztes Mal in dem einfach geschreinerten Holzsarg sehen. Erika bekam fürchterliches Nasenbluten und die anwesenden Trauernden hatten nichts Besseres zu tun, als Erika schrecklich auszuschimpfen und zu bestrafen, in der sicheren Annahme, sie selber hatte das Nasenbluten durch Bohren in der Nase hervorgerufen. Erika war von Natur aus sehr provokant, aber dies hatte sie sicher nicht gewollt.

Im Anschluss an die Feier begann ein Gottesdienst, in dem Frau Funke, eine mitleidende Sanatoriumsgenossin von Erika, die einst als Opernsängerin ihr Geld verdient hatte, wunderschöne Lieder von Schubert und Beethoven sang. In der Gruppe der anwesenden Verwandten kam eine gewisse Unruhe auf, da diese Frau einfach nicht aufhörte zu singen. Nach fast einer Stunde des Gesangs schlug diese Unruhe in eine tiefe Andacht um, da die Frau voller Inbrunst sang. Eine Woche später starb auch sie.

Dann kam das, was man eben eine Beerdigung nennt. Erika wurde in derselben Gruft beerdigt, in der schon Frieda Tiesel bestattet worden war und auch den Grabstein teilten sie sich fortan.

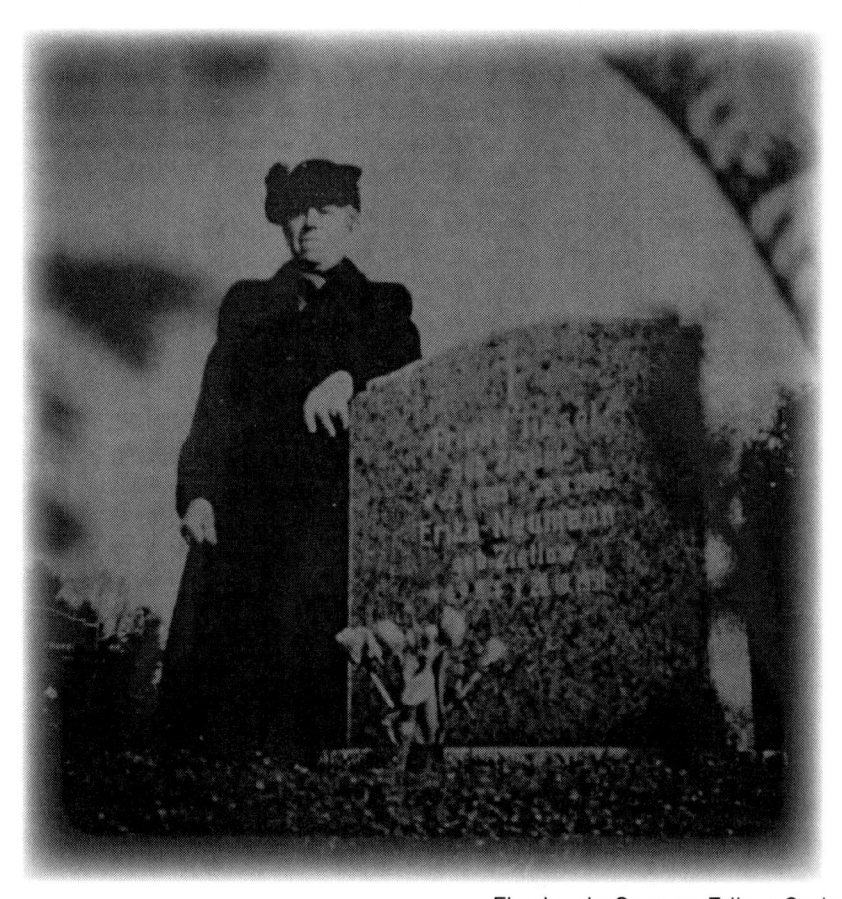

Eberhards Oma an Erikas Grab

Als die Familie vom Friedhof nach Hause ging, gab es ein Essen, an dem die Oma, Walter, Cousine Erika und Patentante Erika aus Hamburg Altona sowie Eberhard teilnahmen. Dieses Essen hatte die Oma in aller Hektik in der Küche vorbereitet. In dem Schlafzimmer, in dem Erika gelegen hatte, durfte man sich natürlich noch nicht aufhalten. Während des Essens kam Heiterkeit unter den Erwachsenen auf, eine Heiterkeit, die Eberhard überhaupt nicht verstehen konnte. Die Erwachsenen erlaubten sich einen Rückblick, Erinnerungen an die schönen Momente mit Erika, die Momente, an die sie sich aus ihrem 37-jährigen Leben erinnerten. Es wurde gelacht und es gab, weil die Oma aus großem menschlichem Verständnis dafür gesorgt hatte, auch ein bisschen zu trinken. Erika, die nur ein paar Häuser weiter bei ihrem Vater wohnte, musste bald gehen, da dieser darauf bestand. Eberhard blieb als einziges Kind zurück und wurde über diese Heiterkeit, diese scheinbare Fröhlichkeit der Erwachsenen, immer weiter zu Boden gezogen. Sein einziger Wunsch war es, zum Friedhof zurückzukehren, sich neben das Grab seiner Mutter zu legen, um ihr so für immer nah sein zu können.

Eberhards Onkel Karl vergriff sich öfters an seiner Tochter, Eberhards Cousine Erika. Nachdem er sie eine Woche nach Erikas Beerdigung auf dem Küchentisch vergewaltigt hatte, ging er zum Fenster und öffnete es. Er streckte sich und zündete sich eine Zigarette an, die er aus Tabakresten in einem Stückchen Papier gedreht hatte. Karl hatte keine Zeit mehr zu reagieren, als Erika ihn von hinten anrannte und ihn aus dem Fenster stieß. Den Fall aus dem fünften Stockwerk überlebte er nicht. Erika wurde vom US Militärgericht zu einem Jahr Haft in der Jugendhaftanstalt verurteilt.

Viele Beileidsbriefe erreichten Walter und Eberhard, einige an die Oma sind ebenfalls erhalten geblieben.
... *Möge die Liebe Ihres Jungen Ihnen über den größten Schmerz hinweghelfen* ...
... *Es ist ein Schicksalsschlag, dass, nachdem Sie den Weg zu Ihrer alten Firma wiedergefunden haben und nunmehr an deren Neuaufbau teilnehmen, es Ihrer Gattin nicht vergönnt ist, dieses mitzuerleben. Hadern Sie in diesem Fall nicht mit Gott und gönnen Sie Ihrer Frau die Ruhe, denn sie hat schwere Zeiten hinter sich gebracht. Man muss es in diesem Falle für sie als eine Erlösung betrachten, denn sie hat als junger Mensch jahrelang das Bett in Krankenhäusern hüten müssen, was nicht zu den Annehmlichkeiten des Lebens gehört.*
Leider kann ich auf dem letzten Erdengang Ihre Gattin nicht begleiten, was Ihnen ja sicher infolge der augenblicklichen Verhältnisse in unserem Büro verständlich sein wird. Ich habe Herrn Witthuhn gebeten, mich zu vertreten.

„Lieber Herr Neumann und Eberhard,
nehmen Sie mein aufrichtiges Beileid entgegen. Tiefbetrübt bin ich, dass meine Erika nicht mehr da ist, aber der liebe Gott hat sie wohl lieber gehabt als wir. Darum müssen wir ihr auch die ewige Ruhe gönnen. Trostworte kann ich Ihnen nicht schreiben, denn alle Worte sagen das nicht, was Sie verloren. Aber Gott wird Sie trösten, denn was Sie und Eberhard an Erika getan, wird im Buch des Lebens ewig stehen ...

„Sehr geehrter Herr Neumann!
Durch Herrn Direktor Müller haben wir von dem schweren Verlust erfahren, der Sie betroffen hat und wir sprechen Ihnen unsere herzliche Anteilnahme aus. Mit stillem Gruß, Vedag AG"

Lübeck, den 1. November 1951
„Sehr geehrter Herr Neumann!
Zu dem schweren Verlust, der Sie durch den Tod Ihrer verehrten Gattin getroffen hat, sprechen wir Ihnen unser aufrichtiges Beileid aus.
Leider ist es auch ihr nicht vergönnt gewesen, die alte Heimat wiederzusehen, so dass sie nun in fremder Erde ihre letzte Ruhestätte findet.
Wir fühlen Ihren Schmerz mit Ihnen und drücken Ihnen in aufrichtigem Mitgefühl die Hand.
Verein der Stettiner. Der Vorstand."

26.11.51
"Meine liebe Frau Zietlow!

Wir sprechen Ihnen, Ihrem Schwiegersohn und Eberhard unser herzlichstes Beileid aus, die traurige Nachricht kam so überraschend, umso mehr, weil Eberhard schrieb mir Sommer aus Timmerndorf, Mutti ginge es besser, auf einmal solcher furchtbarer Schlag! Am schwersten sind Sie getroffen, liebe Frau Zietlow, weil Eberhard mit seinen 13 Jahren wird sich mit diesem Unglück schneller abfinden. Herr Neumann hat seine Arbeit, die lässt ihm nicht so viel Zeit zum Nachdenken und grübeln, ein Mann ist auch stärker in diesen Dingen als wir Frauen. Ich kann mir vorstellen, wie schwer jetzt Ihnen das Leben ist, da Sie in kurzer Zeit beide Töchter verloren haben, nun haben Sie den einzigen Trost, den lieben guten Eberhard, für den müssen Sie jetzt sorgen und Ihre eigene Gesundheit schonen, er braucht Sie jetzt mehr als je, da er seine liebe Mutti nicht mehr hat. Haben Sie beide nicht die Absicht, nach Hannover umzuziehen, es wäre vielleicht besser? Uns geht es einigermaßen, wir haben immer etwas Arbeit am Nähen und Stopfen für unsere Wirtsleute, da die Familie ziemlich groß ist (6 Personen). Wir verdienen uns etwas von Lebensmitteln, und das macht auch viel aus.

Finanziell geht es uns besser als in Timmerndorf, meine Schwester bezieht auch die Soforthilfe, die Zulage beträgt 3 DM monatlich ab 1. Juli. Der Kostenausgleich soll schon bald kommen, dann werden wir hoffentlich mehr Geld haben und Sie liebe Frau Zietlow mit Eberhard und Steins mal besuchen können, jetzt ist das unmöglich, Geld ist zu knapp. Die Lebensmittel sind so teuer, Fleisch können wir uns nur zum Sonntag leisten, die Feuerung kostet auch viel Geld, wir gehen oft mit dem Handwagen in den Wald, uns Kleinholz holen, aber es bekommt sich ziemlich schwer, immer auf die Berge kriechen ist nichts für alte Frauen, die niemals das getan haben, aber es ist nichts zu machen, musste man schauen, wie man weiter kommt.

Wir werden uns freuen, wenn wir von Ihnen Mal etwas hören, uns interessiert immer unsere liebe Bekannte. Verlieren Sie, meine Liebe, den Mut nicht, der liebe Gott wird Ihnen helfen, das schwere Schicksal zu tragen.

Viele herzliche Grüße für Sie und Eberhard von Ihren A. v. Landsberg und M. v. Godlersky.

Mit ganzem Herzen nehmen wir Teil an Ihrem Unglück, liebe Frau Zietlow, man will gar nicht glauben, dass wir so einen lieben guten Menschen schon niemals wiedersehen werden, es ist ein furchtbarer Schlag, für Sie alle! Gott hat es aber gewollt, liebe Frau Zietlow, und seine Wege unerforschlich sind, wir müssen uns fügen, es lässt sich nicht ändern, Sie müssen jetzt für Eberhard leben und für ihn sein, so lieb und nett wie er jetzt ist. Bei uns ist alles nach dem Alten, wir hoffen, vielleicht nächstes Jahr nach Schleswig Holstein kommen zu können, und dann sehen wir uns bestimmt. Herzliche Grüße an Sie, Eberhard und Herrn Neumann.

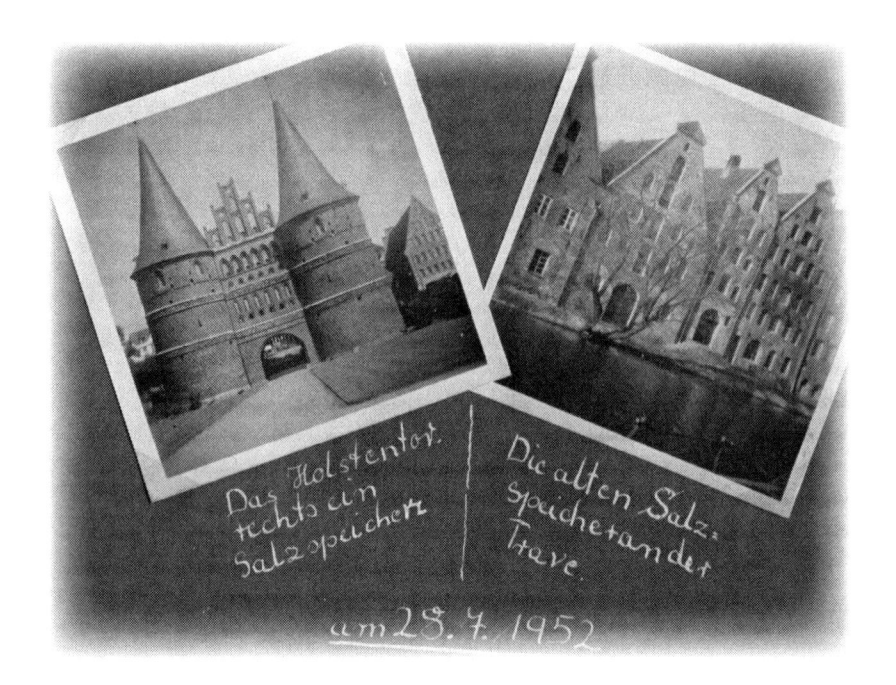

Walter blieb für zwei Wochen in Lübeck. Eberhard war erst dreizehn Jahre alt und doch musste er oft des Nachts seinen Vater suchen. Eberhards Oma konnte ja schlecht im Dunkeln durch die Stadt stolpern. Walter kam einfach nicht nach Hause, weil er versuchte, mit dem bisschen extra Geld, das er hatte, sich in einer Kneipe seinen Kummer wegzutrinken. Eberhard wusste, in welchen Kneipen er nachschauen musste, konnte jedoch überhaupt nicht verstehen, wie man sich so volllaufen lassen konnte. Oft wurden er und seine Cousine Erika gemeinsam losgeschickt, um den Vater zu finden und zumeist war er es, der ihn fand. Es war jedoch überhaupt nicht einfach, ihn nach Hause zu bekommen. Die Oma hat Walter grundsätzlich eine Standpauke gehalten, worauf er entweder direkt wieder losgelaufen ist oder sich am nächsten Tag noch mehr betrunken hat.

Eberhard gehörte zu dieser Zeit immer noch dem Stamm der Pfadfinder an, der seinen Sitz im Pfarrhaus der Marienkirche hatte. Zu Fuß wohnte Eberhard ca. 20 Minuten vom Pfarrhaus weg, am Rande der Innenstadt. Er besuchte das Gymnasium zum Dom. Er steckte all seinen Elan in die Schule, lernte, so viel er konnte und liebte vor allem den Geschichtsunterricht. Nicht so sehr wegen der Inhalte, sondern wegen des hervorragenden Lehrers, der so toll die Geschichte in Geschichten erzählen konnte. Sein zweites Lieblingsfach war Kunst.

Dr. Degen war für Eberhard ein großer Trost. Sobald in der Schule der Tod von Eberhards Mutter bekannt geworden war, versuchte dieser immer wieder, ihn zu trösten. Er lud ihn zu sich nach Hause ein, in seine wunderschöne Wohnung. Eberhard war vor allem von der Einrichtung fasziniert: geschnitzte Holzstühle, exotische Felle von Tieren, Edelsteine in riesigen Ausmaßen, bergeweise Bücher. Eberhard kannte aus seiner Kindheit eigentlich nur Trümmer und so war er von diesen feinen Gegenständen, die fast alle aus Südamerika stammten, hingerissen. Dr. Degen ließ ihn alles machen, wenn er zu Besuch war. Er durfte in den Büchern lesen. Musik hören. Die Steine bewundern und zu identifizieren lernen. Einfach alles.

Er unterhielt sich mit ihm, sie spielten Schach und er lud Eberhard zu seinem ersten Theaterbesuch im wiederaufgebauten Stadttheater in Lübeck ein. Es wurde *La femme du Boulanger* von Marcel Pagnol aufgeführt.

Eigentlich war dieses Theater, das im Krieg nur ausgebrannt und daher leicht zu renovieren war, nur für die Unterhaltung der Besatzungsleute gedacht. Dr. Degen erlangte als einer von wenigen Deutschen durch seine Beziehungen jedoch auch Eintritt. Eberhard ging während dieser Theaterbesuche, die bald eine feste Einrichtung zwischen ihm und seinem Lehrer wurden, immer als sein Sohn durch. Dr. Degen schaffte es sogar, Eberhard hinter die Bühne zu schmuggeln, damit dieser sich alles ansehen konnte.

Walter musste auf dem Weg nach Lübeck wie immer in Hamburg umsteigen. Als er auf dem Bahnsteig stand, sah er Lotti, die er in Stettin in seiner Jugend im Ruderverein kennengelernt hatte. Er sprach sie an und erfuhr, dass sie mittlerweile in Itzehoe lebte und geschieden war. Kinder hatte sie keine.

Walter versprach, sich zu melden. In Lübeck erzählte er weder seinem Sohn noch seiner Schwiegermutter von dieser Begegnung; sie war zu kurz gewesen, um ihr große Bedeutung beizumessen.

Als Walter sich dann später bei Lotti meldete, erzählte sie, sie sei nun geschieden, da ihr Mann sie schlecht behandelt hatte, was wüste Beschimpfungen und Prügel mit einschloss.

Wie immer an Ostern war auch im Jahr 1952 das Pommerntreffen in Lübeck, zu dem Walter einmal mehr erschien. Er nahm Eberhard mit. Auf diesem Treffen trafen sich alle aus Pommern Geflohenen, die es irgendwie einrichten konnten. Auch Lotti war da. Walter machte beide miteinander bekannt und Eberhard wunderte sich, was an dieser Frau wichtig sein sollte.

Im Sommer dann besuchte Eberhard seinen Vater in Hannover, der zu dieser Zeit in der Ricklinger Straße lebte, im Haus eines bekannten Photographen.

Hannover war noch 1952 ein einziger Schutthaufen, alles war platt. Im Innenstadtbereich stand kein einziges Haus mehr, die Marktkirche war kaputt, das Leineschloss war kaputt. Eberhard kannte solche Städte nur vom Ende der Kriegszeit. Die Lübecker Innenstadt sah viel besser aus. Wenn dort von der Marienkirche auch nur noch die Grundmauern standen, war die Stadt doch nicht so zerstört wie Hannover. Bei dem Luftangriff in der Nacht zu Palmsonntag 1942 wurde Lübeck zwar mit einem Flächenbombardement der Royal Air Force bedacht, die Schäden waren prozentual gesehen jedoch gering und konzentrierten sich auf die Altstadt. Wiederaufbaupläne wurden sogar im Krieg schon umgesetzt.

Eberhard hatte Angst in Hannover. Er hätte es sich im Dunkeln nicht getraut, durch die Stadt zu gehen, so wie er es in Lübeck, wenn abends die Pfadfinder Treffen vorbei waren, durchaus tat. Er hatte Angst, ihm würde ein Balken auf den Kopf fallen, der vorher noch in der Luft hing. Man musste mitten auf der Straße gehen, weil oft noch Häuser zusammenbrachen, die gerade noch die letzten Kriegswirren überstanden hatten.

Der Besuch war nur kurz und Eberhard kehrte erleichtert nach Lübeck zu seiner Oma zurück.

Kurz nach diesen Sommerferien nahm Walter sich eine Wohnung in der Lüdenstraße in Hannover und teilte Eberhard mit, die Frau, die sie auf dem Pommerntreffen „kennengelernt" hatten, würde mit ihnen in der Lüdenstraße wohnen. Eberhard verstand nicht gleich, was „mit ihnen" heißen sollte, aber die Erklärung ließ nicht lange auf sich warten. Walter erklärte, Eberhard würde umgeschult und nun bei seinem Vater leben.

Eberhard erschien erneut in Hannover, das Leben in der gemeinsamen Wohnung mit der neuen Frau erschien ihm ungeheuerlich, schließlich war seine Mutter gerade erst gestorben. Nach nicht ganz einer Woche ergriff er die Flucht.

Da Eberhard kein Geld hatte (Taschengeld bekam er nicht), setzte er sich ohne eine Fahrkarte in den Zug Richtung Lübeck. Vorher legte er noch seinem Vater einen Zettel auf den Küchentisch, auf den er schrieb: „Vielen Dank für alles. Ich habe beschlossen, zurück nach Lübeck zur Oma zu fahren! Bis bald einmal, Dein Eberhard!" Wenn in der Bahn ein Schaffner kam, ging er einfach schnell auf die Toilette. Angst hatte Eberhard nicht, denn selbst, wenn ihm ein Schaffner auf dem Gang entgegenkam, sprachen diese ihn nicht an. Eberhard gelangte zu der festen Überzeugung, die Schaffner würden denken, dass sie später auf die Eltern des Jungen träfen, die dann sicher die Fahrkarte hätten. In Altona endete der Zug von Hannover nach Hamburg.

Eberhard ging seine Patentante Erika in Altona zu besuchen. Diese hatte drei Kinder. Sie mochte Walter nicht, war sie doch eine Sandkastenfreundin von Eberhards Mutter Erika. Für Eberhard war sie ein Bestandteil des Lebens seiner Mutter. Erika fand es toll, dass Eberhard zurück zu seiner Oma wollte. Sie rief sofort, als Eberhard nicht im Raum war, die Oma an, um ihr eine Vorbereitungszeit zu verschaffen. Auch Walter rief sie natürlich an, damit dieser sich keine Sorgen machte.

Nach einer Nacht fuhr Eberhard nach Lübeck weiter. Er genoss seine

Freiheit: niemand suchte ihn, niemand vermisste ihn, er fühlte sich als freier Mensch.

In Lübeck angekommen, ging Eberhard mit seinem kleinen Rucksack und den sieben Sachen nach Hause in die Pegelaustraße 12. Seine Oma verlor kein Wort über diesen „Ausflug", so als wäre Eberhard gar nicht weg gewesen.

Der Schulalltag ging nun für Eberhard ganz normal weiter. Er besuchte die Oberschule zum Dom nach den Osterferien weiter und erzählte allen seinen Freunde, er wäre über die Ferien bei seinem Vater in Hannover gewesen und fände, dies sei eine entsetzliche Stadt. Auch zu den Pfadfindertreffen im Pfarrhaus der Marienkirche konnte Eberhard jetzt wieder gehen. Er genoss das Leben mit der Oma. Alles war fast wieder so wie immer. Hannover war ein wahrer Nachtmahr gewesen. Zum Glück war er daraus wieder aufgewacht.

Während der erneuten Theaterbesuche mit Dr. Degen, in denen Eberhard immer beste Plätze am Rand der ersten Reihe hatte, war Dr. Degen nie bei ihm. Er verschwand kurz vor der Vorstellung und kam erst am Ende oder in der Pause wieder, um sich dann mit Eberhard über die Stücke zu unterhalten. Eberhard fasste all seinen Mut zusammen und fragte Dr. Degen, wo er eigentlich während der Vorstellung sei. Dieser antwortete nur „Hinter der Bühne, bei meiner Freundin!" Da Eberhard diese Freundin nie gesehen hatte, fragte er schließlich, ob er sie kennenlernen dürfte.

Ein paar Tage später gab es im Theater *Figaros Hochzeit* zu sehen. Die Inszenierung war ein Ballett und ganz zu Ende der Vorstellung tanzte eine junge Tänzerin, die nicht viel älter sein konnte als Eberhard. Dr. Degen nahm Eberhard nach der Aufführung mit hinter die Bühne und machte ihn mit ebendieser jungen Tänzerin, Theone von Kaminitz, seiner Freundin, bekannt. Wie sich herausstellte, war Theone acht Jahre älter als Eberhard, also einiges jünger als der 50-jährige Dr. Degen. Später hat Eberhard Theone öfter wiedergesehen, sowohl im Theater, wenn er hinter der Bühne war, als auch bei Dr. Degen zu Hause. Sie gingen aber auch zusammen spazieren, durch den Park. Theone tanzte für Eberhard und er mochte sie sehr, obwohl sie ihn als ihren kleinen Bruder bezeichnete.

Eberhards Oma eröffnete ihm, dass nachmittags Herr Degen zu ihnen zu Besuch käme, zu Kaffee und Kuchen. Während Dr. Degen da war, zog sich Eberhards Oma zeitweise diskret oder auch weniger diskret mit dem Hinweis zurück, sie müsse noch Socken stopfen, Wäsche waschen, Kuchen backen, usw., damit sich die zwei ungestört unterhalten könnten.

Dr. Degen machte Eberhard in diesem Gespräch klar, es sei besser, wenn er nach Hannover zu seinem Vater ginge. Er begründete dieses damit, dass Eberhards Vater darunter zu leiden hätte von seinem Sohn getrennt zu sein, weil er doch immerhin bemüht sei, eine Familie für ihn zu schaffen. Dr. Degen gab zwar zu, den Vater und seine Frau nicht zu kennen, aber das wäre eigentlich auch nicht wichtig. Er erzählte von sich selber und wie er gelitten hatte, weil er seine Eltern während des gesamten Krieges nicht sehen konnte. Als er dann nach dem Krieg zurückkam, waren alle seine Verwandten tot, da jüdischer Abstammung! Auf Eberhards Bemerkung, er wäre selber ja jetzt auch tot, wenn er zu Hause gewesen wäre, sagte Dr. Degen, das wäre ihm rückblickend egal gewesen, aber er hätte nun mal nicht zurückgekonnt nach Deutschland, eben weil Krieg war. Dr. Degen legte Eberhard nahe, sich das alles doch noch einmal zu überlegen, er könne ihm sogar eine ganz tolle Schule in Hannover empfehlen – das Humboldtgymnasium, das ihm sicher sehr gut gefallen würde. Außerdem sei es doch in Hannover sicher viel interessanter. Eberhard versuchte eine weitere Flucht, indem er erwiderte, Hannover fände er scheußlich, mit dem ganzen Schutt und nur halb befahrbaren Straßen, weil der Schutt immer noch nicht weggeräumt worden sei, und immerhin würde immer noch

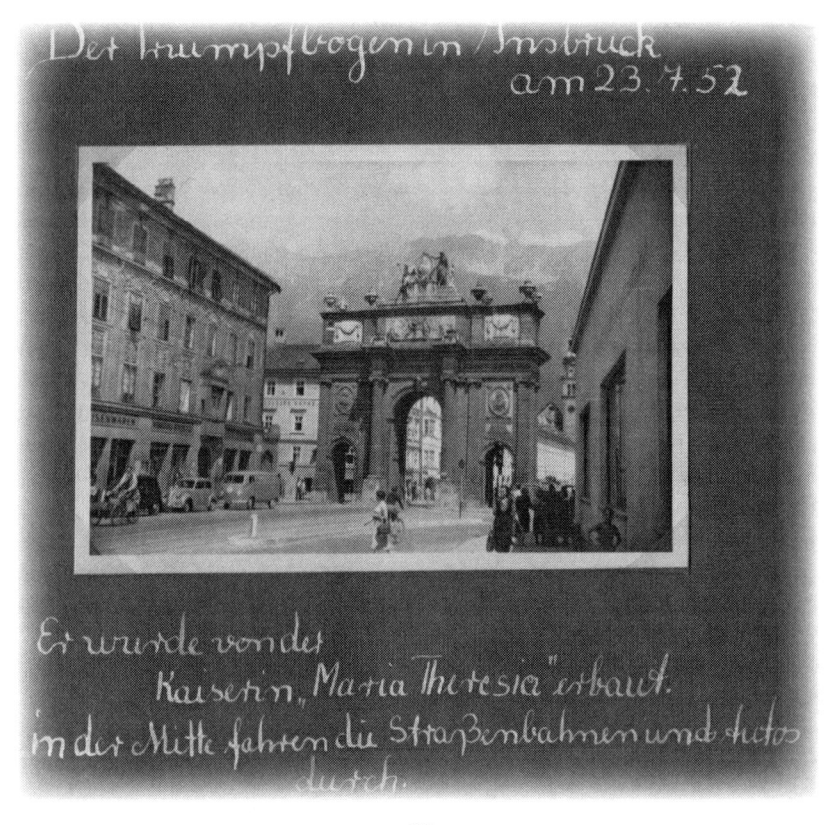

Der Triumpfbogen in Innsbruck am 23.7.52

Er wurde von der Kaiserin "Maria Theresia" erbaut. In der Mitte fahren die Straßenbahnen und Autos durch.

überlegt, ob man Hildesheim und Hannover nicht zwischen den beiden Städten komplett neu aufbauen sollte, nachdem man die Reste der beiden Städte einfach dem Erdboden gleichgemacht hatte. Er beharrte darauf, in so einer Stadt würde er nicht leben wollen. Aber Dr. Degen schaffte es, dass Eberhard sich das Ganze noch einmal überlegte.

Und so zog Eberhard dann kurz nach den Herbstferien 1952 zu seinem Vater und dessen neuer Frau nach Hannover. Er besuchte nun das Humboldtgymnasium. Der Kontakt zu Theone war vollkommen abgebrochen.

Die neue Frau von Walter war Eberhard ein Dorn im Auge und so versuchte er immer wieder, ihr den Vater madig zu machen, damit diese ihn möglichst sofort verlassen würde. Er wollte einfach nur zurück nach Lübeck zu seiner Oma und so erzählte er ihr von exzessiven Saufgelagen des Vaters. Er war sich nicht darüber bewußt, damit seine eigene Beziehung zum Vater ebenfalls aufs Spiel zu setzen. Er erzählte ihr oft von Exzessen und Lotti hat einfach nur ruhig zugehört und mit ihm darüber gesprochen. Eberhard wurde nur noch wütender, da er dieses Verständnis nicht verstehen konnte. Lotti wusste natürlich über alles Bescheid und konnte ihm deswegen mit so viel Gelassenheit begegnen und mit viel Verständnis und Liebe zu erklären versuchen, warum Walter das getan hatte. Tags darauf konfrontierte Eberhard Walter dann mit dieser vermeintlichen Falschheit und erzählte ihm, Lotti sei eine schrecklich unehrliche Hexe.

Lotti und Walter überlegten sich abends, wie sie Eberhard begegnen sollten und wie sie ihm helfen könnten. Dieser Schuss ging also gründlich nach hinten los und sein immer widerwärtigeres Verhalten dem Vater und der neuen Frau gegenüber wurde schier unerträglich, selbst für ihn. Er schlich sich auf die Seite von Lotti, in der Annahme, ein Strategiewechsel täte ihm wohl gut und entschied sich, fortan offen gegen den Vater zu opponieren. Das brachte leider auch nichts. Eberhard provozierte seinen Vater, indem er sich zum Beispiel weigerte, zum Kiosk zu gehen, um ihm Zigaretten zu holen.

„Ich? Zum Kiosk? Ich denk' gar nicht dran. Es wird schon dunkel, dann werde ich noch entführt."

Fragte der Vater ihn, ob er noch einen Nachschlag beim Essen haben wolle, so antwortete Eberhard: „Nein danke, mir ist schon schlecht." Nur ein einziges Mal bekam er dafür von Walter eine Maulschelle.

Immer wieder fuhr Eberhard mit den Lastwagen aus Walters Firma nach Lübeck zur Oma. Es gab keine befahrbare Autobahn und die Fahrten dauerten fast einen halben Tag. Eberhard fand das ganz toll, da er immer im Fahrerbett der großen Wagen liegen durfte und dort zu dem Gebrumm schlafen konnte. Ein Jugendtraum war geboren – Eberhard wollte einmal einen amerikanischen Truck haben und damit durch die USA fahren, genauso wie er es immer von den amerikanischen Soldaten hörte.

Einige dieser Ausflüge nach Lübeck waren vom Vater genehmigt, einige andere machte er trotzdem oder gerade, weil es nicht erlaubt war. Eberhard besuchte auch jedes Mal, wenn er in Lübeck war, Dr. Degen und Fritz, den leitenden Jugendlichen der Pfadfindergruppe der Marienkirche.

Eberhards Oma war gar nicht so arm, da sie Schmuck durch den Krieg hatte retten können und diesen dann an die amerikanischen Soldaten verkauft hatte. Auch Walter hätte es sich sicher leisten können, Eberhard ein Zugticket zu bezahlen, doch er zog es offensichtlich vor, Eberhard mit den Lastwagen mitzuschicken, wohl, um ihm zu demonstrieren, wie hart manche Menschen arbeiten mussten, um überleben zu können. Dachpappen und Zementsäcke zu schleppen und dann durch die Gegend zu fahren, war jedenfalls kein einfacher Job.

1953 zog die Oma endlich nach Hannover, um in Eberhards Nähe zu sein und um in all dem Wirrwarr endlich Ruhe zu finden. Sie bezog eine kleine Dachgeschosswohnung ganz in der Nähe. Das Verhältnis zwischen Walter und der Oma wurde immer schlechter, sie wurde noch nicht einmal zu Eberhards Konfirmation eingeladen. Am gleichen Tag heirateten Walter und Lotti, und auch dazu war die Oma nicht eingeladen. Eberhard war natürlich tief getroffen.

Im Sommer 1953 nahm Eberhard am Leichtathletik-Sommerfest im Niedersachsenstadion teil. Er hatte sich gut vorbereitet und war sich seines Sieges beim 5000-Meter-Lauf recht sicher. Er bemerkte nicht wie sich sein Schnürsenkel löste. Er trat mit dem anderen Fuß auf den Senkel, stolperte und fiel. Mit der linken Schulter landete er in der Aschenbahn. Das Rennen war für ihn damit natürlich erledigt; seine Schulter ziert noch Jahrzehnte später ein aschfarbener Fleck.

Der Direktor der Schule, Prof. Schwind, der auch Professor für Geografie an der Technischen Hochschule Hannover und im Dritten Reich deutscher Botschafter in Japan gewesen war, rief Eberhard zu sich, aus dem Unterricht heraus. Anstatt sich über die Unterbrechung zu freuen, fragte sich Eberhard, was er wohl angestellt habe. Immerhin wurde man nicht jeden Tag mitten aus dem Unterricht in das Zimmer des Direx zitiert. Im Vorzimmer war die Sekretärin ganz freundlich, wie immer, alles normal. Eberhard wurde immer verwirrter. Professor Schwindt öffnete die Tür zu seinem Zimmer und sagte zu Eberhard

„Nun mach mal nicht solch ein Gesicht und komm' in mein Büro. Es ist nichts passiert, ich habe im Gegenteil eine ganz schöne Überraschung für dich."

Im Zimmer des Direktors angekommen, saß dort Dr. Degen, wie er erzählte, ein Freund vom Direktor. Schließlich war es auch Dr. Degen, der Eberhards Aufnahme an diese Schule erwirkt hatte. Eberhard durfte die Schule für den Tag verlassen und mit Dr. Degen den Nachmittag verbringen. Hannover war zwar immer noch massiv zerstört, aber immerhin stand die Oper kurz vor der Wiedereröffnung. Dr. Degen war auf dem Rückweg von Oldenburg, an dessen Staatstheater Theone gerade Primaballerina geworden war. Dafür war Dr. Degen natürlich nach Oldenburg gefahren, und zwar über Hannover. Um Eberhard zu besuchen, hat er auf dem Rückweg einen Tag dran gehängt.

In Eberhards Schulklasse war Falk der Älteste; Alwin war der zweitälteste und kam von einem Bauernhof. Falk sah aus wie Mitte bis Ende zwanzig, war groß, kräftig, sehr forsch und sich seiner Sache recht sicher. Eberhard und Falk saßen an einem Schülerpult, bis Falk nach der mittleren Reife abging, um auf das Wirtschaftsgymnasium zu wechseln. Falks Vater war Großgrundbesitzer, Jäger und hatte ein Jagdrevier in der Nähe von Ovelgönne in der Lüneburger Heide. In Ovelgönne war auch das Schullandheim der Humboldtschule. Nur einige Orte weiter war das Schullandheim für Mädchen von der Partnerschule, dem Helene-Lange-Gymnasium. Wenn jemals eine Koedukation nötig wurde, zum Beispiel für Theatervorführungen, kooperierten die Schulen. Den Intimaustausch machten die Schüler unter sich in Ovelgönne aus. Sinnvollerweise wurden von den Schulen solche Klassen zeitgleich nach Ovelgönne geschickt, die noch nicht zusammen dort gewesen waren; man konnte also immer neue Bekanntschaften schließen. Da waren Eberhard und seine Freunde auch bereit, zu nächtlicher Stunde die sieben oder acht Kilometer durch die dunkle Heide zu laufen. Eberhards Klassenlehrer war ein Sportlehrer, der noch aus der NS-Zeit übrig war, ein ehemaliger Oberturnrat. Herzensgut, aber sehr ruppig, wohl noch davon überzeugt, aus seinen Schülern HJ-ler machen zu müssen. Alle Schüler sträubten sich dagegen und trieben ihn damit auf die Palme. Die Humboldtschule war die Schule in Hannover, an der alle etwas älteren Schüler aus ganz Hannover zusammen in eine Klasse gesteckt wurden, um die Schwierigkeiten, die in den altersgemischten Klassen sonst entstanden, zu eliminieren. Durch dieses leicht fortgeschrittene Alter der meisten Schüler in der Klasse waren die sechzehn Schüler dem Lehrer überlegen und so gelang ihm dieser Drill nicht wirklich. Der Oberturnrat und Eberhard waren beide im TKH, dem Turn Klubb Hannover und wenn Eberhard eine schlechte Note drohte, so ging er zum Lehrer und drohte ihm wiederum, aus dem Turnverein auszutreten, wenn er nicht ab jetzt im Geräteraum Karten spielen dürfe und trotzdem eine halbwegs gute Note bekäme. Der Lehrer stimmte zu, denn er wollte verhindern, dass im Turnverein bekannt wurde, wie er mit seinen Schülern umging; außerdem war Eberhard in Leichtathletik ein Leistungsträger für den Verein und er wollte es wohl nicht auf sich nehmen müssen, ihn für den TKH zu verlieren.

In der zehnten Klasse, 1956, fuhren sie wieder in die Lüneburger Heide zum Schulausflug. Die Dorfjugend hatte ihnen immer schon angedroht, sie zusammenzuschlagen, denn sie wussten natürlich auch von den Helene-Lange-Mädchen, die angesichts der Humboldt-Jungs nichts von den Dorfbengeln wissen wollten. Deren ausgerechnete Chancen lösten sich also in Luft auf. Der Klassenlehrer, ebenjener Oberturnrat, liebte das Jagen, konnte sich allerdings keine eigene Jagd leisten.

Die Humboldt-Jungs waren vom Oberturnrat angehalten worden, den Sportplatz des Landschulheimes zu renovieren. Vormittags lernten sie das Marschieren in Gruppen, nachmittags zupften sie auf dem Platz Unkraut, gruben die Grasnarbe um, scheiteten Holz für neue Zäune. Falk lud den Lehrer ein, ihn öfter mit auf die Jagd zu nehmen, er selber hatte natürlich auch einen Jagdschein. Die anderen ließen in der Zeit die Arbeit am Sportplatz sein und machten irgendwas anderes, bolzten auf dem Platz, badeten im Badeteich, gingen Eis essen und dergleichen. Falk und der Lehrer fuhren in Falks Auto auf die Jagd, fast jeden Nachmittag. Als die Dorfjugend zum Angriff eintraf, wurde schnell klar, dass sie in der Zahl überlegen waren, sie waren aber auch bewaffnet, mit Mistgabeln, mit Schaufeln. Eberhard und die anderen konnten nicht abhauen, da die Angreifer vom Landschulheim her kamen und ihnen so der Rückweg zum Heim abgeschnitten war. Sie waren in Turnhosen, ohne Hemden, fast alle barfuß. Als die Auseinandersetzung kurz bevorstand, schoss Falks Auto auf das Schulheimgelände. Falk stieg aus, der Oberturnrat war nicht dabei. Falk trug einen grünen Lodenmantel, grüne Jägerstiefel, das Gewehr geschultert, eine Schirmmütze passend zum Mantel. Eine Auseinandersetzung mit einem Lehrer wollten die Dorfbengel natürlich nicht; einer von Eberhards Kameraden schaltete schnell und schrie:

„Herr Lehrer, Herr Lehrer, kommen sie schnell."

Falk, der die Situation sofort verstand, nahm sein Gewehr unter den Arm, kam auf den Sportplatz zu und die Dorflümmel von Ovelgönne flohen in panischem Schrecken. Die Auseinandersetzung mit den Dörflern war damit ein für alle Mal erledigt. Der Oberturnrat war in der Heide im Morast steckengeblieben und hatte sich von Falk in einem Gasthof absetzen lassen, wo er sich erst wieder herrichten wollte, bevor er seiner Klasse wieder gegenübertrat.

Falk war sehr zynisch. Er hatte den meisten Lehrern einen Spitznamen verpasst. So war der Lehrer, der aus dem Krieg ein Holzbein hatte, von ihm als Herr letschknack bezeichnet worden, denn das war genau das Geräusch, das sein Bein machte, wenn er lief. Der Direktor, Prof. Schwind, ein sehr sportlicher Mann mit kleinem Bäuchlein, hatte sein Büro direkt gegenüber des Klassenzimmers, in dem die Klasse öfter mal lautstark diskutierte. Als er in das Klassenzimmer trat, um die Diskussion unter Kontrolle zu bringen, stand Falk gerade auf und sagte:

„Mensch, hört mal, die Tür geht auf, ein Bauch kommt rein, das kann doch nur der Schwind sein."

Falk hatte das Eintreten des Direktors nicht bemerkt und hatte nur einen Witz machen wollen. Der Satz war leider schon draußen, Falk konnte ihn nicht mehr zurücknehmen. Diese Szene war der Anfang vom Ende für Falks Karriere am Humboldtgymnasium.

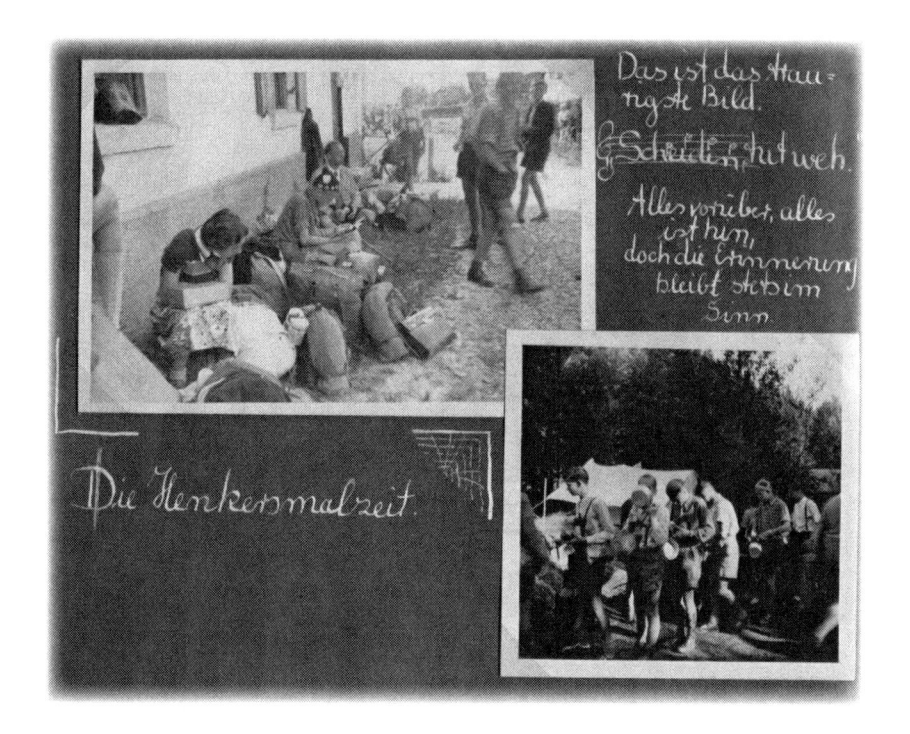

Eberhard hörte von Basko, einem Polizeihund, der sich für den Polizeidienst als untauglich erwiesen hatte, da er zu freundlich sei. Nun sollte er eingeschläfert werden, wenn sich nicht binnen kürzester Zeit ein Pate fände, bei dem Basko würde wohnen können. Die Polizei wollte wohl für seinen Unterhalt aufkommen, aber der Hund musste irgendwo untergebracht werden. Da machte Eberhard Nägel mit Köpfen, wurde bei der Polizei vorstellig und nahm diesen wunderschönen Deutschen Schäferhund gleich mit. Noch auf dem Weg nach Hause wurden sie beste Freunde, Basko muss wohl gespürt haben, vor welchem Schicksal ihn Eberhard gerettet hatte.

Walter und Eberhards Stiefmutter waren nicht wirklich begeistert. Als sie jedoch hörten, Futter und Tierarztkosten für den Hund würden bezahlt und Eberhard würde sich alleine um das Tier kümmern und als sie dann merkten, dass Basko nicht nur hervorragend erzogen, sondern eben wirklich freundlich war, stimmten sie zu.

Basko schlief vor Eberhards Bett und wich ihm kaum von der Seite. Sie gingen drei Mal am Tag spazieren und wanderten besonders gerne an der Ihme entlang. Neugierig steckte Basko am frühen Morgen seinen Kopf durch die Gitterstäbe einer Brücke, um den Enten in der Ihme besser zuschauen zu können. Als er den Kopf zurückziehen wollte, steckte er

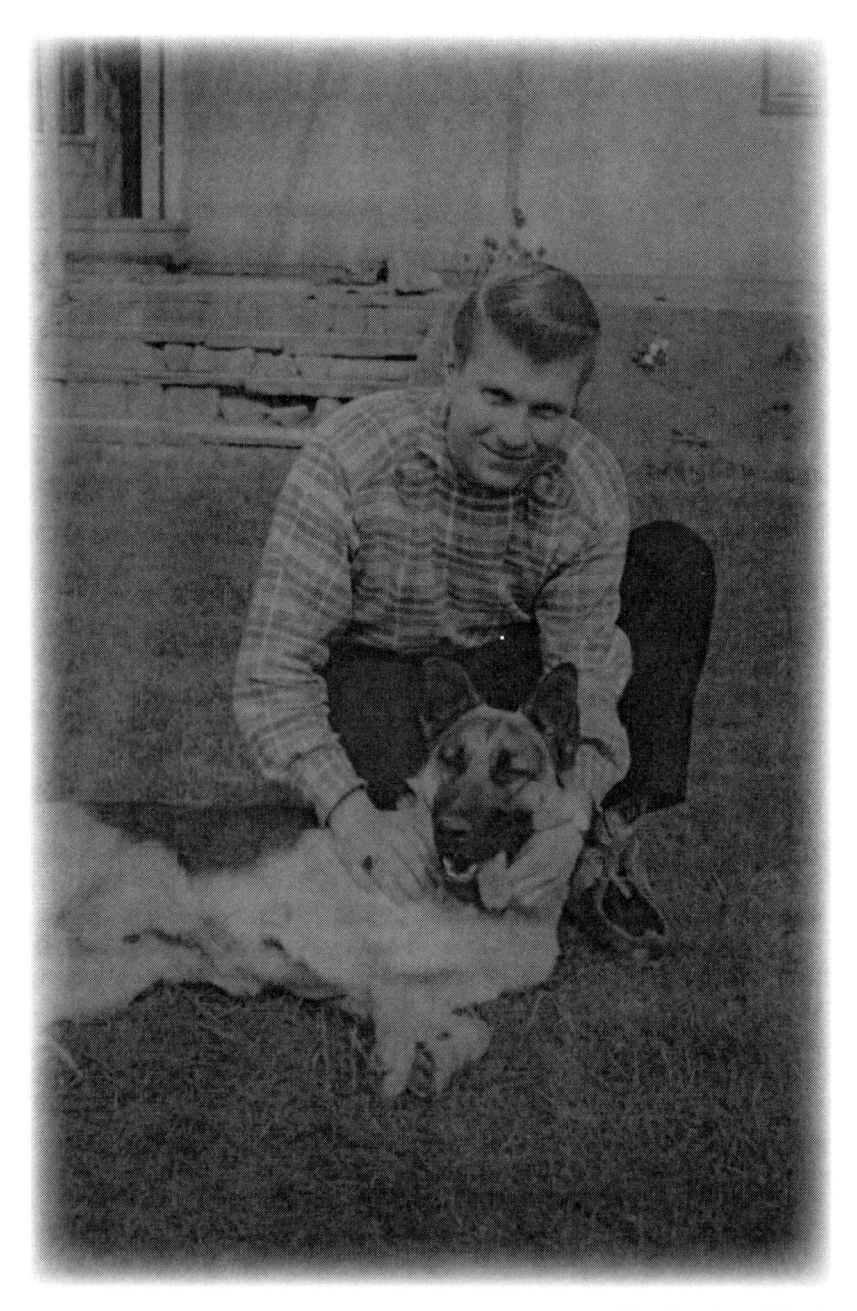

Eberhard und Basko

fest. Es waren weit und breit keine Leute zu sehen. Eberhard versuchte, seinen Freund durch Zurückklappen der Ohren zu befreien, ohne Erfolg. Basko brach jedoch nicht in Panik aus, sondern legte sich ergeben vor das Brückengeländer, jammerte leise und wartete. Eberhard blieb nichts anderes übrig, als ihn dort so liegen zu lassen und einen Telefonapparat zu suchen. Eine Trinkhalle in der Nähe hatte schon geöffnet und Eberhard hatte Glück: es gab dort einen Apparat und er durfte ihn benutzen, um die Feuerwehr anzurufen. Die Frau in der Zentrale sagte noch, das würde aber Geld kosten für den Einsatz.

Als Eberhard rennend wieder bei Basko eintraf, schien die Sonne prall auf den Armen hinab und er war fast weggetreten. Bis zum Eintreffen der Feuerwehr, zwei Stunden nachdem Basko sich eingeklemmt hatte, benetzte Eberhard ihn immer wieder mit Wasser, das er in den Händen aus der Ihme holte. Er zog sein Hemd aus und bildete einen provisorischen Schirm, der wenigstens etwas Schatten spenden sollte. Mitten im Sommer waren auch so früh morgens schon fast 25 Grad erreicht und es ging Basko zusehends schlechter. Als die Männer der Feuerwehr eintrafen, mit großen Zangen und anderem Gerät, war Eberhard einfach nur froh, Hilfe zu sehen. Er trat zurück und ließ die Männer arbeiten. Aus der Entfernung sprach er beruhigend auf Basko ein, damit dieser nicht doch noch in Panik ausbräche.

Der Einsatzleiter hatte Basko von kombinierten Feuerwehr- und Polizeieinsätzen erkannt und als Eberhard fragte, was denn der Einsatz nun kosten würde, sagte dieser, einen Kollegen zu retten wäre eine Frage der Ehre!

Einige Wochen später spazierten die zwei spät abends auf der Limmer Straße entlang. Basko war, wie immer, ohne Leine unterwegs und rannte etwas voraus. Plötzlich sprangen zwei finstere Gestalten aus einem dunklen Hauseingang und sagten in drohendem Tonfall zu Eberhard: „Gib uns dein Geld, oder wir schneiden dir die Kehle auf!"

Eberhard hatte nicht wirklich Angst, wusste er doch, dass Basko genau für solche Fälle bestens ausgebildet war. Er antwortete daher: „Ich habe kein Geld bei mir, und wenn sie mir etwas tun, dann bekommen sie es mit der Polizei zu tun!"

Die beiden Gestalten lachten, grollten und traten näher an Eberhard heran. Dieser wiederholte seine Warnung bezüglich der Polizei, doch das war eigentlich nicht mehr nötig. Als er gerade seinen Satz beendet hatte, sprang Basko einen der Männer von hinten an, brachte ihn zu Fall und stand dann mit offenem Maul über dessen Kehle. Der andere nahm seine Beine in die Hand und suchte das Weite. Der am Boden Liegende jammerte, Eberhard solle seinen Scheißköter zurückrufen und Eberhard antwortete: „Das ist der Polizist, vor dem ich dich gewarnt habe. Ich fürchte, der macht, was er will."

Er wollte dem Mann nur einen Schrecken einjagen. Basko knurrte noch nicht einmal, aber der Mann konnte ja nicht wissen, dass er entlassen worden war, weil er eben nicht beißen wollte und einfach nur furchterregend dastand. Nach einigen Minuten entfernte sich Eberhard und rief dann aus sicherer Entfernung nach Basko. Dieser fletschte noch einmal die Zähne und kam dann sofort zu ihm. Der Mann rappelte sich auf und suchte das Weite.

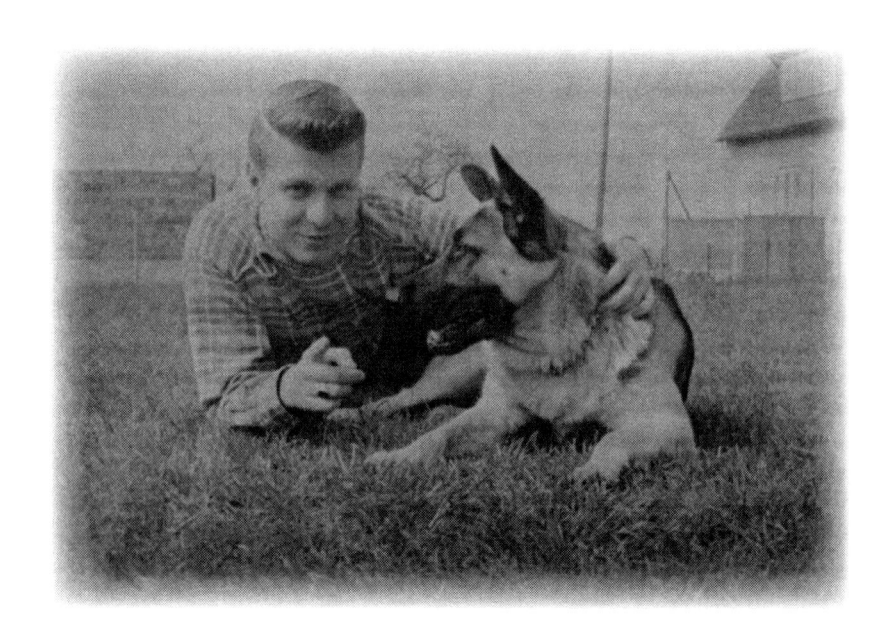

Als Eberhard in der Schule zu viel zu tun bekam und es aufs Abitur zuging, konnte er sich nicht mehr angemessen um Basko kümmern. Die Spaziergänge wurden immer kürzer und das tat ihm unendlich leid. Ein älterer Mann aus der Nachbarschaft bot an, den Hund mit auf seine eigenen Spaziergänge zu nehmen. Eberhard willigte ein. Als er dann den Mann trinkend auf einer Parkbank fand, Basko lag mit hängenden Ohren darunter, untersagte er ihm, den Hund jemals wieder zum Spaziergang mitzunehmen. Stattdessen schaute er sich nach einer Familie um, in der Basko Anschluss bekommen konnte. Er fand eine junge Frau, die gerade ein Baby bekommen hatte. Der Mann war ihr weggelaufen und sie kam nicht damit zurecht, alleine zu sein. Basko kam ihr wie gerufen, denn er konnte auch einmal für einige Minuten auf das Baby aufpassen, wenn die Frau zum Beispiel in ein Ladengeschäft wollte. Es brach Eberhard das Herz, doch er wusste nur zu gut, er könnte Basko nicht für immer das bieten, was diesem zustand und gebührte. Er gab ihn also der Frau und meldete den Umzug bei der Polizei an, damit die Frau das Geld für Baskos Unterhalt bekam.

Eberhard widmete sich nun vermehrt der Schule und dem

Leichtathletiktraining. Jeden zweiten Tag rannte er zwei Mal um den Maschsee herum, die anderen Tage fuhr er mit seinem Rennrad mindestens viermal die gleiche Strecke. Er genoss die Stille und nutzte die Zeit, um zu reflektieren. Fast ein Jahr, nachdem er Basko abgegeben hatte, sah er ihn bei einer seiner Rennrunden mit der Frau und dem kleinen Kind in einem Kinderwagen auf der anderen Straßenseite der Culemannstraße. Er freute sich über Baskos guten Zustand; dieser war ein prachtvolles Tier, lief treu ohne Leine neben der Frau und dem Kinderwagen her und schien den Tag zu genießen.

Basko stoppte, schnüffelte und lief zur Straße. Er beobachtete den Verkehr einen Moment und rannte dann, den Autos ausweichend, direkt zu Eberhard. Die Frau rief ihm hinterher, ohne Erfolg. Sie musste auf die Fußgängerampel warten. Basko hatte in seiner Ausbildung gelernt, selbst eine große Straße wie die Culemannstraße ohne Probleme überqueren zu können. Es kam niemand zu Schaden. Eberhard war sprachlos und ihm kamen Tränen der Rührung. Basko setzte sich artig vor ihn, wedelte mit dem Schwanz und konnte dann nicht mehr an sich halten. Er sprang an Eberhard hoch, leckte ihm das Gesicht und winselte vor Freude.

Als die Frau Eberhard erreichte, berichtete sie, Basko würde sie nie so begrüßen und fragte, ob Eberhard ihn wiederhaben wollen würde, sie wäre nun ganz unsicher. Eberhard jedoch konnte sehen, wie gut es dem Tier ging, er bemerkte auch die kontrollierenden und liebevollen Blicke, die Basko dem Kinderwagen zuwarf und versicherte der Frau, Basko hätte in dem Kind sehr wohl eine sinnvolle Aufgabe und es bei ihr doch offensichtlich gut. Auch Hunde hätten ein gutes Gedächtnis und Basko habe ihn sicher nur so überschwänglich begrüßt, weil es so lange her war seit sie sich gesehen hatten. Sie einigten sich darauf, dass Eberhard jederzeit Basko besuchen kommen und mit ihm Zeit verbringen könnte.

Eberhard tanzte für Blau-Weiß Hannover. Als seine Tanzpartnerin aus Hannover wegzog, wusste er zunächst nicht, mit wem er auf dem nächsten Ball tanzen sollte. Sein Freund Jürgen und er standen auf dem Balkon und überlegten, als unten eine Frau mit einem riesengroßen Hut vorbeilief. Jürgen sagte: „Frag doch die, der Hut sieht jedenfalls toll aus." Eberhard rief von Balkon herunter, ob die Dame mit dem tollen Hut vielleicht mit ihm tanzen wollen würde. Sie blieb stehen, schaute zu den beiden herauf und sagte, sie würde schrecklich gerne tanzen. Eberhards neue Tanzpartnerin war gefunden, sie sah gut aus, war charmant, ein Jahr jünger als er selber und konnte auch noch gut tanzen. Ab da erhielten Eberhard und seine Partnerin einige Auszeichnungen und gewannen Wettbewerbe.

Eberhard hatte einen Job für die Nachmittagsstunden. Er durfte bei Zirkus Krone beim Aufbauen helfen. Als er einmal in der Manege eine Plane ausbreitete, stellte sich ein Pferd auf seinen Fuß. Das Pferd zeigte trotz liebevoller Bemühungen von Seiten Eberhards keinerlei Tendenz, seinen *als wir noch jung und schlank waren ...*

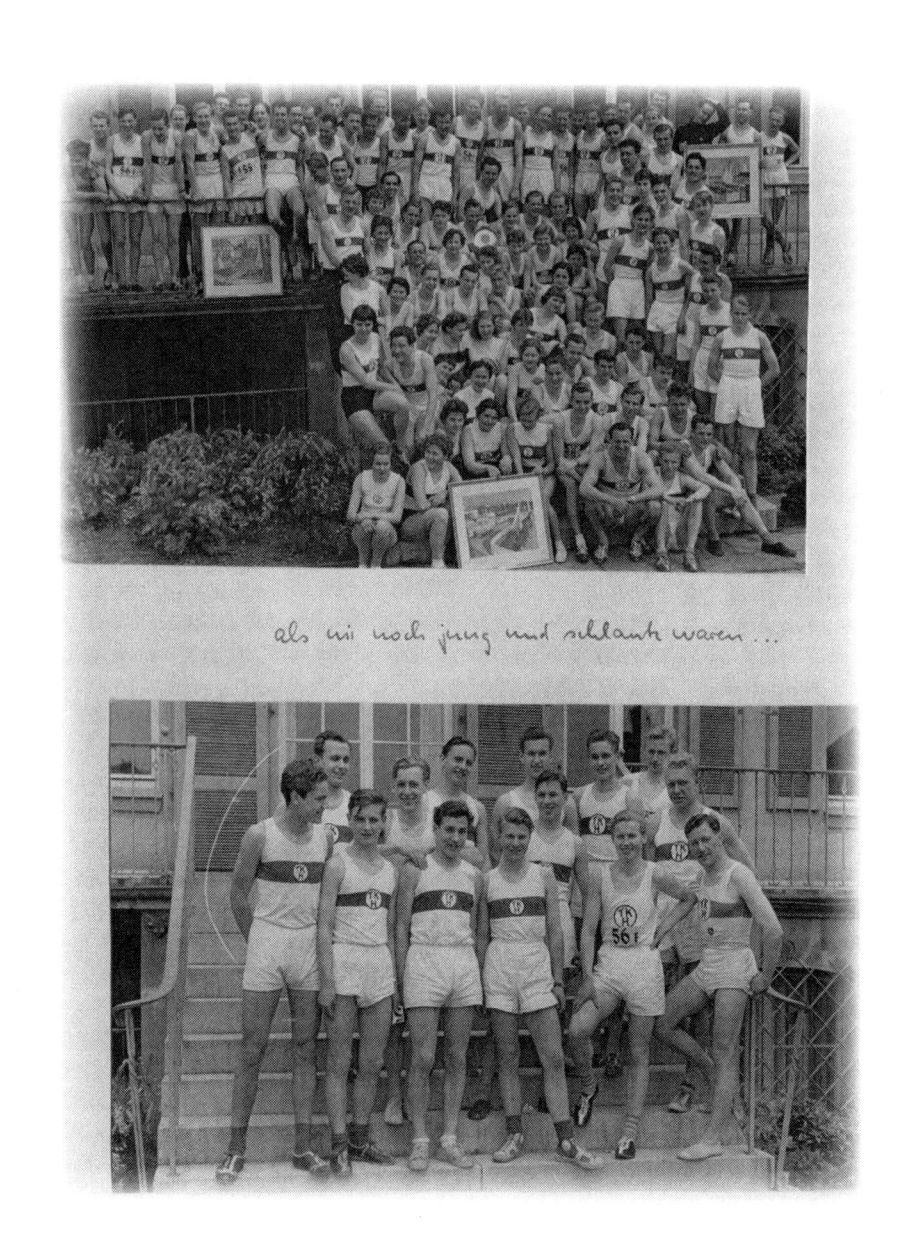

Eberhard vordere Reihe 3. v.r.

Huf von Eberhards Fuß zu heben. Alle anderen Hufe bewegte es sehr wohl, nur nicht diesen einen. Seither hat Eberhard zwar immer noch keine Angst vor Pferden, so aber doch zumindest eine Menge Respekt, denn diesem einen hatte er immerhin einen mehrere Wochen lang geschwollenen Fuß zu verdanken, der kaum noch in den Schuh passen wollte. Ein Gutes hatte es allerdings: Eberhard bekam seinen vollen Lohn ausgezahlt, musste nicht mehr arbeiten und durfte sich trotzdem die Aufführungen im Zirkus ansehen.

Eberhard hatte in dieser Zeit ein kleines Techtelmechtel mit Monika, der Tochter eines Nachbarn, das Walter beendete. Walter wollte nicht, dass Monika Eberhard in den Weg gerate, und ihn davon ablenke, sich aufs Lernen und damit auf seine Zukunft zu konzentrieren. Er vermittelte Monika zu Kühne und Nagel nach Australien, wo sie Speditionskauffrau lernen sollte. Am Strand von Sydney lernte sie ihren zukünftigen Mann kennen, einen später sehr bekannten kosmetischen Chirurgen.

Als Theone von Kaminitz 1958 das neu zu gründende Ballett in Hannover leiten sollte und Eberhard davon erfuhr, besorgte er sich flugs ein Abonnement für ebenjenes und die Oper. Über die Schule bekam er es erheblich günstiger, denn diese Form der Weiterbildung war dort gern gesehen. Theone hatte eine Wohnung in Linden, ganz in der Nähe von Eberhard und nach den Vorstellungen verbrachten sie viel Zeit dort.

Jürgen, der es später immerhin in einer Schweizer Bank zu einem hohen Posten gebracht hat, war einer von Eberhards besten Freunden in der Schule. Nachdem er zweimal das Abitur nicht bestanden hatte, wurde ihm nur durch die Intervention von Hella, der Tochter des Rektors der Humboldtschule in Hannover, eine dritte Chance eingeräumt. Jürgen benannte Eberhard als seinen Abiturbegleiter, der bei den mündlichen Prüfungen beisitzen durfte. Jürgen stand eindeutig auf der Abschussliste, er war mit Abstand der schwächste Kandidat. In Deutsch hatte er im Schriftlichen, das Thema durften sie sich aussuchen, über die Wirtschaftsverhältnisse in Ostasien geschrieben, und zwar, indem er alles fein säuberlich aus einem etwas älteren *Reader's Digest*, der auf seinem Schoß lag, kopierte. Der Deutschlehrer, Dr. Tiebel, hatte es nicht mitbekommen. Einige Wochen später sagte Dr. Tiebel schließlich: „Also, Jürgen, das war wohl nichts. Also auch noch in Deutsch. Geschichte, Englisch, Deutsch mündlich."

Eine sehr humane Geste der Schule, ein großer Stress für Jürgen. Die englische Prüfung war eine Katastrophe. Er stolperte von einer Sprache in die nächste. Eberhard wünschte sich, krank zu sein um diesen Untergang seines besten Freundes nicht miterleben zu müssen. Die Konferenz saß zusammen und fragte Eberhard nach seiner Meinung. Er sagte stotternd, Jürgen habe sich sehr bemüht und hätte es gekonnt, als sie zusammen gelernt hätten. Die Englischlehrerin, Miss Kächler, sagte: „Neumann, sagen sie doch, was sie denken, sie nehmen doch keinen Schaden mehr."

Eberhard wolle nichts sagen und ging zu Jürgen. Sie warteten beide im Flur und Jürgen sagte: „Das war bestimmt 'ne Drei."

Jürgen war der geborene Optimist. Die Tür ging auf und die Lehrer sagten, er solle noch mal hereinkommen und würde in Geschichte geprüft, und ob er sich das jetzt noch zutrauen würde. Jürgens Antwort lautete: „Klar, kein Problem." So stand er da in seinem Anzug mit weißem Hemd und Krawatte. „Was können Sie uns denn über die Weimarer Republik sagen?" Jürgen schwafelte, bis er unterbrochen wurde. Das Gehörte wollten sie nicht wissen. „Können Sie uns sagen, wie der erste Reichspräsident hieß?" „Ja, das kann ich – Bismarck." Dann stand Dr. Schwind auf und sagte: „Jürgen, warten Sie bitte draußen." Dr. Schwind fragte nun Eberhard: „Neumann, wissen Sie denn wenigstens, wer der erste Reichspräsident war?"

„Ja. Ebert."

„Was würden Sie denn zu der Antwort von Herrn Meier sagen?"

„War falsch, ne? Mehr kann ich dazu nicht sagen. Ich denke mal, auch in dieser Situation…"

„Nee, tut mir leid, Situation hin oder her. Das war doch eine ganz einfache Frage. Mehr konnten wir nicht tun. Wir haben es versucht. Sie können Herrn Meier sagen, was passiert ist."

Jürgen fragte Eberhard draußen: „Und, was war?"

Eberhards Antwort war „Weißt du, Jürgen, du bist ein Idiot. Hättest du doch besser gesagt, du weißt es nicht und um eine andere Frage gebeten. Aber nicht Bismarck! Und nun? Tja, das musst du wohl noch mal machen."

Eberhard selber musste in Deutsch und Kunst ins Mündliche. Das Thema durfte er aussuchen. Hesse. *Narziss und Goldmund*. Eberhard wusste von Herrn Tiebels religiösen Aktivitäten und wollte ihn mit dieser Auswahl ärgern, in der Annahme, dass der Lehrer es sowieso nicht verstehen würde. Der konnte es sehr wohl verstehen, aber es war in der Tat nicht seine Linie und er hatte etwas ganz anderes von Eberhard erwartet.

Manfred, ein Abiturient, der in der Lüdenstraße um die Ecke von Eberhard wohnte und sein Abitur drei Jahre vor Eberhard gemacht hatte, half ihm, Hesse verstehen zu lernen. *Narziss und Goldmund* hatten sie besonders eindringlich besprochen. Manfred hat ihm am Ende sogar sein Exemplar geschenkt. Eberhard war also hervorragend vorbereitet für seine Prüfung. Herr Tiebel fragte einige Dinge, die eindeutig zeigten, dass Eberhard einen Schritt zu weit gegangen war und den wohlwollenden Lehrer irgendwie verletzt hatte. Herr Tiebel sagte schnell, er hätte keine anderen Fragen mehr. Ein anderer Lehrer übernahm schließlich und stellte ganz andere, sehr sachliche Fragen. Eberhard konnte darauf ebenfalls sehr sachlich antworten, Bezüge herstellen, mit seinem Wissen überzeugen. Der Lehrer stand plötzlich auf, durchquerte den Zeichensaal, in dem die

Prüfung stattfand, bis er direkt vor Eberhard stand und sagte: „Das ist sehr interessant, was Sie da sagen, können Sie das noch weiter ausführen." Eberhard führte also aus, breitete Argumente aus. Der andere Lehrer schaute immer wieder zu Professor Schwindt und dem Beisitzer des Kultusministeriums und sagte, an Professor Schwindt gewandt: „Das ist ja sehr interessant, was der Neumann hier sagt, denn das steht ja in direktem Widerspruch zu seiner Deutschnote."
Die Herren gerieten in eine hitzige Diskussion und vergaßen darüber fast Eberhards Anwesenheit im Raum. Der sollte davon eigentlich nichts mitbekommen. Sie baten ihn dann, den Raum zu verlassen.
Am Ende der Diskussion wurde die von Herrn Tiebel gegebene Fünf auf Verlangen des anderen Lehrers auf eine Zwei gesetzt.
In Kunst wurde er über Wilhelm Lehmbruck, einen Bildhauer aus Meiderich bei Duisburg, geprüft. Eberhard hatte zwar noch nie eine Skulptur von ihm gesehen, aber er kannte viele aus Katalogen und von Bildern. In der Prüfung konnte er glänzen und damit hatte er sein Abi in der Tasche.

Eberhard und Jürgen machten nun ein praktisches Jahr in dem neuen Siloah Krankenhaus in Hannover. Sie mussten auf den Knien die Fußböden schrubben, Nachttöpfe leeren, Toiletten reinigen. Sie hatten gehofft, einen ersten Einblick in die Medizin zu bekommen, aber viel mehr als Reinigungskräfte waren sie nicht. Das Gesetz wurde geändert und fortan durften PJ-ler nicht mehr ausgenutzt und für niedere Arbeiten eingesetzt werden; trotzdem beendeten sie beide vorzeitig die Arbeit im Siloah. Als Abschiedsgeschenk hängten sie abends alle Bilder von den Diakonissen auf den Fluren verkehrt herum auf. Sie kehrten am nächsten Tag noch einmal wieder, um sich das Durcheinander auf den Fluren anzusehen. Ein schöner Skandal.
Sie konnten beide bei Bahlsen in der Fabrik arbeiten und hatten so nicht nur die Möglichkeit, Geld für das Studium zu sparen, sondern konnten auch, wann immer sie wollten, Kekse essen.

Walter, der im Baugewerbe zu Hause war, wollte nichts von einem Medizinstudium wissen. Viel lieber wäre es ihm gewesen, wenn Eberhard Architekt oder Bauingenieur geworden wäre. Oder Anwalt. Sein Sohn sollte einen ehrlichen Beruf erlernen! Arzt zu sein erschien Walter wenig erstrebenswert. Er bezeichnete alle Ärzte als Scharlatane, Idioten, Halsabschneider und Stümper.
Eberhard, der aber aufgrund der Leidensgeschichte seiner Mutter zu der Überzeugung gelangt war, dass leider zu viele Ärzte schlimme Fehler machten, wollte sich nicht davon abbringen lassen. Die Drohung seines Vaters, er würde ihm kein Geld mehr bezahlen, bestärkte Eberhard nur noch mehr in seinem Entschluss. Er machte sich zusammen mit Jürgen auf den Weg nach Freiburg, um sich dort 1960 für das Studium einzuschreiben. Sie

fuhren den ganzen Weg von Hannover nach Freiburg mit dem Fahrrad. Das Geld für die Studiengebühren hatte seine Oma ihm versprochen, sie würde es per Anweisung schicken, sobald er genau wusste, wie viel es denn war.

Eberhard traf auf der Vermittlung für Studentenbuden in Freiburg Dieter und sie beschlossen, gemeinsam eine Bleibe zu suchen. Sie fanden ein Zimmer bei Lina Binninger, in einem Forsthaus etwas außerhalb von Freiburg. Frau Binninger, die keine Kinder hatte, war vormals Erzieherin am Hof von Bayern gewesen und unterhielt nun ein eigenes kleines Gut, um dies einmal ihren Neffen und Nichten vererben zu können. Ihre kleine Hütte im Schwarzwald überließ sie Eberhard und Dieter, die dort öfters tageweise Ferien machten.

Um das Zimmer bezahlen zu können und wenigstens etwas Geld zu haben, arbeitete Eberhard auf dem Friedhof. Nachts hob er Gräber aus, manchmal durfte er auch tagsüber aushelfen und Rabatten harken. Leider unterlief der Friedhofsgärtnerei ein administrativer Fehler und Eberhard und Dieter verloren ihre Stellen. Eberhard erzählte seiner Wirtin von seiner Misere. Frau Binninger hatte gerade von einer Stelle gehört, die in einem Labor frei geworden war. Eberhard wurde dort gleich am nächsten Tag vorstellig und hatte Glück. Er bekam die Stelle und durfte sofort anfangen. Es handelte sich um ein Versuchslabor, in dem es auch weiße Ratten gab. Diesen wurde mehrmals täglich Blut abgenommen, welches dann untersucht wurde. Eberhard hatte mit diesen Untersuchungen nichts zu tun, er wusste auch nur, dass es um die Zuckerkette ging. Seine Aufgabe war es, sich um die Ratten zu kümmern, ihre Käfige sauber zu machen, sie auch mal mit nach draußen zu nehmen auf die eingezäunte Wiese. Er liebte diese Arbeit und bewunderte die Ratten, die auf der Wiese nie wegliefen, sondern immer in seiner Nähe blieben. Er spielte mit ihnen und war überzeugt, sie hatten ein gutes Leben, obwohl sie Versuchstiere waren.

Für die Pflege der Ratten erhielt Eberhard im ersten Monat fast tausend Mark und konnte sich davon sogar ein neues NSU Rennrad leisten.

In Eberhards Semester war eine Studentin namens Elke. Ihr war Eberhard im Anatomiekurs aufgefallen, weil er mit seinem Wissen und seinen Fähigkeiten im Präparieren bereits wie ein Assistent wirkte. Elke und ihre Freundin Heide lauschten, wie Eberhard seinem Studienkollegen und Freund Bernd Anatomie erklärte. Eberhard störte die Anwesenheit der Studentinnen nicht, aber ihm fiel auch keine besonders auf, weil er eine Freundin hatte. Siegrid studierte in Freiburg Psychologie und wurde später Professorin für Verhaltenspsychologie in Ulm. Er kannte sie aus Hannover.

Eberhard hatte am Ende des Semesters Anatomieprüfung. Eigentlich hätte es keinerlei Schwierigkeiten geben dürfen, deswegen erschien er in Skikleidung, weil er direkt im Anschluss in den Skiurlaub in den Schwarzwald fahren wollte.

Für Herrn Prof. Dr. Staubesand war seine Einstellung ganz offensichtlich ein Problem. Er entließ ihn mit den Worten: „Wenn Sie mit diesen Klamotten und dieser Einstellung Prüfung machen wollen, machen Sie sie in Berlin noch mal und kommen dann wieder!"

Herr Prof. Keller, den Eberhard vor der Tür traf, empfahl diesem, trotzdem in den Skiurlaub zu fahren und anschließend zu ihm ins Büro zu kommen.

Eberhard machte also seinen kurzen Skiurlaub am Feldberg. Es war nur für ein Wochenende, aber Eberhard wollte diesen Kurztrip, der ihm die maximale Erholung ermöglichte, auf keinen Fall auslassen. Da er nicht sehr viel Geld hatte, mietete er sich in der Zastlerhütte ein, was nicht nur günstig, sondern auch urgemütlich und einfach schön war. Ausgeruht und entspannt trat er also nach dem Wochenende bei Herrn Prof. Keller im Büro an, wo dieser ihm empfahl, den Kurs in den Semesterferien in Berlin zu wiederholen, denn so ginge ihm wenigstens kein komplettes Semester verloren. Eberhard war dankbar für diesen Tipp und plante in Gedanken schon den Aufenthalt in der schönen Metropole: Theaterbesuche, Kino, Kneipen,... Kurz: Eberhard freute sich auf seinen mehr oder weniger unfreiwilligen Aufenthalt in Berlin, der Stadt, die er, ohne sie besonders gut zu kennen, sowieso schon ins Herz geschlossen hatte.

Elke erging es nicht besser. Sie hatte am Abend vorher mit einigen Norwegern einen über den Durst getrunken und bekam ebenfalls den Sommerkurs in Berlin ans Herz gelegt. So oder ähnlich erging es mehreren Studenten, die sich auf diese Weise in Berlin wieder trafen.

Kurz vor seiner Prüfung hatte Eberhard sich mit Siegrid verkracht, daher freute er sich auf den Sommerkurs in Berlin umso mehr. Kurz vorher klagte er noch bei Bernd, er hätte jetzt endgültig die Nase voll von Weibern. Bernd beschloss daraufhin, die „Weiber" von Eberhard fernzuhalten.

In dem Anatomiekurs in Berlin hat Eberhard wieder den anderen Studenten vorpräpariert.

Eberhard fiel irgendwann auf wie Bernd offensichtlich Elke und Heide von ihm fernhielt, woraufhin er Bernd um eine Stellungnahme bat. Dieser sagte nur, er fände die nicht nett. Diese Lüge war für Eberhard leicht zu durchschauen, denn Bernd war hinter Heide her und das konnte selbst ein Blinder sehen.

Wie es leider einigen Studenten ergeht, so mussten auch Eberhard und Bernd sich mit wenig Geld durchs Leben schlagen, was unter anderem einmal zu einer Lebensmittelvergiftung führte. Sie hatten wochenlang nichts anderes als mit Rama beschmierte Toastbrote gefuttert, möglicherweise verdorben. Als Erster lag Bernd im Bett.

Am nächsten Morgen fragte Heide Eberhard in der Uni, wo Bernd sei. Nachmittags klingelte eine „junge Dame" bei der Vermieterin von Eberhard und Bernd, fragte ob sie die beiden sehen könne. Die Vermieterin meldete die „junge Dame" an und plötzlich stand Elke im Zimmer. Sie hatte ein paar Leckereien zu essen mitgebracht und sagte, sie wollte sich nach dem Befinden der beiden Kommilitonen erkundigen.

Was blieb Bernd da anderes übrig, als Eberhard hinterher zu erzählen, Elke hätte schon in Freiburg Interesse an Eberhard gezeigt, und er, Bernd, hätte sie ihm vom Hals gehalten. Eberhard sagte daraufhin nur, Bernd sei verrückt und solle ihm diese Nervensäge vom Hals halten.

Einige Tage später erzählten Bernd und Eberhard in Anwesenheit von Heide und Elke, sie würden in das frisch renovierte Theater des Westens in die Kantstraße gehen und dort *My Fair Lady* sehen. Eigentlich wollten sie so Heide dafür gewinnen, für Bernd mitzugehen. Die Sache ging jedoch nach hinten los, denn statt Heide entschloss sich Elke mitzugehen. Doch dieses Missgeschickes nicht genug, fragte Elke einige Tage später die zwei, ob sie mit ihr den Film *West Side Story* ansehen würden. Aus Höflichkeit sagten sie ja und gingen erneut ohne Heide mit.

Nun wurde ein Plan ausgeheckt. Elke hatte einmal ganz laut gesagt, sie könne Opern nicht ausstehen. Also sagten Eberhard und Bernd nun in ihrer Anwesenheit ganz laut, sie würden am kommenden Samstag in der von dem Architekten Fritz Börnemann gestalteten, neu eröffneten Deutschen Oper in der Bismarckstraße Mozarts *Don Giovanni* sehen. Zu ihrer vollen Zufriedenheit sagte Elke nicht, sie würde mitgehen, sondern, sie sollten sie doch mal am Wannsee besuchen, wo sie bei Verwandten ihrer Großmutter untergekommen war.

Aus purer Neugier besuchten die zwei also Elke am Wannsee. Das Anwesen war so riesengroß, es hatte sogar ein Gästehaus. Dieses bewohnte Elke. Es hatte zwei Etagen mit mehreren Bädern und lag gegenüber von dem Haus des Malers Max Liebermann. Das Haupthaus, das sie natürlich auch besichtigen konnten, war für Eberhards Begriffe ein Palast, ausgestattet mit Kunstgegenständen, Gemälden, wertvollen Teppichen, teuren Möbeln, Erinnerungen an Reisen in alle möglichen Länder dieser Welt. Elke kam aus Duisburg-Hamborn, wo ihre Großmutter ein Hotel, den Handelshof, betrieb.

Elke verkündete dann beim Tee, sie ginge mit in *Don Giovanni*. Also gingen Bernd, Eberhard und Elke zusammen in die Oper, um dieses mitreißende Stück von Mozart zu sehen. Nach der Vorstellung schlug Bernd vor, noch etwas im Operncafé zu trinken.

Das Erste, was Elke da sagte, war: „Oje, war das schrecklich!"

Bernd antwortete, neugierig geworden: „Wieso, ich fand die Aufführung, die Inszenierung und auch die Kostüme hinreißend!"

„Ja, das schon, aber die Musik war ja wohl das Allerletzte!"

Jetzt schaltete sich Eberhard ein: „Also, hör mal, Elke, du wolltest doch unbedingt mit und ich finde das jetzt nicht fair. *Don Giovanni* ist Mozarts beste Oper und ich fand die Musik einfach wunderbar. Was muss der Mann doch für ein faszinierender Mensch gewesen sein, dass er so etwas

überhaupt schreiben konnte!"
„Schreiben! Pah! Spinnen!"
„Ja, genau", stimmte Bernd Eberhards Kommentar zu und wandte sich dann an Elke, „Du brauchst dir so etwas ja nicht noch einmal anzuhören, wenn du es nicht magst. Und uns musst du dann auch nicht mehr nerven!"
Das war zu viel für Elke. Sie stand auf und ging.
Eberhard und Bernd lachten und unterhielten sich noch weiter über die Aufführung.

Zum Abschluss dieses Semesters machten Eberhard und Bernd zusammen ein paar Familienbesuche, zuerst in Hannover bei Eberhards Eltern und dann in Delmenhorst bei Bernds Onkel. Nach drei Wochen Urlaub ging es zurück nach Freiburg, mit dem Schein für den bestandenen Anatomiekurs.

Direkt am ersten Semestertag kam Elke vor dem Hörsaal auf Eberhard zu und begrüßte ihn überschwänglich. Nun musste auch Eberhard klar werden, dass ihr Interesse wirklich ernster Natur war und Bernd sich das nicht ausgedacht hatte. Zu seinem Glück kam seine ehemalige Freundin Hella, die später einen Chirurgen heiratete und am Städtischen Krankenhaus in Celle arbeitete, dazu und begrüßte ihn mit einem Küsschen. Elke fragte daraufhin geradeheraus, ob das seine Freundin sei. Als Eberhard diese Frage verneinte, war die Verwirrung noch größer und Elke ließ ihn – zumindest für einige Zeit – in Ruhe. Elke war überzeugt davon, Eberhard sei mit dieser kühlen Blondine zusammen, weil sie genau seinem Typ entspräche. Sie konnte ja nicht wissen, dass diese Beziehung lange vorbei und auch damals nur eine kurze, sehr stürmische Episode gewesen war.
Eberhard ging für das 11. und 12. Studiensemester nach Innsbruck an die Leopold-Franzens-Universität. Er besuchte dort regelmäßig zwei Vorlesungen, und zwar Kinderheilkunde und Sportmedizin (theoretisches Skifahren). Diese beiden Vorlesungen wurden von dem gleichen Professor gehalten.
Das Seminar für praktisches Skifahren an der Fakultät für Sport belegte er natürlich auch. Der praktische Teil dieses Seminars fand in Kühtai statt. Die Universität der Stadt Innsbruck hatte dort eine eigene Skihütte.
Für dieses Seminar hatten sich ca. 30 Studenten und 2 Studentinnen eingetragen. Eine der Studentinnen war Sigrid, eine dunkelhaarige Schönheit, die noch dazu sehr gut Ski fuhr. Sie entsprach jedoch aufgrund ihrer Haarfarbe gar nicht Eberhards Schönheitsideal.
Am zweiten Tag des Skiseminars fuhr Sigrid als Erste die Piste hinunter, direkt danach Eberhard. Er geriet in eine 15 cm tief ausgefahrene Liftspur. Sigrid rief ihm zu, er solle einen Fuß hochheben. Gesagt, getan. Eberhard fiel zwar sofort hin, stieß aber wenigstens nicht mit den entgegenkommenden Skifahrern zusammen. Zu seinem Unglück rutschte er dann den Hang hinunter und kam direkt vor Sigrids Füßen zum Stillstand. Sie zog ihn

jedoch nicht damit auf. „Das hätte doch jedem passieren können." Sigrid und Eberhard freundeten sich an und unternahmen viele Dinge gemeinsam, zum Beispiel Konzertbesuche. Außerdem fuhren sie fortan gemeinsam Ski, auch wenn gerade kein Seminar stattfand.

Zu der Zeit, als Eberhard mit Sigrid ein paar schöne Wochen verlebte, beschloss Elke, mit ihrer Mutter ein paar Tage in den Dolomiten zu verbringen. Was lag da näher, als auf dem Rückweg Eberhard für zwei Tage zu besuchen. Notgedrungen zeigte er ihr Innsbruck und atmete auf, als sie wieder Richtung Heidelberg aufbrach, da sie an die Heidelberger Uni gewechselt hatte. Als auch noch seine Eltern aufkreuzten, fragte er sich, warum man ihn nicht einfach mal in den Tag hinein leben ließ. Sie redeten beide auf ihn ein, er solle das mit Elke und auch alle anderen Weibergeschichten lassen und sich voll auf das Studium konzentrieren. Eberhard wollte sich das nicht bieten lassen, denn seine Eltern wussten zwar von Elke, kannten sie jedoch nicht. Kurzerhand beschloss er, es jetzt erst recht mit Elke zu versuchen, denn schließlich konnte er sie ja sehr gut leiden.

Nach seinen erfolgreichen Semestern in Innsbruck ging es Richtung Fügen, um dort die Semesterferien mit seinem Freund Georg zu verbringen, Ski zu fahren und zu klettern. Zusammen erkletterten sie über die Glocknerwand den Großglockner. Über den Kamm des Teufelskamps in 3511 m Höhe, den Nordwestgrat der Hofmannspitze in 3715 m Höhe und den ersten Gratturm der Glocknerwand erreichten sie die sechs Grattürme. Diese sind durch Scharten voneinander getrennt und müssen am Seil gesichert überschritten werden. Am Pöschlturm, der höchsten Erhebung in der Wand mit 3722 m, machten sie eine längere Rast und überprüften ihre Ausrüstung. Am Südostgrat mussten sie eine Abseilstelle von acht Metern überwinden und stiegen dann in die Untere Glocknerscharte ein. Über den Nordwestgrat erreichten sie schließlich nach 10 Stunden den Großglockner. Sie schafften es noch bis zur höchsten Schutzhütte Österreichs auf der Adlersruhe und schliefen in dieser Nacht tief und fest.

Während der restlichen Semesterferien absolvierte Eberhard einen Teil seiner Medizinalassistentenzeit am Henriettenstift in Hannover. Dort lernte er die OP-Schwester Gerlinde kennen. Er verbrachte einige schöne Tage und Nächte mit ihr, ohne sich viel dabei zu denken.

Da er nicht weiter in Freiburg studieren wollte, besuchte er Elke in Heidelberg und ließ sich alles von ihr zeigen. Schließlich hatte Heidelberg damals weltweit einen ausgezeichneten Ruf, was die medizinische Fakultät an der Ruprecht-Karls-Universität anging.

Sie waren mit einigen Kommilitonen in einer Kneipe, als jemand zu Elke sagte: „Du bist doch ein Anton!"
Diese milde Beschimpfung sollte natürlich so viel heißen wie „du Esel". Eberhard kannte diesen Ausdruck nicht und sagte unbedarft: „Anton? Wenn Elke Anton ist, dann bin ich wohl Pünktchen."
Denn er konnte nur an das Buch „Pünktchen und Anton" von Erich Kästner denken. Da alle ziemlich betrunken waren, wieherten sie über diese Blödelei so laut, dass sie fast aus der Kneipe geworfen worden wären. Sie beherrschten sich mit Mühe und blieben, bis die Wirtschaft sowieso schloss. Am nächsten Morgen, als sie sich zum Kaffee trafen, war der Name Pünktchen geblieben.

Pünktchen erzählte Elke alles über Gerlinde. Er dachte wohl, er könne damit Ehrlichkeit beweisen. Stattdessen erbat Elke sich Bedenkzeit und wollte einfach nicht mehr mit ihm zusammen sein.
Zurück in Hannover erzählte Pünktchen Gerlinde von Elkes Reaktion. Diese wollte dann die Beziehung nicht mehr, da sie angeblich merkte, wie sehr Pünktchen Elke liebte. Pünktchen schrieb daraufhin einen Brief an Elke.

Meine liebe Muschi!

Mit so vielen Erwartungen haben wir uns vor einem Jahr getrennt – um Abstand von vielen Dingen zu bekommen, die uns die letzte Zeit in Freiburg manchmal so unerträglich gemacht haben, von denen wir oft geglaubt haben, dass sie auf uns selbst zurückzuführen seien, auf unsere Verschiedenheit, und die letzten Endes doch nur auf Dingen beruhten, die an uns von außen herantraten, und die eben für uns schwer zu lösen waren und zu belastend waren – und dabei wussten wir doch eigentlich schon damals, dass sich an unserer Beziehung gar nichts ändern würde!

Sicher, ich habe andere Leute kennengelernt, die mir sympathisch waren, die mir aber alle nicht das gegeben haben, was Du mir gegeben hast, ganz zu schweigen davon, dass ich es nie bei ihnen gesucht hätte. Dann warst Du enttäuscht über etwas, was mir noch heute leid tut[4], und dann kam die „Heidelberger Zeit", auf die wir uns im Wintersemester beide, auch ich, liebe Muschi, gefreut haben, sonst wäre ich ja nicht nach Heidelberg gekommen! Und wieder gab es „Schwierigkeiten", zunächst, weil Du geplant hast, Du könntest mich nicht mehr lieb haben, eigentlich schon damit fertig warst, Dich von mir zu trennen, und dann die alten Dinge, Geld, meine Eltern usw., ich weiß nicht, was in Dir vorgeht, genauso wenig, wie ich genau sagen könnte, was in mir vorgeht, jetzt; es ist sicher zu wenig wenn ich behaupten würde, dass ich davor „Angst" habe, mich jetzt wieder für ein Vierteljahr von Dir trennen zu müssen, Deine Existenz vor meinen Eltern nicht erwähnen zu können, auch die Angst, Du könntest Dich von mir abwenden, dies sind sicher Dinge, die auch eine Rolle spielen, aber ich weiß noch sehr genau, dass Du Dir dieses Semester als „Probezeit" ausbedungen hast, und im Moment weiß ich eben nicht, welche Entscheidung Du treffen möchtest!

Es hängt für mich viel davon ab, warum, nun, ich müsste nur Dinge wiederholen, die Du zur Genüge von mir gehört hast, alles in allem, ich liebe Dich noch heute, und ich könnte Dich nicht so ohne Weiteres aufgeben, weil ich Dich brauche! Nicht in dem Sinne, wie Du glaubst, zum besseren Arbeiten oder solche Dinge, das wäre wohl etwas zu oberflächlich, aber weil ich überzeugt bin, dass wir miteinander glücklich werden können, und es auch oft sind!

All das weißt Du ja längst, Muschi, ich möchte nur eins, dass wir jetzt ehrlich sind zueinander, dass Du Deine Hemmungen, die Du vielleicht hast, mir jetzt ehrlich zu sagen, was Du möchtest, aufgibst, auch auf die Gefahr hin, mir damit wehzutun! Was Du ja schwer kannst, das weiß ich, Muschi, wenn ich es auch oft behaupte, dass Du mir mit irgendwelchen Dingen wehtust! Ich liebe Dich ja nicht zuletzt deshalb, weil Du eben niemandem wehtun möchtest, und immer versuchst, es jedem recht zu machen, oft auch auf Deine Kosten!

Es hängt vielleicht viel davon ab, wie wir uns jetzt entscheiden, meine Entscheidung steht fest, sie hat auch noch nie eine Abwandlung erfahren,

4 [nämlich, überhaupt etwas mit Gerlinde angefangen zu haben]

auch in Innsbruck nicht! Aber noch länger warten, Muschi, möchte ich nicht; vielleicht ist dieser „Brief" gar nicht nötig, aber da ich weiß, dass Du „Worte" von mir in dieser Art nicht liebst, bleibt mir doch gar nichts anderes übrig ... ich wünschte, wir könnten einander jeden Wunsch vom Gesicht ablesen, und es fiele uns leichter, die Wünsche des anderen auch zu unseren eigenen zu machen! Ich habe nie geglaubt, dass ich so lieben könnte, und trotzdem bin ich sicher, dass wir uns trennen sollten, wenn einer von uns nicht mehr möchte, eben weil wir sicher sein können, dass wir uns geliebt haben.

Verzeih' dies blöde Papier und lach' jetzt nicht über Dein „dummes" Pünktchen, dies ist nicht meine Art, aber ich muss Dir dies irgendwie sagen, und kann es leider nicht besser, ähnlich wie auf diesem Papier sieht es nämlich interessanterweise im Augenblick bei mir auch aus!

Pünktchen bezog in einer kleinen Bude in der Innenstadt von Heidelberg Quartier, um dann dort zu studieren. Die Lage zwischen ihm und Elke hatte sich normalisiert und sie verbrachten einige tolle Wochen mit gemeinsamem Lernen, Kneipenbesuchen, Spaziergängen und was man sonst noch so macht, wenn man ein studierendes Paar ist.

Eberhards Telefon klingelte und Gerlinde war am Apparat. Sie erzählte ihm unter vielen Tränen, lautem Schluchzen und großer Theatralik, sie hätte zum zweiten Mal ihre Tage nicht bekommen.

„Was soll ich denn jetzt bloß machen?"

„Du bleibst ganz ruhig. Wenn es ein Kind ist, dann stehe ich dazu und helfe Dir, ansonsten ist es endgültig aus."

„Aber was wird Deine Freundin dazu sagen?"

„Nun, ich treffe mich nachher mit ihr und ihrer Schwester im Kino, da werde ich es ihr erzählen und dann sehen wir weiter."

Sprach's und legte auf. Abends im Kino mit Elkes Schwester Ulla und deren Freund Rainer, die auch in Heidelberg wohnten und studierten, mimte Pünktchen, es wäre alles in Ordnung. Erst nach dem Kino nahm er Elke zur Seite und erzählte ihr von Gerlindes Anruf und dem Inhalt des Gesprächs. Elke kreischte: „Jetzt reicht's", ließ die anderen stehen und rannte nach Hause.

Dieses Wintersemester in Heidelberg war für Pünktchen überhaupt nicht witzig. Er vermisste Elkes Charme und ihre Spontaneität. Er sehnte sich nach einer Frau, die neben ihm lag, aber nicht nach irgendeiner, sondern nach Elke. Auch die Unternehmungen mit Elke, die immer ein Erlebnis waren, fielen ja nun aus. Er konzentrierte sich nur noch auf sein Studium, warf sich förmlich in die Arbeit, was blieb ihm auch anderes übrig?

Eberhard arbeitete als Aushilfe in einer Klinik, um sich ein paar Pfennige dazu zu verdienen. Ein Storch lag neben der Klinik im Gras. Ganz offensichtlich hatte er sich den Flügel verletzt. Pünktchen und eine Schwester trugen ihn in die Klinik und versorgten ihn. Sie schienten den Flügel. Sie gaben ihm Antibiotika und riefen bei einer Vogelwarte an. Keiner wollte den Storch, alle sagten, sie hätten keine angemessene Unterkunft für einen verletzten Vogel. Da sich die Klinik noch im Bau befand, war ein Stockwerk über der Kinderstation noch völlig leer, nur die Räume und Türen waren schon eingezogen. Die Bauarbeiten jedoch waren vorübergehend eingestellt worden, und so beschlossen sie, den Vogel dort einzuquartieren. Mehrmals am Tag ging einer von ihnen nach dem Tier schauen. Auch andere Schwestern und Ärzte beteiligten sich an der Pflege, alle fanden es großartig, dem Storch zu helfen. Nach drei Wochen exzellenter medizinischer Versorgung konnten sie die Schiene vom Flügel entfernen und den Vogel in die Wildnis entlassen. Wochenlang stattete dieser der Klinik noch regelmäßige Besuche ab.

Zu allem Überfluss bekam er auch noch einen Brief von seinen Eltern:

„Mein lieber Eberhard! Hannover, den 22.5.1965
Heute will ich noch einmal auf Deinen letzten Brief zurückkommen, obwohl wir schon vieles per Telefon besprochen haben. Papa wollte den Brief zwar beantworten, aber durch die Malerei ist Papa mit seinen Abschlüssen, die ja am 31.5. beim Finanzamt sein müssen, zurückgeblieben. Ich schreibe nun diesen Brief auch per Maschine, weil ich anschließend Papa helfen muss, also dies als Entschuldigung. Ja, eigentlich habe ich gar keine Lust, den alten Quark wieder zu beschreiben. In Deinem letzten Brief beteuerst Du uns wieder, dass Du im Moment kein engeres Verhältnis mit einem Mädchen hast. Ich, d.h. wir, können es nicht verstehen, weshalb wir von Dir zum Teil nur belogen werden. Wir können Dir wirklich nichts mehr glauben und Du musst zugeben, dass wir alle, d.h. Papa und ich, uns seit der damaligen Angelegenheit im Jahre 1963, die redlichste Mühe gegeben haben, mit Dir wieder in unser altes, so nettes Verhältnis zu kommen und damit versuchen, Dein Vertrauen zu gewinnen. Dass Du aber während dieser Zeit trotzdem mit dem Mädel den Verkehr aufrechterhalten hast, ist für uns unfassbar. Ich hätte keine ruhige Nacht gehabt, wenn ich sah, wie nett die Eltern sind und lieb und still das Geschehene zu verzeihen. Du aber konntest mit einer himmlischen Ruhe Deinem Vergnügen mit diesem Mädel weitergehen. Du schreibst, du wärest schon wieder zwei Jahre älter geworden, dies stimmt, aber wir sind dann auch der Meinung, dass man dann verständiger wird. Beschämend ist es für uns, dass Du während dieser Zeit mit der ganzen Familie zusammen, ja sogar enger geworden bist. Wir sind kleine Leute und vielleicht erlaubt es Dein zukünftiger Beruf nicht, mit solchen ehrbaren Eltern zu verkehren. Wer aber der reellste Mensch von beiden Parteien ist, bleibt wohl ungeklärt? Immer hältst Du uns vor, dass wir, hauptsächlich aber ich, gegen eine Verbindung mit einem Mädel sind. Dies stimmt nicht, Du kannst und darfst Dir ein nettes Mädel nehmen, die Freundschaft, die sich am Anfang aufbaut, kann dann vielleicht die große Liebe fürs Leben sein, und wir würden gerne diese Liebe mit Dir teilen. Bezgl. der Karte von Brigitte hatte ich nur an das „Deine" Anstoß genommen, denn ich bin der Meinung, wenn man verheiratet ist, tut man so etwas nicht. Vielleicht ist es heute anders, wir sind ja in allem rückständig. Ich kann mir auch vorstellen, dass es nettere Mädel in heutiger Zeit gibt, die interessantere Briefe schreiben können. So vieles verachtest Du, nur was Du und das Mädel machen, ist grundrichtig. Es hat auch den Anschein, dass es für Dich überhaupt kein anderes Mädel gibt, da Du Dich ja für keine andere interessierst.
Wir können heute wieder verstehen, dass Du immer wenig Zeit hattest, man kann, wenn man es zu etwas bringen will, nicht zur gleichen Zeit zwei Herren dienen. Ich hatte zu Papa so oft gesagt, ich habe immer das Gefühl, dass Du mit dem Mädel noch in Verbindung bist, ja und die Sonne hat es nach so langer Zeit an den Tag gebracht. Du kennst mich, wenn ich Hausputz

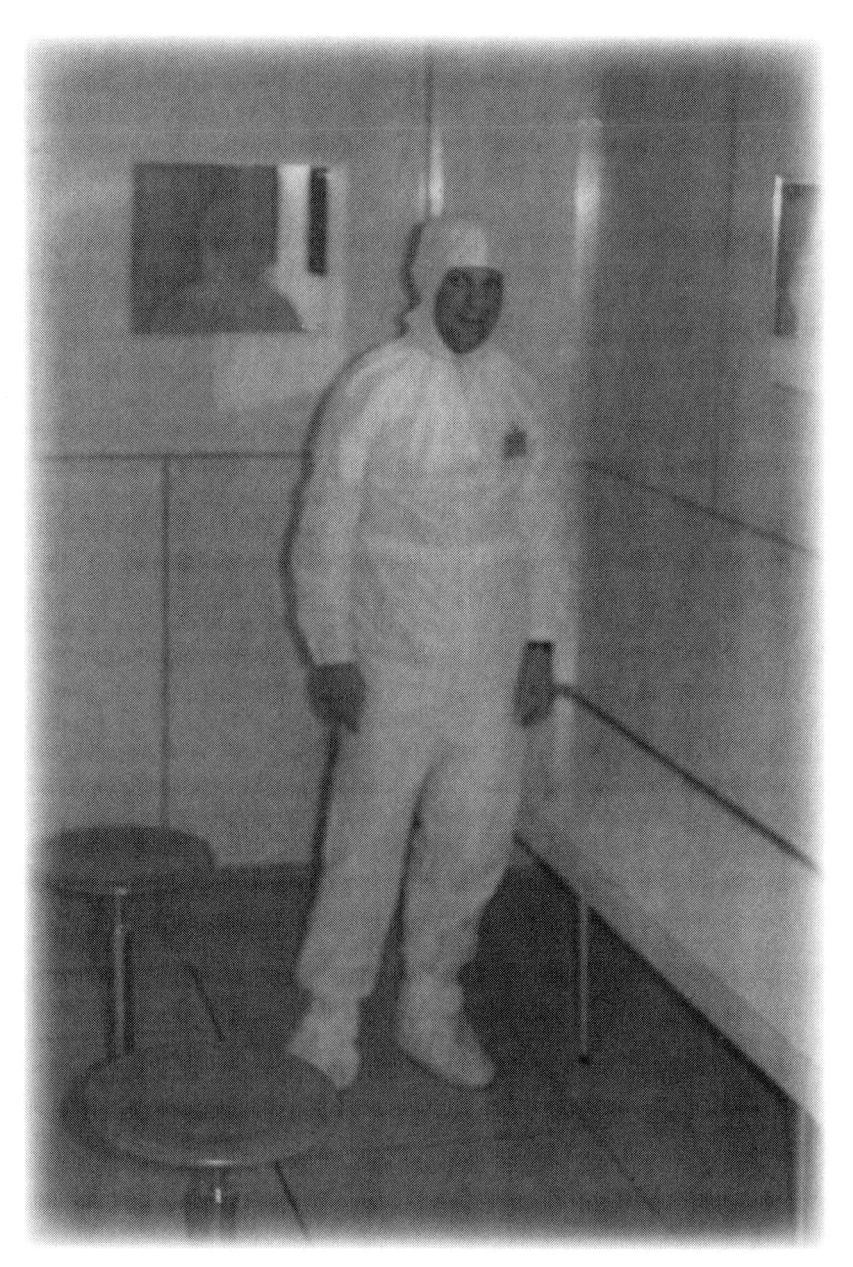

Eberhard arbeitet im Labor

mache, dass ich alle Fächer auswische. Zum Glück hatte ich erst den Schrank und dann den Schreibtisch. Zum Schluss nahm ich die linke Fachseite und da fielen mir leider Gottes diese entzückenden Briefe in die Hand. Ich habe die Briefe gelesen, wer würde es nicht getan haben und habe den Rest des Faches nicht weiter ausgeräumt. Du wirst nun schon gesagt haben, das ist typisch meine Mutter nur schnüffeln. Da bist Du im Irrtum, warum sollte ich mit aller Gewalt uns Ärger auferlegen, den Papa und ich gewiss nicht vertragen können. Aber man muss sich immer wieder an das Sprichwort halten: „Der Mensch ist da, um Sorgen zu haben".

Anfang der Beendigung unseres gemeinsamen wirklich netten Urlaubes aus dem Winter, kamen hier auch Briefe an, wo ich sofort zu Papa gesagt hatte, das sind Briefe von der E. N. aus Duisburg, nur unter einem falschen Absender. Aber Papa ist ja immer der Meinung, er kennt seinen Sohn, was er mal versprochen hat, das hält er auch. Oh, wie sind wir bitter enttäuscht und wie frisst der Kummer. Auch die Angelegenheit mit Frau Dr. Meyer ist ein starkes Stück. Was hast Du Dir, seit diesem Verkehr mit dem Mädel, für nette Bekanntschaften entgehen lassen. Ich an Deiner Stelle hätte nach dem Physikum mit Sack und Pack Freiburg stillschweigend verlassen, um von all dem Gewesenen loszukommen.

Du bist aber stets gerne weit von uns, dass wir es aber auch finanziell gerne sehen, wenn Du in der Nähe von Hannover bist. Die Kosten für uns sind dann doch etwas niedriger. Was soll ich noch weiter darüber schreiben, hast Du es in der ganzen Zeit nicht geschafft, aufrichtig zu uns zu halten, wird es jetzt weitergehen. Die Stärke gibt uns keiner mehr, Dir zu glauben. Es klingt bitter, aber noch bitterer sind wir belegt worden. Wenn Du Dir nun vorgenommen hast, eifrig das Studium zu dem Ende zu führen, ist bestimmt in unserem Sinne, nach dem Examen dieses Mädel zu heiraten, dann können wir nichts mehr sagen. Wir können uns dann heute schon damit abfinden, dass wir den Rest des Lebens für uns ganz alleine bleiben. Bei Deinem Aussehen müsste man doch wirklich noch etwas Netteres finden, ist unsere Ansicht. Ich will nun hiermit so langsam zum Schluss kommen, denn solche Briefe schreibe ich Dir nicht gerne, dazu habe <u>auch ich</u> Dich viel zu lieb.

Nun zu der Dr. Arbeit. Wir sind der Meinung, dass es einfach zu viel für Dich wird, denn Du hast das Examen, allerlei Fächer und musst dafür gewiss viel lernen. Dieses musst Du aber selber entscheiden, da wollen wir nicht ab- noch zuraten. Das Geld überweisen wir am Montag. So, ich beschließe diesen Brief in dem Glauben, dass Du vielleicht unter den vielen Studentinnen noch eine andere findest, wenn da nicht, dann gewiss im Bundesgebiet.

Ich habe versucht, den Brief nicht zu scharf zu schreiben, denn, dass wir im Moment seelisch sehr fertig sind, kannst Du uns glauben, man kann ja zuletzt nicht mehr denken. Gerade Du hättest wohl allen Grund, endlich mal reinen Tisch zu machen, damit wir Dir Glauben schenken können. Freiburg hat aus Dir einen anderen Jungen gemacht. Wenn Du auch älter geworden bist, trotzdem muss man wissen, wo man immer wieder hingehört. Ob Du nun diese Zeilen mit jemand durchexerzieren wirst und uns daraufhin wieder den Bescheid gibst, Du bist alt genug und kannst Dir doch ein Mädel halten, wir sind der Ansicht, dass diese Angelegenheit nur uns drei betrifft. Noch bist Du frei. Das Alter hast Du, um ein Mädel zu haben, sprechen wir Dir auch nicht ab und würden uns freuen, wenn Du uns mal ein liebes Mädel vorstellst, Dein Studium darf natürlich nicht darunter leiden. Ein Mädel muss man sich schwer erobern und sie darf einem nicht gleich an den Hals fliegen, diesen Standpunkt vertrete ich. Aber ich glaube, es sind wieder alles leere Worte für Dich, die ich jetzt geschrieben habe, Du findest Dein jetziges Leben herrlich. Bitte, und dies kommt zum Schluss, mache Dich los von dieser Familie.

Schweren Herzens schließe ich diesen Brief und damit bleiben zurück Deine tief getroffenen Eltern, die solche Unaufrichtigkeit wirklich nicht verdient haben. Dein Dank soll uns gegenüber wirklich nicht bis ans Grab reichen, aber suche Dir ein Mädel, die auch uns etwas Liebe schenken kann. Herzliche Grüße und von mir aus auch ein Küsschen
Mutti und Papa!"

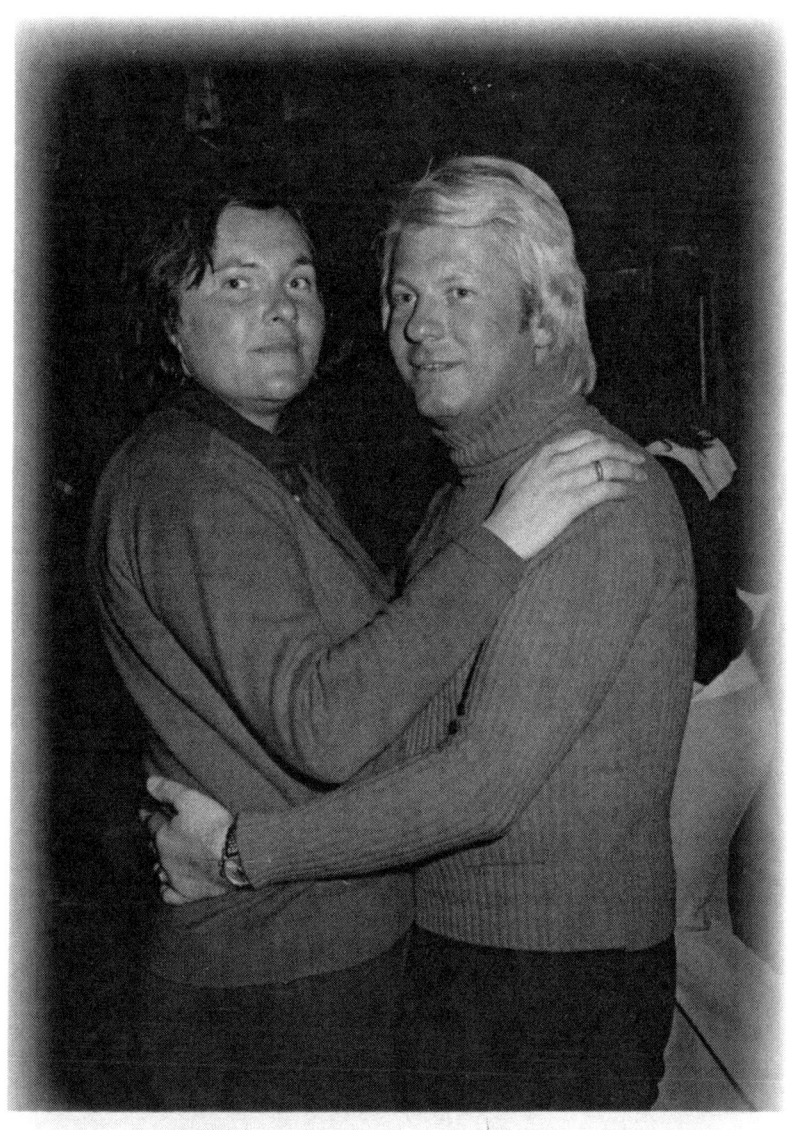

"Wührer's Bellevue" Badgastein Austria

Elke und Eberhard

in den
Semesterferien
fährt man Ski

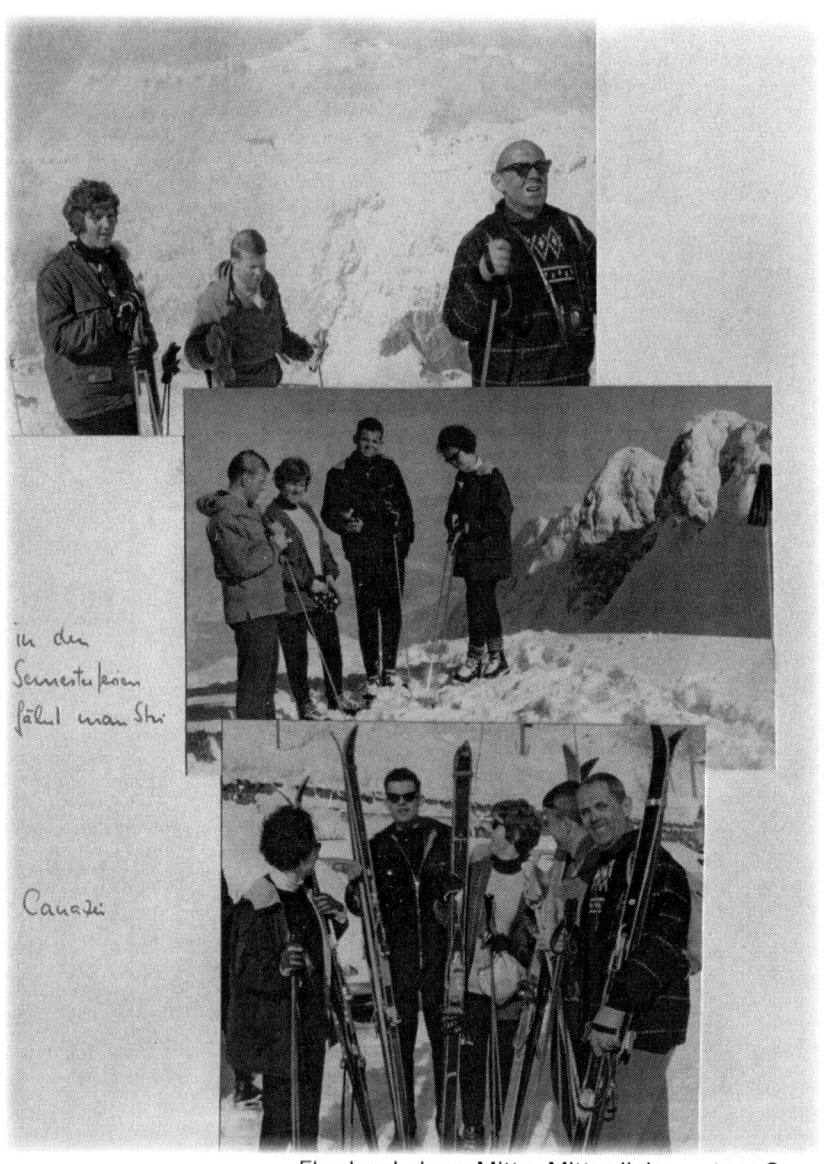

Canada

Eberhard oben: Mitte, Mitte: links, unten: 2. v.r.

Nach diesem entsetzlichen Semester voller Gewissensbisse und Arbeit ging Pünktchen nach Wolfsburg, um dort seine Famulatur[5], ein viermonatiges Praktikum, das angehende Mediziner in Deutschland während der vorlesungsfreien Zeit in einem Krankenhaus oder einer Arztpraxis absolvieren mussten, zu machen.

Wie sollte es anders sein, Gerlinde rief ihn auch dort an und verlangte ein Treffen. Pünktchen versuchte das zu verhindern, indem er behauptete, er könne nicht nach Hannover kommen. Der verliebten Gerlinde machte das überhaupt nichts aus, sie kam nach Wolfsburg und Pünktchen sah sich einer nicht schwangeren Gerlinde gegenüber, schön wie eh und jeh. Sie wollte wissen, ob Pünktchen immer noch mit Elke zusammen sei. Dieser antwortete, mehr oder weniger, denn ihrer beider Affäre habe ja einiges kaputt gemacht. Nach diesem Treffen hoffte Pünktchen, Gerlinde endgültig los zu sein, denn er war stark geblieben, hatte ihr widerstanden und klarzumachen versucht wieviel mehr Elke ihm bedeutete als ihre kleine Affäre.

Pünktchen und Elke hatten zwei Abmachungen. Die erste war, dass Elke Pünktchen nicht dazu bewegen würde, je mit ihr nach Italien zu fahren und die zweite, dass sie mit zum Skifahren kommen würde, wenn sie sich dann ausgiebig sonnen könne. Dies zu garantieren war natürlich etwas schwierig. Da Pünktchen damals nicht so viel Geld hatte, beschlossen sie im Frühjahr 1966, Ski zu fahren und zwar da, wo es eben relativ billig war. Tirol war am billigsten. Pünktchen hatte die Beschreibungen vieler Leute gehört, die Südtirol kannten und es wunderschön fanden, aber Südtirol war für ihn noch nicht Italien. Er hatte sich informiert und kam auf die Idee, nach Cervinia zu fahren. Ein Reiseprospekt listete dort viele günstige Pensionen und Hotels. So fuhren sie los, durch die Schweiz und am Genfer See vorbei. Eine Übernachtung am Genfer See und dann durch den Tunnel bei Martigny in Richtung Aosta. Sie kamen in den Ort hinein und direkt am Ortseingang war ein kleiner Gemischtwarenladen, der einem italienischen Schauspieler gehörte. Er schauspielerte aber nicht mehr und betrieb den Laden mit seiner Frau. Da es in Cervinia noch kein Fremdenverkehrsbüro gab, fragten sie den offenbar einheimischen Ladenbesitzer, wo man denn wohl günstig übernachten könne. Er zeigte auf den Berg und sagte, das *Cime Bianche* sei eine kleine Pension, günstig, nette Leute und gleich am Lift. So hat Pünktchen Hosquet kennengelernt, dem das *Cime Bianche* gehörte und der mit richtigem Namen Piero Maquignaz hieß. Das *Cime Bianche* war recht einfach und rustikal, sehr gemütlich und die Leute wirklich nett. Ihr Zimmer lag im ersten Stock mit herrlichem altem Bauernbett, rauchgeschwärzten Balken, und einem großen Bauernkleiderschrank. Das Fenster ging hinaus zum Tal, nicht zum Matterhorn.

---

5 Famulatur von lat. famulus = Gehilfe

Unten in der Wirtsstube bekamen sie von Hosquet Grappa ausgegeben. Der späte Nachmittag ging langsam in den Abend über, der Hunger war vergessen über die Grappa und Elke und Pünktchen gingen ins Bett. Hosquet fragte nicht nach Papieren, die Auskunft, man käme aus Deutschland, war genug. Die beiden waren furchtbar müde, der Höhenunterschied von 2000 Metern machte ihnen doch zu schaffen. Sie ließen sich rückwärts nebeneinander in das Bett fallen. Ein ohrenbetäubender Lärm. Das Bett brach auseinander, sie lagen mit den Matratzen auf dem Boden, nur das Kopf- und Fußteil waren stehen geblieben. Elke und Pünktchen wagten kaum zu atmen, im Haus herrschte für einen Moment absolute Stille. Dann war aus der Wirtsstube ein Grölen zu hören. Sie beschlossen, nicht nach unten zu gehen und Bescheid zu sagen, denn in der Nacht könnte ja doch keiner das Bett reparieren. Sie schliefen schlicht und ergreifend auf dem Fußboden. Auch am Morgen wurde ihnen nicht klar, warum Kopf- und Fußteil noch standen und warum das Bett überhaupt auseinander gefallen war. In der Wirtsstube waren alle Leute, die am Abend vorher da gewesen waren, immer noch da. Es wurde wieder für einen Moment mucksmäuschenstill, als sie eintraten. Die zwei hatten kein schlechtes Gewissen, denn sie hatten ja nichts gemacht, außer zu schlafen. Dann grölten wieder alle Anwesenden. Elke, die gut Italienisch konnte, verstand auch nicht, worum es ging, denn die Leute in Cervinia sprechen einen Dialekt, der auch für manch einen Italiener schwer zu verstehen ist. Alle Anwesenden quatschten durcheinander, es gab kein Frühstück mehr und es wurde ihnen schon wieder einer nach dem anderen ausgegeben, so dass Elke und Pünktchen nachmittags wieder in das Bett fielen, das in der Zwischenzeit frisch zusammengezimmert worden war. Die Gäste und auch Gastgeber hatten gedacht, Elke und Pünktchen seien schon verheiratet, dies sei die Hochzeitsreise und das eben die Hochzeitsnacht. Sie waren begeistert. *Bombastic, extraordinario, grandioso.* Hochzeitsnacht in der Pension von Hosquet und mit so viel Krawumm, dass gleich das Bett kaputt ging. Einige Tage später, als klar wurde, was alle dachten, wollten sie erklären, was wirklich passiert war, aber es wollte ihnen keiner glauben. Auch Jahre später, als Pünktchen wieder mal da war und die Sprache wieder darauf kam, wollte er es richtigstellen, doch es glaubte ihm immer noch keiner.

Pünktchen ging Skifahren. Es gab nur eine kleine Gondel von unten und einige wenige Lifte. Den Lift von dem Plan Maison gab es auch noch nicht. Der Winter war wunderschön, es lag viel Schnee und die Sonne schien. Die Menschen im *Cime Bianche* behandelten sie so, wie man nach Jahren wiedergekehrte Kinder behandeln würde. Statt im Wirtsraum bei den anderen Gästen zu sitzen und dort die Halbpension einzunehmen, saßen sie mit der Familie zusammen entweder in der Küche oder, wenn keine anderen Gäste da waren, in der Wirtsstube und aßen das, was auch die Familie aß.

Das Wetter war sher schön und Pünktchen und Elke fuhren auf das Plateau Rosa. Elke besorgte sich sofort einen Liegestuhl an der Hütte und genoss die Sonne. Als sie das erste Mal zu dieser Hütte kamen, war es unten im Tal ziemlich warm gewesen. Auch auf dem Plan Maison war es noch recht warm. Sie stiegen in die Gondel zum Plateau Rosa. Es war sehr windig und die Gondel hatte nur zwei Stützen. Die Gondelbegleiter öffneten die Türen der Gondel und manövrierten die Gondel mit Holzbalken, die auf dem Boden der Gondel lagen, an den Stützen vorbei damit der Wind die Gondel nicht in die Stützen blies und diese dann möglicherweise hinunterstürzte. Als die Gondel in der Mitte war, wo der Bodenabstand am größten war, blieb sie stehen. Der Untergrund war sehr felsig und direkt unter ihnen lag eine alte Gondel, die, so einer der Gondelbegleiter, bei der Probefahrt im letzten Herbst abgestürzt sei. Die Insassen hätte man aber geborgen und ordnungsgemäß beerdigt. Der Gondelbegleiter fand diese Spukgeschichte wohl angemesse, um dem Ausflug den besonderen Kick zu geben. Die meisten Gondelfahrer wären aber sicher lieber ohne diese Geschichte auf den Berg gefahren.

Pünktchen fuhr also auf dem Plateau Ski, einmal mit Hosquet sogar nach Zermatt. Damals gab es einige Schlepplifte, man konnte ungehindert in die Schweiz fahren und dort die Lifte benutzen. Hosquet war der bekannteste Bergführer der westitalienischen Alpen, er hatte Routen auf Bergen bestiegen, die bis dahin als unbesteigbar gegolten hatten, zum Beispiel hatte er als erster den Monte Cervino von der Süd-Ost-Seite auf einer bis dahin unbenutzten Route bestiegen, noch dazu im Alleingang.

Elke hatte es nach diesem ersten Tag auf dem Plateau Rosa vorgezogen, sich unten am *Cime Bianche* zu sonnen. Hosquet hatte ihr ein Loch in den Schnee gegraben, damit sie auf einem Liegestuhl windgeschützt die Sonne genießen konnte und am Ende des Urlaubes knackig braun war.

An Cervinia faszinierte Pünktchen von Anfang an die Landschaft, auch wenn der Ort selber längst nicht so schön war wie zum Beispiel Zermatt, Hintertux oder auch Chamonix, der wunderschöne Talkessel, das Matterhorn, das ja von der Schweizer Seite viel bekannter ist, aber eben von der italienischen nicht minder beeindruckend. Überhaupt, die rauen westitalienischen Alpen hatten es ihm einfach angetan.

Im Sommer 1966 fuhren Elke und Eberhard mit seinem hellblauen VW Käfer nach Sestri Levante an der italienischen Riviera. Sie fuhren über Cervinia, da Pünktchen unbedingt einmal im Sommer Ski fahren wollte und Elke auch einverstanden war, denn vorgebräunt in Italien anzukommen, hielt sie auch für eine gute Idee. Pünktchen hatte keine Skier mitgenommen, er lieh sich einfach welche. Im Frühjahr 1967 fuhr Pünktchen wieder nach Cervinia, diesmal kam Elke eine Woche später mit der Bahn nach und sie fuhren gemeinsam mit dem Auto wieder zurück.

Nach zwei Semestern Studium in Heidelberg bestand Pünktchen am 05. März 1968 das Staatsexamen mit der Note „gut". Zu einer Prüfung erschien eine norwegische Kommilitonin im Pelzmantel. Jeder wusste von ihrer Ignoranz hinsichtlich des Unterrichtsmaterials und alle wunderten sich, was der Pelzmantel sollte. In der mündlichen Prüfung forderte der Professor sie auf, den Mantel auszuziehen. Sie fragte kokett, ob er sicher sei. Er bejahte und sie streifte den Mantel ab. Darunter trug sie nichts. Die Prüfung bestand sie trotzdem nicht.

Pünktchen hatte für die praktische Anatomie viel gelernt und hoffte nur noch, in der Prüfung wirklich Luxationen und Frakturen sagen zu können. Stattdessen sagte er Luxaturen und Fraktionen. Der Professor hatte es entweder wirklich nicht gehört oder freundlichst übergangen. Knapp drei Wochen später, am 21. März 1968, bekam Pünktchen vom Innenministerium des Landes Baden-Württemberg die Urkunde zugestellt, die ihm fortan erlaubte, sich als Medizinalassistent zu betätigen. In der Zwischenzeit war er noch an der Uni eingeschrieben und hörte einige Vorlesungen aus der Soziologie.

Am 6. März 1968 fuhr Pünktchen alleine nach Cervinia, konnte allerdings nicht bei Hosquet wohnen, da im *Cime Bianche* eine Heizung eingebaut wurde. Stattdessen wohnte er im Hotel *Punta Maquignaz*. Dieses Hotel wurde zu der Zeit von einem holländischen Hoteliersehepaar geführt. Pünktchen nutzte natürlich jede Gelegenheit, bei Hosquet einzukehren, und diese Gelegenheit bot sich ohnehin jeden Nachmittag auf der letzten Abfahrt, die direkt am *Cime Bianche* vorbeiführt.

Als ein Mann eines Nachmittags Pünktchen über die Skier fuhr, stürzte er übel. Zum Glück war ihm nichts passiert, er kam mit dem Schrecken davon. Den ganzen Tag waren ihm schon zwei Männer aufgefallen, die sehr gut gekleidet waren und die immer wieder stehen blieben. Einer der beiden kam nun auch zu Pünktchen, half ihm auf und sammelte seine Sachen für ihn ein. Der andere fuhr schnellstens hinter dem Unfallfahrer her und nahm ihm die Skier weg. Der musste dann sehen, wie er den Berg zu Fuß hinunterkam. Sie seien Carabinieri, Dante und Giorgio, und hier stationiert, um sich um den Bergverkehr zu kümmern. Pünktchen und die zwei fuhren dann zusammen hinunter und trafen sich von da an oft zum gemeinsamen Skifahren. Die Frauen von Dante und Giorgio, die aus der Gegend von Arrezo stammten, kamen auch für ein Wochenende. Pünktchen hatte noch Zeit, und so fuhren sie erst zusammen zum Stilfser Joch und anschließend nach Campitello.

Insgesamt war dies ein Skiurlaub von fast vier Wochen. Pünktchen hatte nur Wäsche und Geld für eine Woche, Elke schickte ihm per Bank oder Hotelanweisung das Geld, einmal lag es schon vor seiner Ankunft im Hotel bereit. Als Medizinalassistent würde er ganz gutes Geld bekommen, da sein Professor viele Privatpatienten hatte und mit ihm auf Heller und

Pfennig abrechnete. Die Wäsche mit Seife im Waschbecken zu waschen, war allerdings nicht die beste Idee, denn das Wasser in den Alpen war sehr kalkhaltig und die Unterwäsche wurde immer grauer und steifer. Wirklich trocknen konnte man die Wäsche im Zimmer auch nicht.
Nach gut drei Wochen war Eberhards Kleidung in einem entsprechenden Zustand, leicht zerlumpt, stinkig, dreckig, total abgerissen. Außerdem hatte er sich die ganze Zeit kein einziges Mal rasiert. So kam er dann braungebrannt nach Duisburg zurück zum Handelshof, um sich dort mit Elke zu treffen, parkte das Auto auf dem Hof und klingelte, in seinen schmutzigen Skiklamotten. Keiner öffnete. Pünktchen ging in Richtung Handelshof auf der Duisburger Straße entlang, um im Handelshof selber zu fragen, wo alle wären. Mutti kam ihm entgegen, guckte ihn zwar an, lief aber schnurstracks an ihm vorbei. Pünktchen war fassungslos, er kam gar nicht dazu, Guten Tag zu sagen. Er drehte sich um, ging hinter ihr her und rief nach ihr. Mutti sagte nur: „Das kann ja nicht wahr sein, das ist ja Pünktchen! Ich habe dich gar nicht erkannt, so braun gebrannt und mit rotem Bart."

Elke wollte unbedingt in Duisburg an der Klinik bleiben. Pünktchen wollte aber an eine Universität und so ging er vom 1. April 1968 bis zum 30. Juni 1968 an das Biochemische Institut der Uni Freiburg, um dort seine Medizinalassistentenzeit zu verbringen. Er machte diese Assistentenzeit unter Prof. Dr. Holzer und Decker, die zu dem Zeitpunkt gerade für den Nobelpreis nominiert waren. Pünktchen bekam schnell mit, dass Herr Holzer die Medizinalassistentenzeit nie absolviert hatte, sondern immer nur in der Biochemie tätig gewesen war und somit als Ordinarius, also als nicht zugelassener Mediziner, Leiter einer Fakultät geworden war.

Pünktchen wohnte bei der Familie des Oberförster Dolt in Freiburg-St. Georgen. Eines Nachts kam Frau Dolt zu ihm in die Kammer und berichtete, ein befreundetes Ehepaar aus dem Schwarzwald habe angerufen und gebeten, sie solle doch ihren Mann abholen, der sei sturzbetrunken. Pünktchen bot sich an, Herrn Dolt abzuholen, beziehungsweise Frau Dolt zu ihm zu fahren. Immerhin war es ja mitten in der Nacht. Sie fuhren also zu dem Hof der Jagdfreunde am Titisee, wo der 50. Geburtstag des Hofbesitzers rauschend gefeiert wurde. Zwei Gäste fragten ständig herum, wer man sei und wo man herkäme. Zu dem Zeitpunt der Abfahrt mit Frau und Herrn Dolt im Wagen hatte Pünktchen einige Gläser Wein getrunken. Gleich loszufahren wäre ja auch schrecklich unhöflich gewesen. Kaum durch den Schwarzwald, wurde Pünktchen auch schon mit der Kelle rausgewunken. Eine Blutprobe, abgenommen von den beiden komisch herumfragenden Gestalten von der Geburtstagsparty. Pünktchen bemerkte die Alkoholisierung der zwei Beamten schnell und sie wurden sich einig, eine mögliche Anzeige zu unterlassen, so Pünktchen denn nichts von dem Vorfall und vor allem ihre Namen nicht erwähnen würde. Schließlich gingen sie zu fünft in die nächste Besenwirtschaft, tranken noch gemeinsam den einen oder anderen Wein und übernachteten dann auf dem dazugehörigen Hof. Die Heimfahrt fand am nächsten Tag erst nach Mittag statt.

Von Freiburg war die Fahrt in den Kaiserstuhl ja nicht weit und da alle gerne Wein tranken, fuhren sie oft zusammen am Wochenende oder unter der Woche dorthin, um Flaschenweine zu kaufen. Das Ziel war meist der gleiche Winzerhof. Auch an Weinlesen nahmen sie teil, mit hochgekrempelten Jeans und unter die Arme geklemmten Röcken in den Bottichen stampfend mit nackten Füßen. Der Winzer fand diese Hilfe und auch die Stimmung großartig; er lud alle ein, mit ihnen zu essen, außerdem würde er sie als Weinverwerter benötigen. Anschließend fuhren sie wieder nach Haus: Pünktchen am Steuer, im Auto Söckchen, eine Kollegin, Elke, Dieter, und Bernd – alle im VW Käfer. Durch Ihringen hindurch führte eine gerade Straße, bis dann direkt hinter dem Ort eine leichte Kurve kam. Die nahm Pünktchen allerdings nicht mehr ganz wahr und fuhr stattdessen in einen Busch. Da das Auto nur Kratzer hatte und auch niemandem etwas passiert war, fuhren sie weiter, laut grölend.
Wieder in St. Georgen angekommen, nahmen sie einem anderen Auto die Vorfahrt, dem nichts anderes übrig blieb, als in den Acker zu fahren. Da glücklicherweise weder ihnen selber noch dem anderen nichts passiert war, fuhren alle einfach weiter und stellten schließlich das Auto irgendwo ab, allerdings in der falschen Straße. Von dort aus konnten sie dann nur noch Dieters Bude finden, wo sie einfach gemeinsam weitertranken, voll wie die Strandhaubitzen.

Pünktchen hatte von Berenice, einer Kollegin in Freiburg, die Klinik in Wolfsburg empfohlen bekommen und bewarb sich dort an die Gynäkologie und Geburtshilfe. Bei den Vorabbesuchen hatte er Gerlinde wiedergesehen, da sie mittlerweile als 1. OP-Schwester in Hannover arbeitete und er dort bei seinen Eltern übernachtete. Gerlinde, immer noch Feuer und Flamme für Pünktchen, hatte sich extra in Freiburg beworben, um ihm näher sein zu können. Gerlinde wussten natürlich nichst von Pünktchens Bewerbung um eine Stelle in Wolfsburg zur selben Zeit. Gerlindes Erklärung, warum sie sich für Freiburg beworben hatte, war einfach und in diesem einen Satz sagte sie alles: „Ich denke, wir sollten heiraten!"
Pünktchen wollte sich jedoch auf keinen Fall unter Druck setzen lassen und brach nun endgültig jeden Kontakt ab.
Der Oberarzt in Wolfsburg, Ümit, und er verstanden sich ausgezeichnet und wurden gute Freunde. Ümit empfahl Pünktchen, erst seine Approbation zu machen, er könne ja dann immer noch an das Biochemische Institut zurückgehen; Professor Holzer bot Pünktchen an, er könne jederzeit wiederkommen.
Pünktchen wohnte zum ersten Mal einer Rektoskopie bei. Ein Assistenzarzt führte die Rektoskopie in der Ellenbogen-Knie-Lage durch, er schien routiniert. Die Patientin war weit über 90 Jahre alt. Sie bekam während der Rektoskopie einen Myokardinfarkt mit starken Schmerzen in der Brust und war nicht in der Lage, sich zu bewegen oder gar zu sprechen. Pünktchen stütze die Frau, damit sie nicht von dem Untersuchungstisch fiel und wollte sie in eine Lage bringen, in der eine Therapie würde eingeleitet werden können, es kam jedoch nach einem Kammerflimmern zum Sekundenherztod, gerade als Ümit im Untersuchungszimmer eintraf. Der verzweifelte Assistent stand mit dem Rektoskop in der Hand neben der Szene und weinte. Ümit war in der Türkei geboren, in Frankreich aufgewachsen und beherrschte die deutsche Sprache zwar akzentfrei, aber nicht immer einwandfrei. So sagte er beispielsweise „Ärme" und nicht „Arme". Angesichts dieser grotesken Situation sagte Ümit an Pünktchen gewandt: „O weh, nun hat er sie auch noch erschossen." Der Assistent kündigte noch am selben Tag und sagte zu Pünktchen, er hätte sich nie für einen talentierten Mediziner gehalten, aber nun sei das Maß voll. Er wolle ein Restaurant eröffnen und fortan nur noch glückliche Menschen sehen.

Am 19. Juli 1969 heirateten Elke und Pünktchen in Duisburg, die Trauzeugen waren Bernd und Brigitte. Die kirchliche Trauung fand in der Friedenskirche auf der Duisburger Straße statt; der Empfang anschließend im Handelshof.
Von Frau Binninger bekam Pünktchen ein Kaffeeservice aus der königlichen Porzellanmanufaktur München (KPM), das sie selber als

Abschiedsgeschenk vom Hof erhalten hatte.

Anfang 1971 konnte Pünktchen für zwei Monate an die Uni-Frauenklinik Ulm gehen und seine Laborausbildung fortsetzen; anschließend war er für zwei Monate als Assistenzarzt in der geburtshilflich-gynäkologischen Abteilung des Stadtkrankenhauses Wolfsburg beschäftigt, bis er im April in den Kreißsaal wechselte. Eine spannende Zeit, die er in seinem Urlaub mit einigen Praxisvertretungen in Oberhausen schmückte. Nach einigen Monaten an der St.-Elisabeth-Klinik Saarlouis konnte er im Johanneshospital bei Prof. Dr. Kuß in der Kinderchirurgie arbeiten und beendete damit im September 1972 seine Medizinalassistentenzeit.

An einem wunderschönen Wochenende im Spätherbst fuhren Elkes Vater und Pünktchen an die Mosel, um dort bei Christoffels auf dem Weingut *Joh. Jos. Christoffel Erben* Wein zu kaufen. Sie waren mit Papis Jaguar unterwegs. Der gesamte Kofferraum war voller Weinkisten und am Sonntagnachmittag, nach einer ausgiebigen Weinprobe mit Hans Leo Christoffel, fuhren sie zurück Richtung Duisburg. Da sie beide ziemlich betrunken waren, beschlossen sie, lieber Halt zu machen und ein bisschen zu schlafen. Pünktchen fuhr also in ein Waldstück, einen recht dunklen Feldweg entlang und parkte auf einer freien Lichtung. Beide schliefen sofort ein. Als Pünktchen aufwachte, war der Wagen umringt von Soldaten, die ihre Maschinengewehre im Anschlag auf den Wagen gerichtet hatten. Papi erwachte auch bald und erschrak fürchterlich. In barschem Ton wollten die englisch sprechenden Soldaten wissen, was sie hier verloren hätten. Papi, der kein Englisch konnte, konnte nicht antworten, aber Pünktchen versuchte, den Soldaten die Lage zu erklären und herauszubekommen, wo sie waren. Auf dem Militärflughafen Ramstein! Keine Lichtung. Sie sollten den Flughafen sofort verlassen, sagte einer der Soldaten und Papi schlug vor, einfach den Weg, den sie gekommen waren, zurückzufahren. Das ginge nicht, sagte ein anderer Soldat zu Pünktchen, der übersetzte. Sie müssten schon durch das normale Tor. Inzwischen war ein Offizier eingetroffen, der die Geschichte kaum glauben konnte, denn wie Pünktchen und Papi erst jetzt bemerkten, standen sie mitten auf dem Rollfeld! Der Offizier geleitete den Wagen zur Hauptwache und versuchte, sich mit Papi zu unterhalten. Dieser, der sich dachte, das müsse doch wohl ein gebildeter Mann sein, schließlich war er ja Offizier, probierte es auf Latein. Und siehe da, der Offizier verstand ihn und so unterhielten sie sich in der toten Sprache. Ein Deutscher und ein Amerikaner unterhielten sich auf dem Militärflughafen Ramstein in Latein – und Pünktchen verstand kaum ein Wort. Nachdem Papi dem Offizier alles noch einmal erklärt und diesem einen Blick in den

Kofferraum gewährt hatte, glaubte er schließlich die groteske Geschichte und Papi und Pünktchen durften den Flughafen ungestraft verlassen, jedoch nicht, ohne dem Offizier vorher feierlich eine Kiste des Weines zu überreichen!

Wenn Papi und Pünktchen Schach spielten, sagte Papi grundsätzlich „Ich weiß, watte wills, Du wills mich kaputtmachen!" Am Ende gewann er aber doch meist, manchmal dauerte eine Partie Stunden. Dazu trank Papi manchmal ein Gläschen Cognac. Wenn Mutti ihn hinterher fragte, warum er so betrunken sei, beteuerte er, er habe nur einen Schwenker genossen. In diesen Schwenker passte immerhin ein Liter Cognac, aber das wusste Mutti nicht.

Pünktchen und Elke waren im Urlaub in Südfrankreich. Sie machten auf der Promenade in Marseille einen Schaufensterbummel. Elke kam dabei die glorreiche Idee, ihre alten Schuhe gegen ein neues Paar Stöckelschuhe einzutauschen. Die Schuhe sahen nicht nur einfach toll aus, sie waren auch noch erheblich reduziert, quasi ein wahres Schnäppchen. Sie kaufte also in dem Schuhladen die Stöckelschuhe, ließ die alten gleich dort und ging mit den Stöckelschuhen weiter im Hafen spazieren. Der Hafen von Marseille besteht jedoch fast ausschließlich aus Kopfsteinpflaster, und so brach schon nach kurzer Zeit der erste Absatz ab. Elke, wie immer sehr humorvoll und gelassen, nahm kurzerhand den zweiten Schuh und befreite auch den von seinem Absatz. Läuft sich ja auch gleich viel besser!
Am Nachmittag desselben Tages machten Pünktchen und Elke einen Ausflug auf die Île de Ré. Dort lag am Ufer ein Ball, den Elke wegtrat. Dummerweise flog dabei der eine Schuh hinterher und geradewegs ins Meer. Da nahm sie den anderen, schmiss ihn seinem Partner hinterher und sagte zu Pünktchen: „Ich konnte sowieso nicht besonders gut darin laufen ..."
Abends wurde dem Schuhladen also ein weiterer Besuch abgestattet, barfuß diesmal, denn andere Schuhe hatte Elke nicht dabei. Da ihre Füße logischerweise sehr schmutzig waren, kaufte sie als Erstes ein Paar Strumpfhosen. Sie suchte dann ein paar Schuhe ohne Absatz heraus, probierte diese, zog die Strumpfhose wieder aus, gab sie der Verkäuferin mit der Bemerkung
„Die können Sie wegschmeißen, dafür ist es hier viel zu warm!", bezahlte die Schuhe (die natürlich auch wieder ein echtes Schnäppchen waren!) und wollte gerade gehen, als die Verkäuferin fragte, was denn mit den anderen Schuhen nicht stimme. Elke antwortete: „Die habe ich ins Meer geworfen!" und ging glücklich über ihre neuen Schuhe aus dem Laden.

Pünktchen und Elke wohnten in Dossenheim in einer kleinen Wohnung, die einer Familie Albrecht gehörte. In einer Kneipe wurden sie Zeuge, wie der Besitzer seinen Hund ganz offensichtlich misshandelte. Sie boten ihm Geld für den schönen Boxer und nahmen Boris mit nach Hause. Boris war ein lustiger Hund, er spielte für sein Leben gerne mit Plastikflaschen. Er hatte absolutes Schlafzimmerverbot und wusste das auch sehr genau. Wenn er trotzdem hinein wollte, so wurde er immer länger, bis er nur noch mit einer Hinterpfote gerade eben außerhalb des Schlafzimmers war und wenigstens mit der langen nassen Zunge an den Zehen von Elke lecken konnte. Morgens lief er Brötchen holen, die er in der Papiertüte vorsichtig nach Hause trug. Einmal kam er ohne Brötchen nach Hause. Als ihm das auffiel, drehte er sofort um, er hatte sie ihm Feld abgelegt und dort vergessen.

Leider konnten sie Boris nicht behalten, aber das neue Zuhause, das sie für ihn fanden, war sicher besser, als sein früheres Zuhause bei dem Kneipenwirt, der nur nach ihm getreten hatte.

Pünktchen bewarb sich an die städtische Kinderklinik Berlin-Charlottenburg, bekam die Stelle schneller, als er dachte und so zogen Elke und er in eine schöne Wohnung in der Schlüterstraße 52.

Mesud Gevezel, ein kleiner Junge wohl türkischer Herkunft, wurde mit einem schweren Malabsorptionssyndrom in die Klinik eingeliefert. Malabsorptionssyndrom bezeichnet eine ganze Reihe von Krankheiten, die alle durch eine nicht einwandfrei funktionierende Aufnahme von Substraten durch den Darm hervorgerufen werden. Das Krankheitsbild und die Ursachen können sehr unterschiedlich sein. Mesuds Eltern waren unbekannt. Endlich fanden Elke und Pünktchen ein Kind, das sie adoptieren wollten, denn sie hatten schon länger gesucht. Da es nicht erlaubt war, ein Kind aus der eigenen Klinik zu adoptieren, ließen sie den kleinen Jungen extra in das Universitätsklinikum Kaiserin Auguste Viktoria in Schöneberg verlegen. Alle Papiere waren schon vorbereitet, die Adoption so gut wie durchgeführt. Pünktchen besuchte Mesud oft. Der Junge hatte auch einen schlimmen Herzfehler, der jedoch operativ behandelt werden konnte. Kurz nach der Operation bekam Mesud eine Lungenentzündung und starb. Ein schreckliches, trauriges Erlebnis und ein bitterer Schlag.

Pünktchen wechselte an das Christophorus-Kinderkrankenhaus Berlin-Lichtenrade.

Das Auto ist gepackt, das Wetter mäßig, aber die Reise kann losgehen. Als erstes Ziel auf dem Weg nach Sizilien steht der Gardasee auf dem Plan. Mit dem neuen Ford Capri keine langwierige Angelegenheit. Achille ist erfreut über den Besuch und Elke und Pünktchen dürfen zwei Nächte in seinem Hotel übernachten. Sie sind Gäste des Hauses, das versteht sich von selbst. Nach den zwei Tagen Pause geht es über die Autobahn nach Genua, 240 Kilometer die Stunde. Ankunft: Mittagszeit. Es gilt, in sengender Hitze den Hafen und die Schiffe nach Sizilien zu finden. Pünktchen entdeckt irgendwann einen großen Parkplatz (ungefähr so groß wie ein Fußballfeld), der voller Lastwagen steht. Hier muss auch irgendwo der Hafen sein. Die Schlüssel und die Wagenpapiere müssen abgegeben werden, der Kartenverkäufer klärt noch darüber auf, wann das Auto auf die Fähre gefahren werden muss. Bei Abfahrt der Fähre bekäme man die Papiere wieder.

Ein schönes Restaurant ist schnell gefunden und der anschließende Verdauungsspaziergang am Hafen entlang tut beiden gut. Gegen 19:00 sind sie wieder auf der Fähre, begutachten kurz die Kabine und verschwinden dann an Deck, um das Ablegen zu beobachten. Auf dem gesamten Schiff befinden sich außer drei Touristen ausschließlich Fernfahrer, mit denen es sich ganz hervorragend einen trinken lässt. Bis in die Nacht quatschen die Touristen – so auch Elke und Pünktchen – mit den Truckern, um dann todmüde gen Kabine zu stolpern. Doch was muss Elke da feststellen? Kotze hinter dem Doppelbett! Festgetrocknet! Elke beginnt zu zetern, weigert sich, in diesem Bett zu schlafen. Pünktchen kann das nicht mehr aus der Ruhe bringen. Noch während Elke mosert, ist er eingeschlafen.

Die gesamte Fahrt wird von Delphinen begleitet, die sich erst kurz vor Palermo vom Schiff abwenden und weiter im Wasser herumtollen. Es ist heiß in Palermo, die Straßen sind staubig und die Luft alles andere als gut. Ab ins Auto, Richtung Westen. In dem hübschen kleinen Badeort Cefalu vor Palermo, auf einem äußerst pittoresken Platz, findet sich eine Pension, in der sie ein Zimmer bekommen. Es ist erst Mittag, also beschließen beide gemeinsam, noch eine Fahrt zum Strand zu machen. Auf dem Weg dahin sehen sie die ganzen Hotels, die sie vorher vergeblich gesucht hatten.

Am späten Nachmittag fahren sie zurück in die Pension. Diese ist nicht mehr so schön, wie sie ihnen vorher erschien, im Zimmer herrscht brüllende Hitze und es gibt zu Elkes Entsetzen keine Klimaanlage. Von der Straße dringt ohrenbetäubender Lärm in das kleine Zimmer; wenn man das Fenster öffnet, kann man sich selbst nicht mehr reden hören. Elke will nach Palermo. Hier kann man es ja nicht aushalten.

Also bezahlen sie das Zimmer, setzen sich ins Auto und fahren nach Palermo. Die Fahrt führt die Uferpromenade entlang. Eine typisch südländische Promenade, ein bisschen angeschmutzt, aber schön. Viele Menschen laufen auf der Promenade entlang, alte Männer sitzen mit Zigarre und Zeitung im Schatten und lesen, einige hocken vor den *caffetterias* und trinken beim netten Plausch einen *cappuccino* nach dem anderen. Ungefähr sechs bis acht Kilometer ist die Promenade lang und die vermeintlich besten Hotels am Platz sehen wenig einladend aus. Also drehen sie um und wollen im Stadtkern eines suchen. Kurz vor der Altstadt sehen sie einen wunderschönen kleinen Park mit schmiedeeisernem Zaun und einer Schwimmanlage. In der Hoffnung, dies sei ein Hotel, steigen sie aus dem Auto und gehen in den Park. Dies muss wohl das beste Hotel auf ganz Sizilien sein. Sie buchen ein Zimmer für eine Woche und jetzt kann der Urlaub losgehen.

Am zweiten Abend gehen sie in die Hotelbar, um Cocktails zu trinken. Am Ende des Abends will Pünktchen bezahlen, doch der Barkeeper lehnt ab, die anderen Gäste hätten schon alles bezahlt. Er habe immer jedem ein bisschen des Preises ihrer Cocktails mit auf die Rechnung gesetzt, bei einem so netten Paar wäre das selbstverständlich und außerdem würden die ganzen Mafiosi das eh nicht merken. Also bleiben die zwei noch ein bisschen und unterhalten sich mit dem Barkeeper. Pünktchen fragt ihn irgendwann, ob er Hemingway kenne. Dieser, ganz überrascht, antwortet mit ja und möchte wissen, warum. Er hat früher in Henry's Bar gearbeitet hat, und ist eben jener Barkeeper, den Hemingway in vielen seiner Bücher erwähnt. Da er schnell merkt, dass Pünktchen ein Hemingway-Fan ist, ist es ab jetzt ausgemachte Sache: die Italiener sollen weiterhin für Elke und Pünktchen mitbezahlen, denn der Barkeeper ist von den netten Deutschen einfach begeistert. So bekommen Elke und Pünktchen also ab jetzt in der Bar alles umsonst, obwohl sie das eigentlich nicht nötig gehabt hätten.

Am dritten Tag bei einem Bummel durch die Stadt wird ein Polizist aus einem vorbeifahrenden Auto angeschossen. Schnell sammelt sich eine Menschenmenge aus Schaulustigen. Elke und Pünktchen begeben sich auf die Flucht vor diesen Menschen, denn sie wollen nicht in eine Mafia-Angelegenheit hineingezogen werden, noch dazu als Touristen. In einer kleinen Gasse, in die sie sich geflüchtet haben, kommen plötzlich zwei Jugendliche auf Mopeds angerast und wollen Elke die Handtasche wegreißen. Elke tritt nach ihnen und den zweien bleibt nichts anderes übrig, als weiterzufahren. Doch dann drehen sie am Ende der Gasse um und kommen zurück. Plötzlich gehen die Türen der Häuser auf und es treten Leute auf die Straße, die den Mopedfahrern zurufen, sie anheizen. Die Situation wird immer gefährlicher.

Um Elke die Tasche mit den langen Riemen wegnehmen zu können, müssen die Jugendlichen langsamer fahren. Diese Chance nutzt Elke, gegen das noch fahrende Gefährt zu treten. Beide Jugendlichen fliegen in hohem Bogen vom Moped, landen unsanft auf der Straße und rennen davon, ihr Moped lassen sie liegen. Plötzlich klatschen die Leute, die sich versammelt hatten, um den Überfall auf die Touristen aus nächster Nähe miterleben zu können, und laden Elke und Pünktchen ein, bei ihnen zu essen. Elke, die vor Angst immer noch nicht richtig denken kann, lehnt ab und sie kehren unversehrt ins Hotel zurück.

Nach dieser ereignisreichen Woche in Palermo wollen Elke und Pünktchen sich noch das Landesinnere ansehen und verabschieden sich am letzten Abend von dem liebgewonnenen Barkeeper. Dieser sagt, sie müssten die genaue Route und das Rückkehrdatum dalassen, damit man eventuell die Polizei verständigen könne, falls sie nicht rechtzeitig an ihrem

Reiseziel auftauchen sollten. Das Landesinnere sei gefährlich, alles voller Mafiosi, nichts für deutsche Touristen. Elke und Pünktchen kann das nicht abschrecken, da sie sowieso nicht genau wissen, wo sie entlangfahren wollen, lehnen sie ab, nicht ohne diese Maßnahme als völlig übertrieben abzutun.

Zuerst besichtigen sie das Kloster Monreale, dann fahren sie nach Agrigent.

Über einen Feldweg geht es am nächsten Morgen in Richtung der Tempelanlage. Plötzlich kommt ihnen ein Auto entgegen. Am Steuer eine äußerst finstere Gestalt, die nicht gerade sehr freundlich auf die Touristen starrt. Elke bekommt es mit der Angst, als der Fahrer auch noch aussteigt und auf sie zukommt. Da sie Italienisch spricht, versteht sie die Frage des Mannes. Er will wissen, wo sie hinwollen. Elke erklärt, dass sie zu der Tempelanlage wollen, woraufhin der Mann ihr rät, hier besser nicht entlangzufahren. Etwas freundlicher, aber immer noch mit finsterer Miene, erklärt er den Weg zu der Tempelanlage, verabschiedet sich dann nett, wünscht noch einen guten Tag und verschwindet. Elke und Pünktchen fahren den bezeichneten Weg und finden schnell die Anlage. Am Abend erreichen sie dann Selimunt an der Westküste. Selimunt ist die größte Ölraffineriestadt der Welt. Da es schon spät ist, bleibt keine andere Wahl, Elke und Pünktchen suchen sich ein Hotel und machen sich auf eine entsetzliche Nacht gefasst. Es ist heiß in Selimunt, der Gestank von den Raffinerien ist kaum zu ertragen, das Hotel grauenvoll, aber teuer. Nach einem hastigen Frühstück am nächsten Morgen verlassen sie fluchtartig diesen schrecklichen Ort.

An einem Strand im Süden, an den es außer Elke und Pünktchen keine Menschenseele verschlagen hat, beschließen sie, zum Baden zu bleiben. Sie fahren mit dem Auto direkt auf den Strand und genießen den Wind, der die Hitze erheblich mildert. Elke genießt die Sonne, in der sie ja immer gerne stundenlang liegt, ohne zu verbrennen und ohne zu schwitzen.

Nach zehn Minuten sagt sie zu dem völlig verblüfften Pünktchen, sie bräuchte jetzt einen Sonnenschirm! Natürlich kann Pünktchen an diesem menschenleeren Strand keinen solchen herbeizaubern und Elke lehnt sich im Schatten des Autos zurück.

Nach diesem Sonnenbad fahren sie in Richtung Piazza Armerina, einer alten Römerstadt, und zu den weltberühmten Fußbodenmosaiken in der vier Kilometer entfernten Villa Romana del Casale, das mittlerweile zum UNESCO Weltkulturerbe gehört.

Nach einigen weiteren Zwischenstopps erreichen sie Catanya, eine wunderschöne sizilianische Stadt mit etwa 100.000 Einwohnern. Sie finden eine hübsche Pizzeria in einem großen Garten, die ihnen vom Hotel empfohlen wurde, und bestellen. Pünktchen Pizza, Elke Pasta und dazu Rotwein. Als der Wein mit Brot an den Tisch gebracht wird, stoßen sie auf den Urlaub an und Elke behauptet, der Wein schmecke nach Petroleum.

Pünktchen findet ihn sehr lecker und ganz normal. Elke patzt darauf den Kellner an, er solle neuen Wein und andere Gläser bringen. Dieser entschuldigt sich in bestem Italienisch, probiert den Wein und empfindet ihn ebenfalls als ganz normal. Aber er bringt neuen und auch andere Gläser. Gleichzeitig wird das Essen serviert. Elke probiert und lässt den Maître am Tisch antanzen. Diesen motzt sie auf Italienisch an, das Essen schmecke nach Benzin. Und der neue Wein wäre ja wohl ganz unmöglich! Pünktchen versteht nicht alles, was Elke auf Italienisch sagt, aber genug, um zu denken, sie sei durchgedreht. Trotz des kühlen Windes sagt Elke zu Pünktchen, es sei eine Affenhitze und zieht ihre Strickjacke aus. Es werden noch vier weitere Essen am Tisch aufgetragen, doch keines findet Gnade vor Elkes Gaumen. Entweder sie schmecken nach Petroleum, oder die Zutaten sind einfach schlecht, gammelig und verkommen. Pünktchen versucht, seine Pizza trotzdem zu genießen und am Ende müssen sie nur das bezahlen, was sie wirklich gegessen und getrunken haben.

    Auf dem Weg zum Hotel redet Elke richtigen Unsinn, zetert vor sich hin, es sei heiß, die Straße dreckig, es würde überall stinken, ... Es ist weder heiß noch dreckig, noch stinkt es. Im Hotel angekommen bekommt Pünktchen dann richtig Angst um Elke, sie hat mittlerweile einen puterroten Kopf und zittert am ganzen Leib. Pünktchen schlägt vor, sie solle nach Berlin zurückfliegen und Jutta zu Hilfe rufen. Diese ist fast mit der Facharztausbildung zur Gynäkologin fertig und könnte vielleicht helfen, denkt Pünktchen, der sich auf all das keinen Reim machen kann und sich nicht mehr zu helfen weiß. Elke will nicht, weint und schläft irgendwann vor Erschöpfung ein.

    Am nächsten Morgen behauptet sie, Pünktchen hätte das alles nur geträumt, das wäre ja wohl alles Quatsch. Pünktchen hat keine Lust zu streiten und schlägt stattdessen die Weiterfahrt zum Aetna vor.

    So nehmen sie an einer geführten Tour alleine mit zwei Führern zum Aetna teil. Mit Jeeps fahren sie so dicht an den Krater heran, wie es für die Reifen der Autos von der Hitze her gerade noch machbar ist. Sie haben ganz dicke Schuhe an, wegen der Hitze auch durchaus sinnvoll, sonst würden ihnen die Fußsohlen womöglich wegschmelzen. Mit Seilen gesichert steigen sie auf. Zu viert nähern sie sich dem Rand des Kraters, andere Touristen sind ja nicht auf dieser Führung dabei, die wenigen, die überhaupt auf Sizilien sind, hatten kein Interesse für eine solche Art Führung und selbst die Führer sind keine eigentlichen Führer, sondern ganz normale Bewohner von Taormina, die Elke und Pünktchen auf ihre Frage hin vom Hotel empfohlen worden waren.

    Es herrscht eine unglaubliche Hitze, ein regelrechter Sturm, die Lava brodelt und es ist ungeheuer laut. Elke fragt oben auf dem Rand des Kraters die beiden Führer auf Italienisch, ob die italienische Luftwaffe mit ihren Düsenjägern nichts Besseres zu tun hätte, als über den Aetna zu fliegen, während sie da reingucke! Die Führer können wegen des Lärms kaum verstehen, was Elke sagen will. Pünktchen kann inhaltlich nicht ganz verstehen, was sie will. Sie rücken dichter an die Führer heran und Elke wiederholt ihre Frage. Irgendwann verstehen sie ihre Frage und lachen schallend, sagen, sie sollen mal weiter mitkommen, dann würden sie ihnen zeigen, was das für ein Lärm sei, Düsenjäger wären es jedenfalls nicht. Als sie fast am Rand sind, seilen sie sich noch fester an, die beiden Männer des Dorfes am weitesten vom Krater entfernt, dann Pünktchen. Elke darf als Erste in den Schlund schauen. Sie geht ganz vorsichtig wieder zurück und will sofort den Berg zu Fuß wieder hinunter laufen.

Pünktchen guckt als nächster in den ca. 500 Meter durchmessenden Schlund, der auch ungefähr 500 Meter nach unten geht. Es blubbert glutrot und aus dem Schlund kommen laute Sprudelgeräusche.

Nach dem Besuch auf dem Aetna müssen sie ihre Klamotten wegschmeißen, denn die hätten sie nie im Leben wieder sauber bekommen. Tage später ist das Duschwasser noch dreckig von dem Lavastaub.

Zuletzt fahren sie nach Taormina. Es liegt an einer atemberaubend schönen Bucht, das Wetter ist wunderbar und die Luft riecht anders, aber gut. Ein Barockschloss direkt an der Bucht, mit einem Blick über diese, ist zum Hotel umgebaut worden. Dort bleiben sie für vier Tage in einer riesigen Suite. Für einen Strand von vielleicht fünf Kilometern gibt es vom Hotel fünf Sonnenschirme. Pünktchen steht morgens sehr früh auf, da er den ganzen Weg zum Strand auf Steintreppen hinunter laufen muss, um einen Sonnenschirm zu reservieren. Pünktchen ist überzeugt, Elke sei restlos verrückt geworden und fürchtet im Stillen, sie würden unangenehm auffallen, und man würde ihm die Frau wegnehmen und einweisen. So organisiert er also jeden Morgen nach dem frühesten Frühstück den verlangten Schirm (*ombrellone*). Nachdem Elke noch einmal für eineinhalb Stunden im Bett ruht, kommt sie auch zum Strand. Da sie nicht wissen kann, welchen Schirm Pünktchen denn nun ergattert hat, steht sie an einem verabredeten Punkt und Pünktchen holt sie dort ab. Vorher musste er natürlich noch jemanden bestechen, der auf den Schirm aufpasst, damit der nicht weg ist, wenn er mit Elke wiederkommt. Eigentlich war der Schirm groß genug für zwei, aber Elke ist jeder noch so große Schirm zu klein und so legt sich Pünktchen eben neben den Schirm in die pralle Sonne.

Am zweiten oder dritten Tag fragt Pünktchen an der Rezeption, wo sie ihr Auto (Ford Capri 3.5, einer der ersten!) zur Inspektion bringen könnten. Der Rezeptionist bietet an, in Messina in einer Werkstatt anzurufen. Die Leute der Werkstätten sagen, sie müssten dafür in Deutschland anrufen und das dort machen lassen. Als Pünktchen zurück ins Hotelzimmer kommt, schimpft Elke, dann wäre der Wagen kaputt, denn diese Inspektion wäre eine der wichtigsten, da müssten einige Teile ausgewechselt werden. Elke ist wütend, rennt an die Rezeption und zetert, sie müsse dringend nach Rom telefonieren, und zwar von einem Telefon aus, wo sie ungestört sei. Der Rezeptionist sagt, das ginge nur mit Vermittlung, aber Elke besteht darauf, die Nummer nicht zu nennen und von einem unbeobachteten Telefon aus zu telefonieren. Elke setzt ihren Willen durch, kommt zu Pünktchen zurück und teilt ihm mit, sie könnten nun nach Messina in die Ford-Werkstatt fahren, sie hätte mit Dr. Trerotoli telefoniert, nun wäre alles geregelt.

In der Werkstatt in Messina angekommen will Pünktchen den Wagen anmelden. Die Leute in der Werkstatt lachen und sagen ihm, das hätten sie ihm doch schon am Telefon gesagt, das ginge nicht. Pünktchen versucht es noch einmal und sagt, sie hätten aber nochmal angerufen. Die Mechaniker werden pampig, beschimpfen Pünktchen, gehen auf ihn zu.

Pünktchen sagt zu Elke, die Mechaniker würden nicht wollen. Elke entgegnet, es könnte ja sein, dass der Trerotoli nicht so schnell reagiert hätte. Warum nicht einfach noch mal in die schöne Innenstadt fahren und in ein oder zwei Stunden noch mal wiederkommen. Als sie gerade vom Hof fahren wollen, kommen die Mechaniker hinter ihnen her gerannt, es wäre alles ein großes Missverständnis, sie würden das natürlich machen, und Elke und Pünktchen sollten das bloß niemandem erzählen. Es gab ein großes Trara. Natürlich würden sie auch ein Auto gestellt bekommen, um nach Messina fahren zu können, sie hätten schon in einem sehr guten Lokal angerufen und sie angemeldet.

In Messina gehen Elke und Pünktchen in das Restaurant, werden mit Verbeugungen empfangen, tafeln das feinste Essen, wollen bezahlen und erfahren dann, das sei alles schon erledigt sei. Elke erzählt Pünktchen von dem Besuch in Abano Terme, wo sie Dr. Trerotoli bei der Kur kennengelernt hat. Ein älterer Mann, Anwalt. Der habe sie zum Beispiel am späten Nachmittag gefragt, was sie essen wolle und dann habe sie gesagt, am liebsten würde sie diesen oder jenen Fisch essen. Wenn er dann zur Küche gegangen sei, um ihren Essenswunsch zu erfüllen und die Küche bedauert habe, das hätten sie nicht, dann habe er geantwortet „Dottore Trerotoli, Roma", und dann standen alle wie Zinnsoldaten stramm und erfüllten ihm jeden Wunsch. Teilweise musste der Fisch dann von Padova geholt werden. Wenn er nachmittags von Trerotoli bestellt wurde, kam er in Kühlkisten mit einem Blaulichtfahrzeug nach Abano. Pünktchen fragte, ob der etwas von Elke wolle, aber sie verneinte. Der Mann sei doch fast doppelt so alt wie sie, gepflegt, intelligent, ... mit ihm hätte man einfach reden können. Abends in Messina fragt Pünktchen sie noch, ob das normal sei, was da eben in der Werkstatt abgelaufen ist. Da sei doch sicher was faul. Aber Elke beteuert, sie würde meinen, so bekannt wie der in Italien sei, als Anwalt eben, wäre das sicher alles normal und in Ordnung.

Als sie das Auto abholen und die Rechnung bezahlen wollen, ist auch diese schon ausgeglichen.

Zurück in Taormina klingelt am nächsten Morgen das Telefon im Zimmer, die Wirtin sagt, es sei ein Ferngespräch und Elke möge bitte hinunter kommen, sie wüsste nicht, wer dran wäre, der Mann würde seinen Namen nicht nennen wollen, aber einen ungestörten Apparat verlangen. Elke läuft also im Nachthemd an die Rezeption und sagt hinterher zu Pünktchen, das wäre das Büro von Dr. Trerotoli gewesen, und zwar eine Frau und kein Mann. Diese habe sich erkundigt, ob mit dem Auto nun alles wieder in Ordnung wäre. Des Weiteren fragte sie, sie würden ja mit dem Auto über Rom zurückfahren, wann sie denn in Rom wären und Elke habe dann einen Tag genannt. Auf die Frage, wo sie wohnen würden, habe Elke das geplante *Hotel Boscolo Palace* auf der Via Veneto genannt. Die Dame aus dem Büro sagte darauf, Dr. Trerotoli würde sie an dem Abend ab sechs Uhr in einem Restaurant dort in der Nähe erwarten und nannte auch den Namen des Lokals.

Elke ist sich nun nicht sicher, ob das Pünktchen so recht ist, aber er sagt, das passe zeitlich ganz gut und ihm persönlich auch. Er äußert noch seine Zweifel und das Gefühl, da stimme irgendwas nicht. Elke allerdings versichert ihn, alles sei in Ordnung, der Dottore sei einfach ein netter Mann.

In Rom angekommen, suchen sie also um sechs Uhr das Lokal auf, setzen sich auf die Straße in das angeschlossene Café, in die Nähe des Bürgersteiges, genauso, wie die Dame aus dem Büro es Elke am Telefon erklärt hatte und warten bis ungefähr 21 Uhr. Sie essen eine Kleinigkeit. Kein Dr. Trerotoli erscheint. Am nächsten Morgen ruft Elke die Telefonnummer dieses Büros an, erklärt der Dame am anderen Ende der Leitung, sie und Herr Trerotoli hätten sich offensichtlich verpasst und das täte ihr sehr leid. Die Frau schaut angeblich in den Terminkalender von Herrn Trerotoli und erklärt Elke, sie wäre dort gar nicht eingetragen, sie wäre auch in diesem Büro gar nicht bekannt, es täte ihr leid, vermutlich wäre sie falsch verbunden. Elke ist sehr enttäuscht, aber was hilft's. Der Rückweg über Florenz nach Berlin steht an.

Elke schreibt einen Brief an Herrn Trerotoli, an die ihr bekannte Adresse. Aber der Brief kommt zurück. Elke ist sehr traurig, weil sie meint, Pünktchen würde ihr das nicht glauben. Er sagt jedoch nur, er habe doch gleich gesagt, da sei was faul sei. Ein halbes Jahr später liest Pünktchen im Spiegel, den er abonniert hat, einen Artikel über die Mafia, in dem steht, die Behörden konnten einen der bedeutendsten Mafia-Anwälte verhaften, Herrn Doktor Trerotoli, und zwar genau an dem Tag, als Elke und Pünktchen sich mit ihm in dem Lokal hatten treffen wollen.

Einige Tage später bestätigt sich Elkes und Pünktchens Verdacht: Elke ist schwanger. Ihre Gelüste, ihre veränderte Wahrnehmung, ihre Gefühlsschwankungen, alles erklärbar – sie bekommen endlich das Kind, das sie sich schon so lange wünschen. Ich entstand also auf Sizilien oder zumindest habe ich es mir auf Sizilien so richtig gemütlich gemacht und angefangen, Elke von innen auf Trab zu halten.

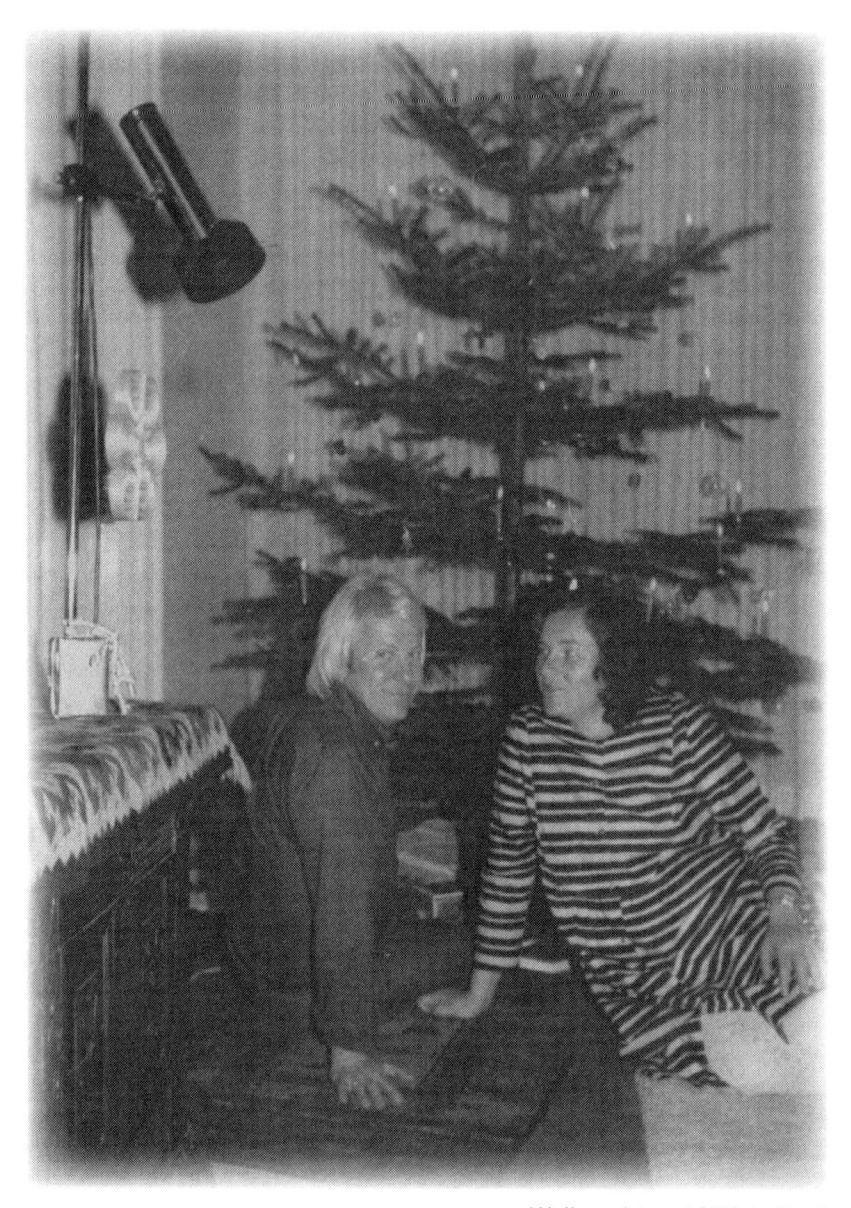

Weihnachten 1973 in Berlin

An demselben Tag, an dem Henry A. Kissinger, der Außenminister der USA, als Vermittler im Nahostkonflikt im Auftrag Syriens in Jerusalem eine Liste mit 65 Kriegsgefangenen übergibt und mitteilt, künftig seien Gefangenenbesuche durch das Rote Kreuz zugelassen, die Regierung in Paris geschlossen zurücktritt und die französische Regierung einen ersten Botschafter in der DDR ernennt, werde ich in Berlin geboren.

Der Himmel über Berlin ist wunderschön blau, der Schnee liegt bei 3° C noch auf den Straßen und Elke nimmt sich morgens ein Taxi in die Klinik, da Pünktchen noch Dienst hat und sie daher nicht fahren kann. Der Taxifahrer wünscht ihr einen schönen Arbeitstag und sie sagt fröhlich: „Ich schreite jetzt zur Geburt."

Ich will nicht raus, habe mir doch extra zwei Wochen mehr Zeit genommen. Ich mache es Elke so schwer wie nur möglich, die Ärzte kommen mit mir auch nicht zurecht. Elke wird bedrohlich schwach und ein Kinderarzt aus einer anderen Klinik wird zu Hilfe gerufen, man weiß ja nie.

Ebendieser Hilferuf ereilt Pünktchen, der mit einem Krankenwagen in die Klinik gefahren wird, ohne zu wissen, um welches Kind es sich handelt. Er rennt in den Kreißsaal und staunt. Die anwesenden Ärzte hatten schon alles Mögliche versucht, jedoch ohne Erfolg. Der Chefarzt hier auf der Geburtshilfe war noch in irgendeinem Flieger oder auf dem Rückweg vom Flughafen und so wurde schon über einen Notfallkaiserschnitt gesprochen. Zusammen mit den anderen anwesenden Ärzten und einer Saugglocke schafft Pünktchen es dann doch, mich von Elke zu trennen. Fast zeitgleich trifft der diensthabende Kinderarzt ein, der wegen des Wetters nicht eher hatte in die Klinik kommen können. Und der Chefarzt platzt noch im Mantel mit Schnee auf dem Hut in den Kreißsaal. Auch er hatte wegen des Wetters so lange gebraucht. Der Kinderarzt sagt zu Pünktchen: „Ich übernehme das Kind dann jetzt. Es ist ja meins."

„Nein danke, das Kind ist meins!"

„Doch, doch, sie hatten ja nun lange genug Dienst, es ist ja mein Kind."

„Nein, wirklich, dieses Kind ist MEIN Kind."

„So ein Unfug, machen Sie doch jetzt keinen Aufstand hier, sie sind ja völlig übermüdet. Ich habe Dienst und damit ist das mein Kind."

Eine Hebamme kann zum Glück den anderen Arzt aufklären, in diesem besonderen Fall sei das Kind wirklich und biologisch Pünktchens Kind, im tatsächlichen Sinne, da die Frau ja auch Pünktchens Ehefrau sei.

„Ach so." Pünktchen übernimmt also die Erstuntersuchung und verlässt anschließend die Klinik und seine Elke.

In der Kneipe in der Schlüterstraße warten schon Peter, Birgit, Pierre und Gisela. Pünktchen betritt die Kneipe und Peter brüllt von ganz hinten

„Was isses denn?"

„Ein Mädchen!"

Pünktchen muss an fast jedem Tisch einen trinken. Als er endlich die Freunde erreicht, kann er kaum noch stehen. Was für ein Fest!

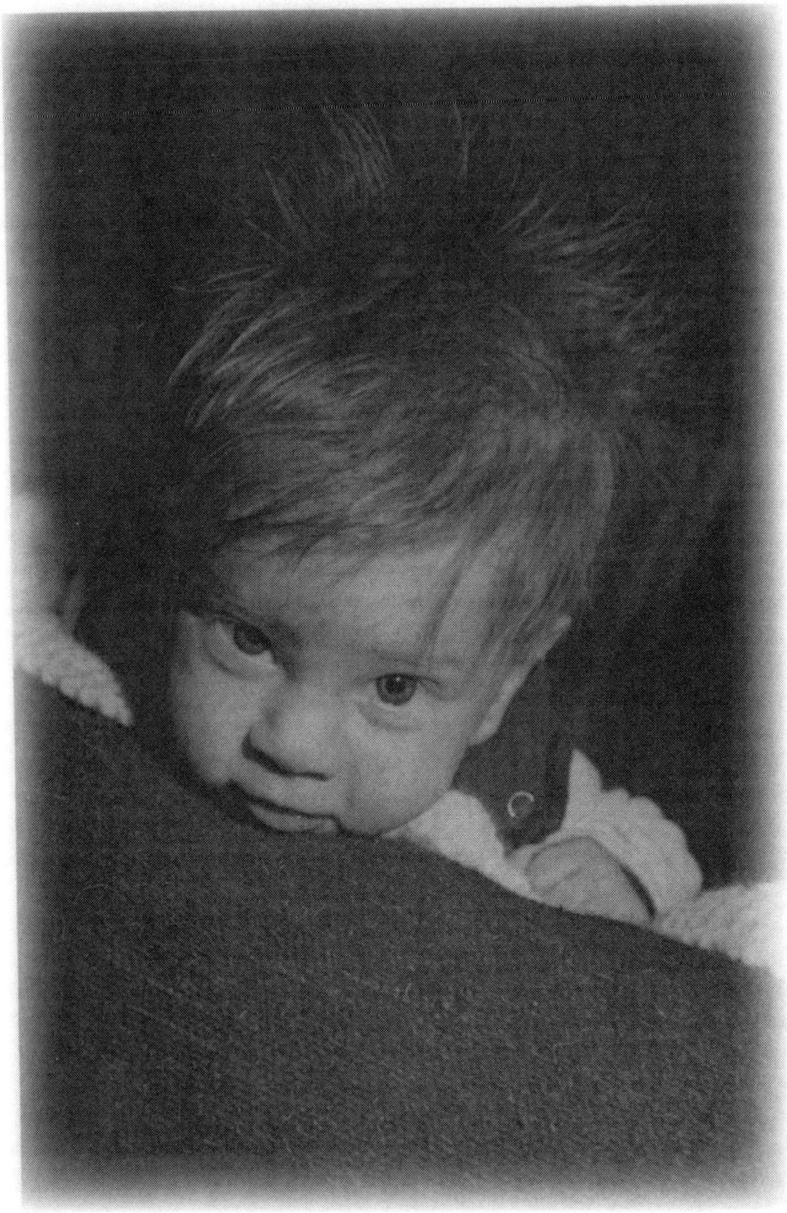

Ich sitze Rücken an Rücken in einem Rucksack auf Pünktchens Rücken. Ich sehe wohl niedlich aus, denn die beiden älteren Damen hinter mir gurren irgendwelche Geräusche in Babysprache zu mir hin und langen mit den Fingern in Richtung meines Gesichtes. Da spreche ich mein erstes verstöndliches Wort: „ßeiße!"
Die Damen sind entsetzt. So ein niedliches Kind und dann so was!
1976 machen wir in Ischia einen vierwöchigen Sommerurlaub. Bei einem Strandspaziergang erlebt Pünktchen mit mir eine sehr merkwürdige Episode. Ich bin noch nicht einmal drei Jahre alt, also laufe ich nackt am Strand entlang, baue Tropfburgen und genieße das Leben.
Es kommen uns zwei ziemlich fette Frauen entgegen, die ihr Bikinioberteil heruntergeklappt haben wie eine Balkonstütze. Diese beiden beschweren sich lautstark über das nackte Kind, woraufhin Pünktchen, zu den Frauen gewandt, sagt, sie sollten sich lieber mal überlegen, wie sie selber herumlaufen. Die beiden Frauen sind entsetzt über so eine Frechheit, aber die anderen Sonnenanbeter am Strand, die diesen kleinen Dialog mitgehört haben, klatschen Beifall.
Auf dem Rückweg von Ischia nach Deutschland fahren Pünktchen und Papi wieder mit dem Auto, und zwar über Rom. Pünktchen will Papi einiges zeigen, muss jedoch den Wagen steuern und kennt sich nicht ausreichend aus, um die Sehenswürdigkeiten ohne Stadtplan zu finden. Da Papi im Kartenlesen überhaupt nicht gut ist, bittet er Pünktchen, ihm die entsprechende Himmelsrichtung zu sagen, lehnt sich mit seiner Uhr aus dem Auto und schafft es tatsächlich, sie zu allen gewünschten Sehenswürdigkeiten zu lotsen.

Als angehender Intensivmediziner in Berlin sollte Pünktchen sein Wissen erweitern und dann nach Berlin zurückkommen, um dort den anderen Ärzten sein neues Wissen weiterzugeben. Sein Chef, Professor Heinz Wiesner, wollte ihn nach Toronto schicken. Auch Elke fand diese Idee spannend und beide waren eigentlich schon so gut wie dort. Als ich dann geboren wurde, wurde Elke die Vorstellung, nach Kanada zu gehen, unheimlich. Pünktchen wurde also beim Chef vorstellig und teilte ihm mit, nun doch nicht nach Kanada gehen zu können. Der Professor, seinerzeit auch Chefarzt der Uni-Kinderklinik in der Platanenallee, war entsetzt. Es war alles schon geplant und der Frust war groß.
„Wenn ich nicht mit Ihrem Schwiegervater befreundet wäre, Neumann!!! Hätten Sie mir doch nur eher Bescheid gesagt, wen soll ich denn nun schicken? Und was machen wir mit Ihnen?"

Die einzige Alternative, die Professor Wiesner einfiel, war, Pünktchen nach Aachen zu Professor Schöneberger zu schicken, der gerade dabei war, die Kinderklinik des Universitätsklinikums Aachen aufzubauen. Pünktchen kam einige Tage später zu seinem Vorstellungsgespräch mit einem bunten Hemd mit Andy Warhols Marilyn Monroe bekleidet in

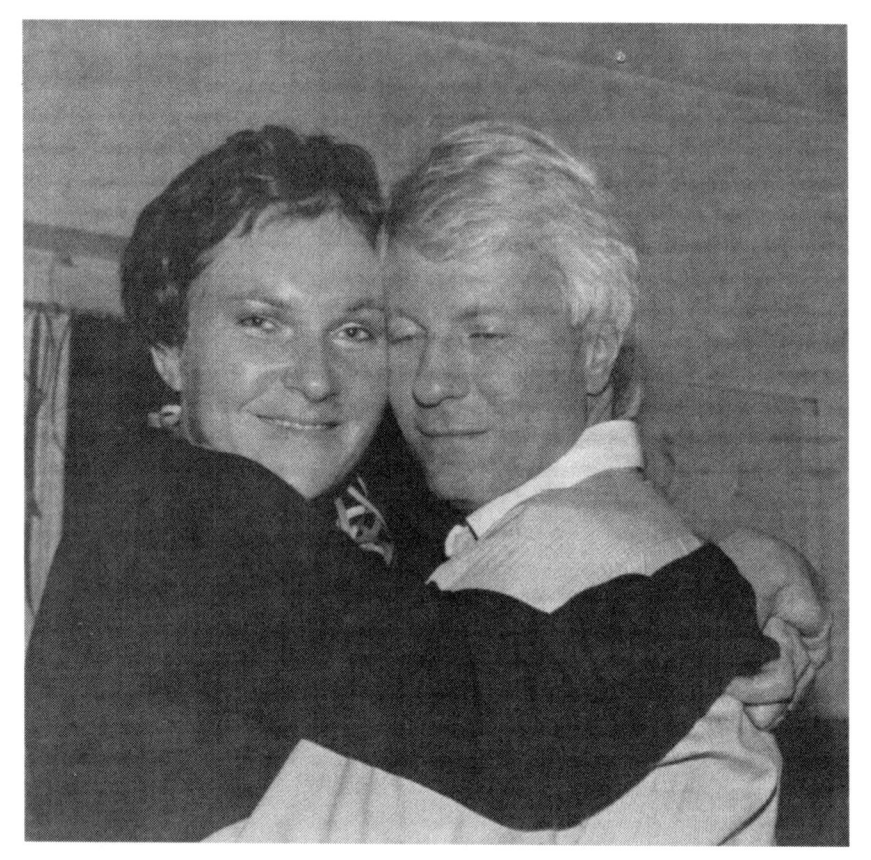

Elke und Eberhard

das Klinikum in Aachen.[6] Einer der Assistenzärzte warnte Pünktchen, so könne er dem Chef, einem Herrn Prof. Dr. Hans Schöneberger, ja wohl nicht gegenübertreten. Pünktchen sagte, so würde er ihm aber gegenübertreten, denn bei der Arbeit mit Kindern sei bunte Kleidung ja wohl mehr als

6 Andy Warhol benutzte für seine Marilyn-Siebdrucke ein Pressefoto von Marilyn Monroe aus dem Film *Niagara* von 1953, nachdem sie im August 1962 Selbstmord beging. Er konnte damit zwei seiner Lieblingsthemen verknüpfen: Tod und den Kult um prominente Menschen.

angemessen. Der Assistenzarzt wies ihn darauf hin, Herr Schöneberger würde das sicher nicht dulden würde.

Also ging Pünktchen mit etwas gemischten Gefühlen zum Chef. Dieser fragte nur, wo Pünktchen denn das tolle Hemd herhätte. Ganz offensichtlich fand er die Bekleidung des Bewerbers völlig in Ordnung. Pünktchen trat also seine Stelle an der Klinik in Aachen an.

Der Assistenzarzt Peter kam aus der Schweiz. Er schien Pünktchen ein bisschen faul und träge, eher interessiert am Nachtleben und den Karnevalsveranstaltungen als am Klinikgeschehen. Pünktchen ließ ihn im Schwesternzimmer seinen Rausch ausschlafen. Peter merkte, dass er wohl doch mehr für die Klinik tun musste und orientierte sich an Pünktchen. Der Grundstein einer langen Freundschaft.

Ein Kollege aus dem Iran sollte in Aachen seine praktische Ausbildung vervollständigen. Er kam aus einer schwerreichen Familie, sein Vater besuchte ihn öfter zusammen mit seinen 32 Frauen. Bafti war allerdings richtig faul, dagegen war Peter ein wahres Arbeitstier. Bafti war dafür zuständig, die Arztbriefe zu schreiben. Das tat er aber nicht, er sammelte die Unterlagen alle in seinem Spind. Als Dr. Schöneberger Pünktchen nach den Arztbriefen fragte, sagte dieser, er würde sich darum kümmern. Bafti erklärte, er habe sie wohl alle geschrieben, aber Pünktchen hatte die Unterlagen im Schrank gesehen. Diese bodenlose Lüge brachte das Fass zum Überlaufen. Pünktchen rannte hinter Bafti her, der aus dem Zimmer raus wollte, sie rannten mehrfach um den Tisch, laut brüllend. Bafti sagte immer, Pünktchen sei wohl verrückt und man solle doch die Psychologen holen, der wäre ja nicht ganz dicht. Pünktchen entgegnete, er würde Bafti aus dem Fenster werfen, wenn er ihn erwischen würde. Er erwischte ihn. Das Fenster stand offen und Bafti landete ein Stockwerk tiefer auf dem Vordach. Es passierte ihm nichts, aber er log Pünktchen auch nie wieder an. Merkwürdigerweise brannte am nächsten Morgen Baftis Spind völlig aus; die Arztbriefe konnten nicht mehr geschrieben werden.

Pünktchen flog von Aachen aus bei Einsätzen im Helikopter als Notarzt mit. Auf seinem ersten Flug fragte der Pilot, ob er schon mal einen Wasserturm von oben gesehen habe. Auf seine Verneinung hin machte dieser einen kleinen Umweg, da er noch keine Landeerlaubnis erteilt bekommen hatte und schwebte über dem Wasserturm, der oben offen war. Beeindruckend. Der Pilot schwankte mit dem Helikopter seitlich hin und her, wohl um Pünktchen aus der Ruhe zu bringen. Dieser blieb jedoch ganz entspannt und erinnerte an die Dringlichkeit, zum Einsatzort zu fliegen.

Am 24. November 1976 bekam Pünktchen den Doktor der Medizin zugesprochen. Sein Titelthema „Histiocytose X – Bericht über 6 eigene Fälle" brachte ihm die Note gut. Histiocytose X ist eine sehr seltene

Tumorerkrankung, die sich nur selten zurückbilden kann, vor allem unter Einsatz einer aggressiven Chemotherapie. Pünktchen war der Erste, der über so viele Fälle berichten konnte. Am 22. Dezember 1976 bestand er die Facharztprüfung für Kinderheilkunde.

Pünktchen geht mit mir in ein großes Kaufhaus in Aachen. Er gibt mich in der Spielwarenabteilung ab und sagte mir, ich solle mir die schönen Sachen dort ansehen, er käme gleich wieder. Eine Verkäuferin bittet er, ein Auge auf mich zu haben. Dann geht er in die andere Abteilung, um dort seine Erledigungen zu machen. Er wollte mich einfach nicht mit so banalen Dingen wie Unterhosen und Rasierwasser langweilen. Auf einmal hört er einen hohen Schrei, der nicht mehr enden will. In aller Ruhe bezahlt er seine Einkäufe und wundert sich, warum niemand dieses Kind dazu bringen kann, mit dem Schreien aufzuhören. Der Schrei wird manchmal lauter und richtiggehend schrill, dann wieder monoton und einfach nur laut.

Pünktchen fährt mit der Rolltreppe wieder in die Spielwarenabteilung und da stehe ich direkt neben der Rolltreppe und brülle. Ohne Tränen, ohne rotes Gesicht. Immer wenn sich mir jemand nähert, um mich zu trösten, wird der Schrei lauter und schrill. Pünktchen entschuldigt sich natürlich bei den Leuten, nimmt mich an die Hand und verlässt mit dem brüllenden Ungeheuer das Kaufhaus. Draußen höre ich wie auf Knopfdruck mit dem Gebrüll auf und Pünktchen kann endlich fragen: „Kimilein, was ist denn passiert?"
„Nichts, Papa, meine Stimme hörte sich da drin so toll an!"

Fastnacht stehe ich unten in der Klinik, ich warte auf Pünktchen und Elke. Da steht dieser riesengroße Behälter mit Bonbons, für die kranken Kinder. Ich stopfe mir die Taschen voll und dann stecke ich mir die Bollschen auch direkt in die Hose. Ich habe ja einen Gummizug, da können sie schön bis nach unten rutschen und fallen nicht raus. Ich sehe aus wie ein Astronaut. Da kommt ein Fremder auf mich zu, hebt mich hoch und redet mit mir! Das geht nicht, Papa und Mama haben mir beide eingetrichtert, das geht nicht. Also beiße ich zu. Feste. In die Nase.

Pünktchen kommt um die Ecke und sieht gerade noch, wie der schwer aus der Nase blutende Dr. Schöneberger ein dickes Kind auf dem Boden absetzt. Er ruft: „Wem gehört dieses Kind?"

Pünktchen eilt hinzu und sagt, das sei seine Tochter Kim. Dr. Schöneberger nuschelt was von: „Hätte man sich ja denken können", und „Muss wohl genäht werden". Mit langen Schritten geht er Richtung Notaufnahme. Tatsächlich werden am nächsten Tag die drei Stiche offensichtlich, mit denen die Nase genäht werden musste.

Pünktchen musste einen Kollegen in dessen ambulanter Sprechstunde in der Klinik vertreten. Dieser Kollege trug eine dicke Hornbrille. Ein schwer krankes Kind kam in die Sprechstunde des Kollegen und war sehr entrüstet,

dort einen anderen Arzt vorzufinden. Pünktchen erklärte, der Kollege sei im Urlaub, aber er wäre die Vertretung und: „Wir können doch sicher auch zusammenarbeiten, oder?"
„Wie, der ist im Urlaub? Mit der Brille?"

Pünktchen sitzt mit mir im Zug. Im gleichen Abteil sitzt ein Farbiger, in einen sehr schicken Anzug gekleidet, mit einer Brille und einem Aktenkoffer. Der Mann liest Zeitung.
Ich gucke ihn neugierig an. Dann stehe ich auf, gehe auf den Mann zu und spucke in meine linke Hand. Klettere neben dem Mann auf den Sitz, wische mit meiner linken Hand in dessen Gesicht herum. Der Mann grinst, Pünktchen entschuldigt sich und fragt dann: „Was machst Du denn da, Kimi, lass' das!"
Ich sage darauf: „Ich wollte doch nur gucken, ob die Farbe abgeht!"

Beim Einkaufen im Tante-Emma-Laden um die Ecke stecke ich mir mehrere kleine Maggi-Würfel in die Tasche. Pünktchen sieht es und bezahlt die Würfel an der Kasse. Eigentlich ist er neugierig, was ich damit vorhabe. Zu Hause angekommen, nehme ich in meinem Zimmer die Würfel aus der Tasche und stelle sie zu den anderen ins Regal. Ich habe schon eine ganze Sammlung! Die sind dort wie eine Burg aufgebaut, rings um Pünktchens Nilpferd herum. Ein Schutzwall. Später zahlt er in dem Laden auch die anderen Würfel, die ich bei anderen Einkäufen unbemerkt mitgenommen habe und erklärt mir den Zusammenhang zwischen Einkauf und Bezahlen.

Jedes Jahr fahren Pünktchen und ich in den Skiurlaub, meist trägt er mich auf dem Rücken und die Leute gucken und staunen.
1977 leiht er das erste Mal Skier für mich und gibt mich im Skikindergarten ab. Am Ende des ersten Tages erklären die Kindergärtnerinnen, ich sei nicht Ski gefahren, habe nur im Schnee gespielt und hätte nicht fahren wollen. Pünktchen fragt mich, warum nicht und ich sage, ich bräuchte eigene Skier, so wie seine. Also kauft er welche. Am nächsten Tag erkläre ich, ich hätte nicht fahren können, da sie doch keine Handschuhe hätte, so wie seine. Also werden auch die gekauft. Schal, Mütze, Brille, jeden Tag etwas Neues. Am vorletzten Tag will ich immer noch nicht fahren, da ich die Skier nicht ruinieren will. Die sind doch ganz neu! Den letzten Tag nimmt Pünktchen mich einfach mit, versichert mir, dass den Skiern nichts passieren wird und stellt mich im Lift zwischen seine Skier.

Ich verliere meinen Papa im Skiurlaub in einer Liftschlange. Ich brülle: „Papa!!!!" und mindestens dreißig aufgewühlte Väter drehen sich nach mir um, nur meiner nicht. Mit Hilfe eines Skilehrers kann ich meinen Papa wiederfinden, aber ich bin völlig aufgelöst. Abends frage ich dann: „Papa, was machen wir nur? Die heißen alle Papa!" Und ab da ist mein Papa auch für mich Pünktchen. Nie wieder drehen sich mehrere Leute um, wenn ich nach ihm rufe.

Ich fahre nach diesem ersten Skiurlaub, als hätte ich nie etwas anderes gemacht, völlig angstfrei jeden Hang hinunter, bei Schneefall, in Eiseskälte. Jedes Jahr um Ostern herum, meist in Mayrhofen oder Hintertux. Auch die Skischule macht mir jetzt Spaß und ich trainiere sogar mit dem berühmten Skirennläufer Uli Spieß und seiner Mutter Riki. Kein Wunder, dass ich die Gästerennen meistens gewinnt.

Pünktchen arbeitet 1977 zusammen mit Quan aus Djakarta ein halbes Jahr in London am Great Ormond Street Hospital for Children. Hier hat wohl der Fischteller von Jacques Tilly seinen Ursprung. Es gibt zu diesem Teller zwei Geschichten: eine aus Elkes und eine aus Pünktchens Sicht. Elke sagt, sie habe den Teller bei einem Besuch in London von ihrem Geld bei einem Antiquitätenhändler gekauft, ergo sei es ihr Teller. Pünktchen sagt, er habe den Teller mit Quan zusammen in dieser Londoner Zeit gekauft und somit gehöre der Teller ihm.

Pünktchen wurde für einen Helikopterflug nach Hannover ausgerufen. Ein Kind sollte dorthin gebracht, ein anderes von dort nach Aachen verlegt werden. Es war mitten im Dezember und er hatte seine dunkelblaue OP Kleidung und holländische Holzschuhe mit dünnen Söckchen an. Eine Kinderintensivschwester war auch dabei. Der Flug nach Hannover verlief problemlos, die Übergabe der Kinder ebenso, so waren sie schnell wieder in der Luft. Über dem Teutoburger Wald sagte der Pilot auf einmal: „Es tut mir leid, aber wir stürzen ab."
In der Tat sackte der Helikopter viel zu schnell Richtung Wald ab. Pünktchen klammerte sich an den Inkubator; er hoffte inständig, dem Kind möge nichts passieren. Sie prallten stumpf auf dem Boden des Waldes auf, alle Instrumente des Helikopters waren erloschen, die Rotorblätter bewegten sich nicht. Pünktchen und die OP-Schwester griffen sich den Inkubator und machten sich auf den Weg, um Hilfe zu suchen. Es war bitterkalt, aber daran konnten sie gar nicht denken. Der Pilot ging in die andere Richtung; sie verabredeten, jeweils eine halbe Stunde zu laufen und dann zum Ausgangspunkt zurückzukehren. Pünktchen und die Schwester fanden tatsächlich nach 15 Minuten ein Forsthaus, die Leute waren noch wach und hatten auch ein Telefon. Ein Ersatzhubschrauber von der Bundeswehr konnte eine halbe Stunde später alle vier aus dem Teutoburger

Wald abholen. In der Zwischenzeit hatte die Klinik die Eltern des Kindes informiert, der Helikopter sei mit dem Kind und den Ärzten abgestürzt und wahrscheinlich habe keiner überlebt. Als sie also alle in Aachen ankamen, war die Presse schon vor Ort, um über dieses dramatische Unglück zu berichten. Die Eltern wurden bereits von Psychologen betreut, es war ein schreckliches Durcheinander. Pünktchen und die Schwester wussten natürlich nicht, dass eigentlich ihnen die ganze Aufregung galt. Sie eilten mit dem Kind in Richtung OP als ein Journalist, der Pünktchen kannte, ihn in dem Gewühle sah und rief
„Da sind sie doch! Es ist ein Wunder!"

Auf den Armen eines privaten Hubschrauberpiloten wurde ein Mädchen in die Klinik gebracht. Es kam aus Belgien, der Kinderarzt hatte sofort das Waterhouse-Friderichsen-Syndrom erkannt und den privaten Piloten gebeten, die kleine Isabel nach Aachen zu fliegen. Nur hier hätte sie wenigstens eine winzige Chance zu überleben. Diese Krankheit ist bedingt durch eine bakterielle Infektion, zum Beispiel Meningokokken. Sie führt fast immer zum Tod. Kreislaufschocks, massive Bildung von Thromben, Blutungen auf der Haut und an den Organen gehen einher mit respiratorischer Insuffizienz, die Patienten leiden also an Atemnot und Erstickungsgefühlen. Isabel war noch ansprechbar, als sie gebracht wurde. Die Dreijährige hatte aber schon am ganzen Körper offene Blutungen, ihre Lunge war hörbar voller Wasser. Sie hatte nicht mehr lange zu leben.

Pünktchen und ein Kollege kämpften, sie beatmeten Isabel und saugten mit Kanülen das Wasser aus ihrer Lunge, sie perforierten geradezu den Oberkörper der Kleinen. Marita, eine Kinderkrankenschwester, betreute Isabel. Nach einer Nachtschicht bei Isabel war Marita völlig fertig. Sie traf Dr. Schöneberger, der den Kopf schüttelte und fassungslos sagte: „Was machen Sie denn da? Das hat doch keinen Sinn."

Pünktchen und der Kollege gaben nicht auf. Einer von beiden war ständig bei Isabel, während der andere versuchte, geeignete Medikamente zu beschaffen. Isabel benötigte ein blutdrucksenkendes Mittel. Ein solches gab es aber für Kinder noch nicht. Sie fanden einen Hersteller, der ein geeignet erscheinendes Mittel für Tiere herstellte. Dies war noch nicht einmal zu Ende getestet worden, es schien unmöglich, es für ein Kind einzusetzen. In einer Nacht-und-Nebel-Aktion flog Pünktchen mit einem Helikopter nach Köln. Dort wartete ein Learjet auf ihn. Der Pilot sagte ihm, er hätte ihn noch nie gesehen und würde ihn heute auch nicht offiziell nach Stuttgart fliegen. Es gäbe noch nicht einmal einen offiziellen Start- und Landebericht dieses Fluges. In Stuttgart auf dem Rollfeld wartete ein dunkel gekleideter Mann, in einem dunklen Auto, von dem man das Nummernschild abgeklebt hatte. Er traf Pünktchen am Fuß der Gangway.

„Köln?"
„Ludwig."

Die abgemachten Passwörter. Der Fremde gab Pünktchen eine Schachtel und verschwand. Mit der Schachtel flog Pünktchen zurück nach Köln, wo der Helikopter noch auf ihn wartete. Die ganze Aktion hatte weniger als zwei Stunden gedauert. In der Schachtel waren 32 Ampullen, unbeschriftet. Auch die Schachtel trug keinerlei Beschriftung; im Todesfall des Kindes würde niemand nachvollziehen können, was verabreicht worden war. Pünktchen gab die erste Spritze. Natürlich bekam Isabel auch ein Cortisonpräparat und ein Antibiotikum. Das Mittel, das Pünktchen aus Stuttgart geholt hatte, machte allerdings den Unterscheid. Isabel erholte sich. Sie war der dritte Fall weltweit, der das Waterhouse-Friderichsen-Syndrom überlebte. Ihr Zwillingsbruder kam für eine Hautspende in Frage, mit der Isabel so wiederhergestellt wurde, dass man ihr zehn Jahre später die Folgen dieser Erkrankung kaum noch ansehen konnte. Pünktchens Kollege habilitierte über den Einsatz dieses Mittels und Isabels Genesung.

In der nagelneuen Klinik in Baden-Baden bekommt Pünktchen 1978 die Stelle als Oberarzt angeboten. Er fährt mit mir nach Baden-Baden, um sich die Stadt anzusehen. Im Schlosshotel Bühlerhöhe bekommen wir noch ein Zimmer, es ist gar nicht so teuer, wie man meinen könnte. Zu Abend essen wir auch dort im Hotel. Ich bestelle ein gemischtes Eis. Der Kellner schaut Pünktchen fragend an, der sich für Käsespätzle mit Leber und Salat entschieden hat. Pünktchen nickt und sagt, wenn es das ist, was das Kind essen möchte, dann soll es wohl so sein. Als Nachtisch bestelle ich mir eine Tomatensuppe.

Die Quittung für diese merkwürdige Reihenfolge bekommen Pünktchen und ich noch in derselben Nacht. Ich übergebe mich, bis nur noch Galle kommt, das ganze Zimmer ist gesprenkelt, da ich es nicht immer rechtzeitig zum Badezimmer schaffe. Das Bett, die Laken, der Fußboden, es ist schrecklich. Pünktchen geht an die Rezeption und bittet um neue Laken und einen Eimer, um saubermachen zu können. Natürlich würde seine Versicherung auch für eventuelle Schäden aufkommen. Die Rezeptionistin erklärt jedoch sofort, das sei doch nicht die Schuld des armen Kindes, womöglich wäre das Essen ja schlecht gewesen. Welch eine Katastrophe für das Haus! Sie werden in ein anderes Zimmer umquartiert und der Vorfall wird nicht weiter erwähnt.

Elke bekam eine Stelle in der Anästhesie in Baden-Baden. Einige Schwestern aus Aachen gingen ebenfalls mit, Marita war eine von ihnen. Pünktchen traf als Erster in Baden-Baden ein, Elke und ich kamen nach, da das Haus noch nicht fertig war. Pünktchen wohnte zunächst in einem Schwesternheim; Marita ebenfalls, allerdings auf einem anderen Gelände. Pünktchen nahm morgens eine Kollegin mit in die Klinik, die es eindeutig auf ihn abgesehen hatte. Er merkte es nicht, aber alle anderen merkten es sehr wohl. Fremo war völlig auf ihn fixiert und tat alles, um an ihn heranzukommen; sie wusste wohl nichts von seiner Ehe, oder hoffte, das würde keine Rolle spielen. Pünktchen und Fremo fuhren in dem Fiat 500, den er für nur 100 Mark von einem Kollegen gekauft hatte, diesem wunderschönen, babydurchfallbraunen Fiat, zur Klinik. Plötzlich fasste sie ihm ins Lenkrad, warum, wusste hinterher keiner so genau, und Pünktchen verlor die Kontrolle über den Wagen. Er rutschte geradewegs unter einen Lastwagen. Sie konnten sich beide bücken; das zerstörte Dach des Fiat war der einzige Schaden, ihnen selber passierte nichts.

Marita wohnt bei uns im Haus, da sie keine eigene Wohnung findet und nicht mehr im Schwesternwohnheim wohnen will.

Ich bekomme eine Kindertante, Aggi, und gehe auch zum ersten Mal in den Kindergarten. Dieser ist praktischerweise gleich hinter unserem Haus und ich kann durch unseren Garten dorthin laufen. Bevor Pünktchen mich das erste Mal hinbringt, erzählt er mir, dass der Kindergarten katholisch ist, wie auch meine Kindertante. Dort angekommen sehe ich dann die in Schwesterntracht gewandeten Nonnen und frage die, die mich an der Tür in Empfang nimmt: „Bist Du der Oberpinguin?"

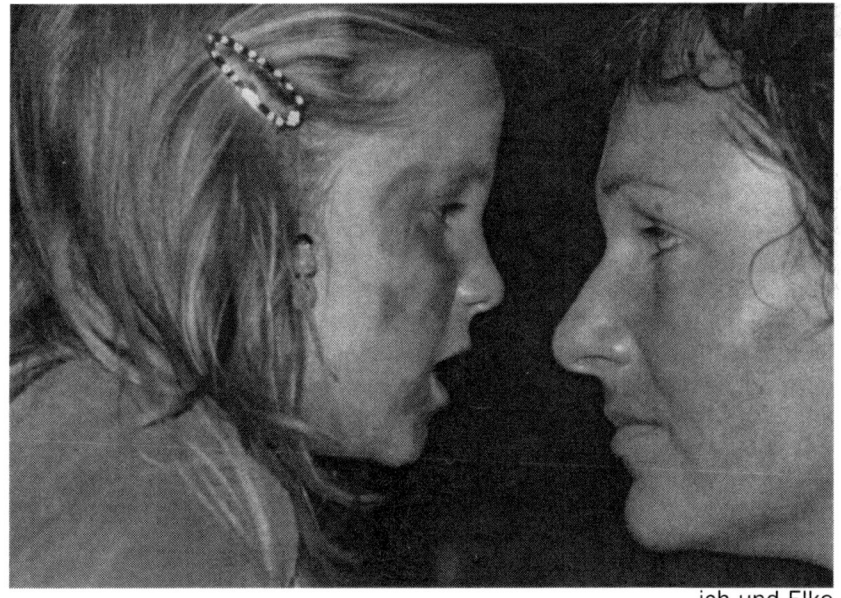

ich und Elke

Nachdem in der Klinik in Baden-Baden einiges schiefgelaufen war und vor allem die falschen Dinge bestellt worden waren – Erwachsenenausrüstung für die Kinderintensivstation zum Beispiel – ziehen wir im August 1978 nach Bremen um, in die Emmastraße. Es ist ein großes, wunderbares altes Haus mit einem Garten hintendran. Pünktchen hat eine Praxis am Kattenturm, Elke arbeitet wieder in der Anästhesie. Marita hilft, die Praxis aufzubauen und wohnt auch hier anfangs in unserem Haus, oben im ausgebauten Dachboden.

Ich verziere meinen Kleiderschrank mit Pril-Blumen, höre viele Benjamin-Blümchen-Kassetten und werde in die Schule am Baumschulenweg eingeschult. Ich freue mich auf die Schule, komme aber schon am ersten Tag enttäuscht nach Hause und frage, wann es in der Schule denn endlich spannend wird. Ich bin enttäuscht, ich kann immer noch nicht rechnen und mir hat auch keiner beigebracht, wie man mit einem Zirkel umgeht.

Pünktchen geht mit mir in die Fußgängerzone. Ich bin etwas nörgelig und Pünktchen fragt, ob ich Hunger habe. Ja. Also holt er bei Schlemmermeyer für jeden ein Würstchen im Brötchen, für sich selber eine Krakauer mit Senf, für mich eine Bockwurst ohne. Er reicht mir das Brötchen mit der Bockwurst, die an den Enden rausguckt und etwas wackelt. Ich schmeiße die Wurst und das Brötchen im hohen Bogen über den Platz und sage entrüstet: „Igitt, Papa, das lebte ja noch!"

Ich spiele oft im Garten mit meiner Freundin Birte. Wir krabbeln durch das Unterholz der Tannen und bauen Gebilde aus den Nadeln. Eine Zecke findet Gefallen an meiner Kniekehle. Innerhalb weniger Stunden ist meine Kniekehle geschwollen und ich kann das Knie nicht mehr beugen. Meine Kindertante fährt mit mir in die Klinik. Ich werde sofort für einen Eingriff vorbereitet und die diensthabende Anästhesistin trifft ein. Elke sieht mich da auf dem Tisch liegen und erschrickt erst einmal fürchterlich. Als sie dann gesagt bekommt, um was es geht, beruhigt sie sich und mich und erklärt, das sei ja nur eine Lokalanästhesie und würde dann auch gar nicht wehtun. Der nötige Schnitt ist etwas tiefer als erhofft, da die Zecke durch die Schwellung schon kaum noch zu sehen ist. Ich werde mit drei Stichen genäht und darf mit meiner Kindertante wieder nach Hause fahren. Seither habe ich großen Respekt vor Zecken und finde sie einfach ekelerregend.

Elke schreibt mir eine Geschichte, die sie mit Zeichnungen verziert, sozusagen ein richtiges kleines Bilderbuch:

Es war einmal ein König, der hieß Nuri. Nuri der IV. Er und sein Land waren sehr traurig, weil er seine Krone verloren hatte.

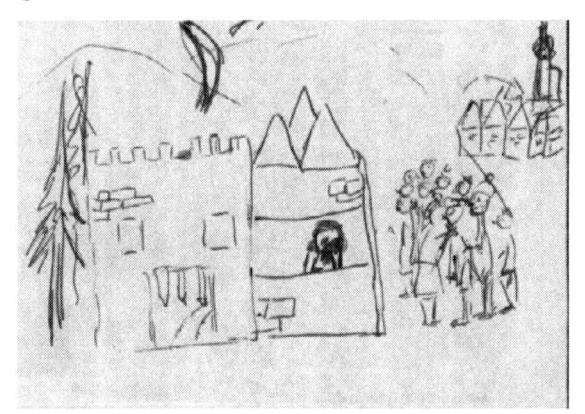

Besonders niedergeschlagen aber war sein Sohn, Nuri der Kleine. Er sollte doch später einmal die Krone erben und über das Land regieren, genauso wie sein Vater.

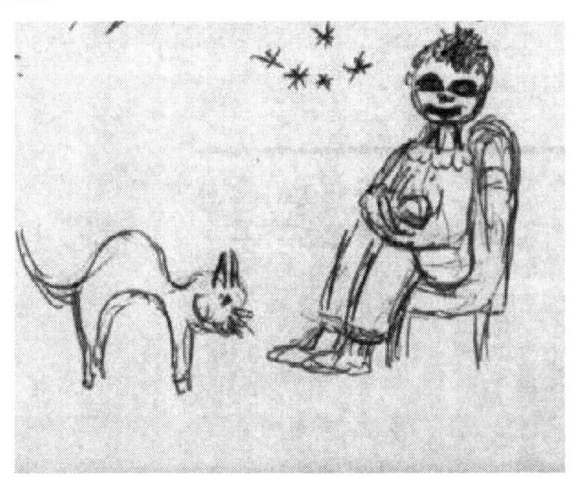

Er dachte Tag und Nacht nach, wie man wohl die Krone wiederfinden könnte. Doch es fiel ihm nichts ein, was all die Untertanen nicht schon längst getan hätten. Seine Katze Schnurr war immer bei ihm.

Ohne des Vaters Wissen zog er eines Tages aus in die Welt, um die goldene Krone zu suchen.

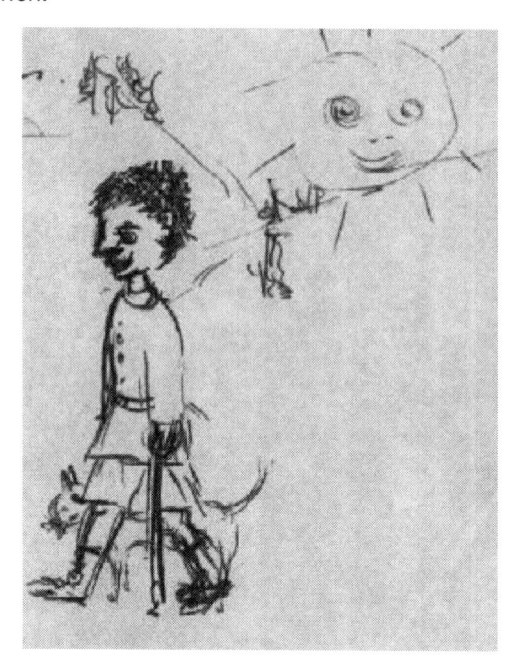

Auf seinem langen, mühsamen Weg traf er viele Menschen, Tiere und Pflanzen. Alle grüßten höflich.

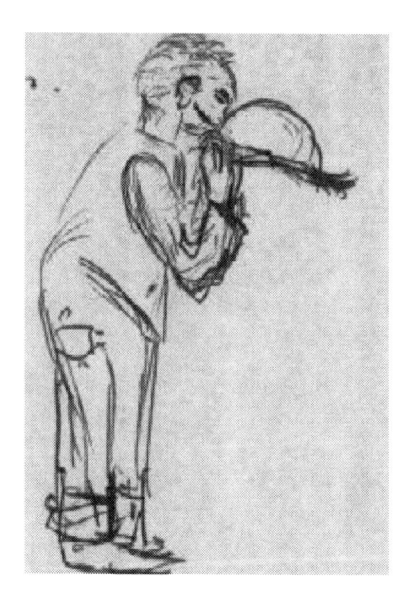

Eines Tages traf er einen seltsamen Vogel. Dieser war schwarz-weiß gemustert. Er hatte ihn noch nie gesehen. Auch Schnurr nicht, denn sie beobachtete ihn scharf.
„Wer bist du, seltsamer Vogel?" „Ich heiße Elster und bin eine Diebin." „Was diebst du denn?" „Das heißt nicht dieben, das heißt stehlen!" „Was stiehlst du denn?" „Alles das, was schön ist. Und glänzt!" „Auch Kronen?" „Ja, auch Kronen!" „Bitte, gib mir die Krone von meinem Vater, Nuri dem IV." „Du bekommst sie von mir zurück, Nuri der V." „Warum der V.?" „Weil Dein Vater vor Gram gestorben ist." Und Nuri der V. trug die schwere Krone heim. Und das Volk jubelte ihm zu.

Aus einer Siedlung nicht weit von uns holen wir eine kleine schwarze Katze mit zwei weißen Pfoten und einem weißen Lätzchen. Ich nenne sie Strolchi und liebe sie sofort sehr. Strolchi darf auch in den Garten und unser Nachbar hasst sie dafür, da sie manchmal auch einen Singvogel erledigt. Strolchi liegt oft genießerisch im warmen Trockner im Waschkeller.

Ich finde sie dort halb in ein Handtuch gewickelt, nehme sie auf den Arm und gehe mit ihr in den Garten, wo Elke in der Sonne liegt. Elke schreit schrill auf und ruft: „Lass' das sofort fallen, Kimi!" Und rennt zu mir.

Ich weiß gar nicht, warum sie sich so aufregt, warum soll ich Strolchi fallen lassen? Elke ruft weiter und reißt mir das Handtuch aus den Armen. Eine riesengroße Ratte huscht durch den Garten nach hinten und verschwindet. Strolchi kommt abends erst wieder von ihrem Rundgang nach Hause.

1980 ziehen wir nach Wilhemshaven um, Pünktchen und Elke eröffnen eine Gemeinschaftspraxis am Rathausplatz und ich komme in die Grundschule Neuengroden. Meine Klassenlehrerin, Frau Vollmer, ist eine wundervolle ältere Lehrerin. Ich finde Schule immer noch langweilig. Den Vorschlag, eine Klasse zu überspringen, lehne ich allerdings ab. Dann müsste ich mir ja schon wieder neue Freunde suchen und ob die Schule dadurch besser wird, bezweifle ich.

Im Garten haben wir viele schwarze Johannisbeerbüsche und einen Stachelbeerbusch. Wir haben auch Pflaumenbäume und rote Johannisbeeren, aber Elkes schwarze Johannisbeermarmelade ist meine Lieblingsmarmelade! Ich bekomme ein kleines Gemüsebeet und pflanze mit meiner neuen Kindertante Möhren an. Zum Umgraben und Versorgen der Möhren benutze ich die kleinen silbernen Mokkalöffel aus dem Handelshof. Manchmal vergesse ich die auch im Garten.
Ich bringe Pünktchen und Elke wirklich zur Verzweiflung. Nicht nur vergesse ich ständig die kleinen Löffel im Garten, ich schmeiße auch manchmal die größeren Teelöffel aus Versehen weg, wenn ich damit einen Joghurtbecher geleert habe. Eigentlich wäre es am besten, immer erst die Anzahl der Löffel zu kontrollieren, bevor man den Müll rausbringt. Trotzdem verschwinden einige Löffel für immer.

Pünktchen träumte in Wilhelmshaven immer wieder einen ähnlichen Traum. Er ist Arzt, der Realität entsprechend, aber nicht an ein Fach gebunden. Mal ist er in einer großen Klinik ein bekannter Chirurg, mal ist er Kardiologe in einer Praxis, dann wieder Psychiater. Er bekommt plötzlich eine Mitteilung ausgehändigt von einem Assistenzarzt oder einer Schwester. Pünktchen solle wohin kommen, da gäbe es etwas zu besprechen. Oder ihm wird ein Telefonhörer hingehalten. Die Nachricht, er solle sofort aus dem OP kommen, sofort alles stehen und liegen lassen. Er geht zu der Behörde, wo er hingerufen wird und der Mann dort sagt zu ihm, er wäre ab jetzt nicht mehr Arzt, er hätte ja noch nicht mal das Abitur bestanden. Er hätte jetzt die Möglichkeit, das Abitur nachzumachen und wenn er es bestünde, dann würden sie seine Urkunden als Arzt auch anerkennen. Pünktchen wacht aus diesem Traum schweißgebadet auf, verzweifelt. Ein merkwürdiger Traum, da er weder im Abitur noch im Physikum ernste Probleme gehabt hatte.
Pünktchen hatte schon in Freiburg bei Professor Hans Bender, einem Wissenschaftler, der es sich zur Lebensaufgabe gemacht hatte, paranormale Phänomene zu erforschen, Vorlesungen zum Thema Parapsychologie gehört und war sich so den Schwierigkeiten der Traumdeutung nur zu bewusst. Trotzdem fragte er sich immer wieder, warum er diesen Traum träume. Ein anderer Traum kehrte auch immer wieder. Pünktchen ist mit seiner Mutter in dem Bunker in Stettin und sieht die ganzen zerfetzten Menschen an

der Wand, die ihm und seiner Mutter als menschlicher Schutzwall dienen und ihnen das Leben retten, indem sie für die Überlebenden die Bomben abfangen.

Ich bin im Handelshof bei Mutti und Papi und frühstücke mit Papi. Er isst wie immer eine Scheibe Weißbrot mit Butter und Honig und trinkt schwarzen Tee. Ich habe Kakao und einen Joghurt. Papi fragt, ob ich Pfeffer in den Joghurt haben möchte.

„Natürlich nicht! Aber das würdest du sowieso nicht machen!"

Papi streut mir jetzt erst recht Pfeffer in den Joghurt und rührt um, bevor ich irgendetwas tun kann. Ich will mich nicht anstellen und so esse ich tapfer den ersten Löffel Joghurt mit Pfeffer. Und muss doch tatsächlich feststellen, das schmeckt richtig gut!

Ostern 1981 sind wir wieder in Mayrhofen. Wir wohnen im Hotel Elisabeth, bei Familie Thaler. Ich bin in der Skischule und wir fahren immer am Penken, selten am Ahorn, da liegt nicht so viel Schnee. Pünktchen fährt mit dem Auto nach Hintertux und da zum Gletscher. Nachmittags holt er mich an der Gondel ab und wir gehen Eis essen. Dann fahren wir zusammen zum Hotel, gehen ins Schwimmbad und dann essen. Ich komme mit der Skischule unten an der Gondel an und Pünktchen ist noch nicht da. Die Skilehrerin bringt mich zu dem Hotel, wo wir sonst immer Eis essen und wartet mit mir. Sie geht weg und sagt, sie kommt gleich wieder. Ich weiß nicht, wohin sie geht, aber ich habe ja meinen Eisbecher, ist nicht so schlimm. Sie kommt wieder und sagt, ich solle mir keine Sorgen machen, es wäre nur eine kleine Lawine runtergekommen zwischen Hintertux und Mayrhofen und wahrscheinlich könne der Papa deswegen nicht pünktlich hier sein.

Pünktchen fährt in der Zwischenzeit in seinem Auto, als es ohrenbetäubend zu donnern anfängt. Es wird dunkel und irgendwie wackelt die Straße. Eine Lawine! Er beschleunigt, denn in nicht allzu weiter Entfernung kann er einen Tunnel sehen, der als Lawinenschutz errichtet worden war. Den will er schaffen, dann ist er sicher. Er fährt gerade in den Tunnel ein und stoppt, als die Lawine über ihn hinwegkracht. Der Lärm ist unglaublich, der ganze Berg erzittert. Dann herrscht Stille. Er fährt langsam weiter, im Dunkeln. Der Tunnel ist völlig zugeschüttet und er ist der Einzige hier drinnen.

Es dauert einige Stunden, bis Räumfahrzeuge den Tunnel von der Mayrhofener Seite her freigeräumt haben. Pünktchen ist nichts passiert, aber er friert entsetzlich. Die Männer vom Räumfahrzeug benachrichtigten die Zentrale in Mayrhofen, die wiederum lassen es die Skilehrerin wissen, die immer noch mit mir wartet und den vermissten Vater natürlich gemeldet hatte. Sie hat mich inzwischen zum Hotel Elisabeth gebracht, wo ich mich umgezogen habe und mit den Kindern der Hotelfamilie spiele.

1981 macht Mutti im Sommer mit mir Urlaub auf Spiekeroog und Pünktchen bringt uns hin. Wir wohnen in der Pension von Frau Gabel Sen., wie immer, und Pünktchen hat für das erste Wochenende ein Zimmer im Upstalsboom. Wir verbringen fast den ganzen Tag am Strand, mieten einen Strandkorb und bauen eine Burg um ihn herum, zum Schutz gegen Wind und unwillkommene Blicke. Ich esse ein Eis nach dem anderen, was Pünktchen auch bereitwillig bezahlt. Nach dem achten will er jedoch nicht noch eines kaufen, aus Angst, mir könne es schlecht werden. Wegen irgendeiner Kleinigkeit verpasst er mir einen winzigen Klaps auf den Po, woraufhin ich, die schon immer wusste, wie sie zu ihrem Willen kommt, auf die Burg stürme und ganz laut schreie: „Mein Papa gibt mir nichts zu essen und jetzt schlägt er mich auch noch!"

Die beiden alten Damen im Nachbarkorb, die sehr wohl wissen, welche Geduld dieser Mann aufbringt und wie viel Eis das Kind schon hatte, geben mir Geld, damit ich mir das soundsovielte Eis kaufen kann und ich renne freudestrahlend los.

Als Pünktchen am Sonntag mit der Fähre wieder zurückfahren muss, laufen ihm die Tränen das Gesicht herunter. Mutti sagt zu mir: „Komm, wir gehen, dann ist der Abschied nicht so schwer."

Elke weint nie.

Einige Jahre später, auch auf Spiekeroog, gehen wir jeden Morgen den gleichen Weg zum Strand und auch denselben zurück. Nur am letzten Abend will ich partout einen anderen Weg zurückgehen. Pünktchen setzt seinen Erwachsenenwillen durch und so gehen wir den üblichen Weg zurück, den, wo oben auf der Düne der Eismann steht.

Als wir gerade in Höhe des Eiswagens sind, ruft der Eismann: „Hallo, warten Sie doch mal!"

Pünktchen antwortet, weil sich kein anderer als wir zwei auf dem Weg befindet: „Ja, was ist denn?"

„Sie sind doch der Vater von diesem reizenden Mädchen, oder?"

„Ja, und?"

„Nun ja, Sie müssen noch das Eis des Mädchens bezahlen, sie sagte mir immer, wenn sie sich eines holte, ihr Papa würde das am Ende der Ferien alles bezahlen. Und dies ist doch Ihr letzter Ferientag, oder?"

„Ja", stöhnt Pünktchen, holt sein Portemonnaie heraus und gibt dem Eismann, was er noch zu bekommen hatte. Es sind fast zwanzig D-Mark.

Ich gehe jetzt in den Schwimmverein. Ich habe Schwimmen gelernt, da war ich wohl drei oder so. Wir waren mit einem Segelboot und Helmut, Inge und ihrem Sohn Björn im Mittelmeer unterwegs. Eigentlich hatte ich ja ein bisschen Respekt vor dem Wasser, aber hier war das Wasser so hübsch flach, da habe ich mich mit einem Bindfaden um den Bauch, den Björn festgehalten hat, ins Wasser getraut. Björn ist dann auch reingekommen

und wir sind beide fröhlich im Mittelmeer herumgeschwommen. Ich konnte gar nicht verstehen, warum meine Eltern und auch Helmut und Inge, als sie an Deck kamen und uns im Wasser erblickten, in Panik ausbrachen. Ich wusste nicht wie tief dieses schöne, klare Wasser hier war. Den Boden konnte ich nur deshalb sehen, weil das Wasser so sauber und klar war. Ich dachte, Björn müsste da eigentlich stehen können, immerhin war er zwei Jahre älter als ich.
Jedenfalls bin ich jetzt im Schwimmverein und lerne es richtig. Ich gehe mehrmals die Woche zum Training und bin richtig gut. Ich könnte vielleicht mal bei der Olympiade mitschwimmen. Zur Übung schwimme ich so ziemlich auf jedem Wettbewerb, den es in der Umgebung gibt und sammele einige Preise ein. Meine Zeiten sind gut bis sehr gut.

Meine Trainerin ist leider sehr krank, sie kommt nicht mehr wieder. Unser neuer Trainer ist gemein und hat keine Ahnung, wie schnell man wie viel schwimmen kann. Ich sage zu Hause, da will ich nicht mehr hin, aber alle sagen, ich sollte man ruhig noch hingehen, das würde bestimmt wieder besser. Also steige ich auf mein Fahrrad, fahre in den Stadtpark, mache meinen Badeanzug und mein Handtuch im Teich nass, warte bis die Trainingszeit vorbei ist, schütte mir ein paar Handvoll Wasser über den Kopf und fahre wieder zurück. So fahre ich wochenlang zum Training und kann mir wirklich beim besten Willen nicht erklären, wie meine Eltern überhaupt herausfinden konnten, ob ich noch hingegangen bin. Fünf Jahre bin ich für den WSSV geschwommen und nun habe ich die Nase von Turnvereinen wirklich gestrichen voll. Die haben's nämlich meinen Eltern erzählt! Da geh ich nie wieder hin, beschließe ich.

Pünktchen hat so vieles, was sein Vater getan hat, zunächst nicht verstanden. Erst mit der Zeit wurde ihm einiges klar und er hätte es ihm gerne gesagt, doch dazu war Walter schon zu krank und dann war es zu spät. Immer wieder hatte Walter lichte Momente, in denen es schien, als wolle er sich mit Pünktchen aussprechen, doch die Schmerzen waren überwältigend und so kam es nicht dazu. Walter starb im September 1984 an Dickdarmkrebs im Vinzenz-Krankenhaus in Hannover.

Im August 1986 fahren wir an einem Samstagmorgen zu einem Züchter in Ostfriesland. Ich bin aufgeregt, denn endlich bekomme ich vielleicht einen Hund, wenn wir einen finden, der uns gefällt. Pünktchen ist auch aufgeregt, denn er mag Hunde ja sehr und hat sicher nur deshalb nicht früher zugestimmt, weil er nicht die gesamte Verantwortung und vor allem Arbeit an sich kleben haben wollte. Der Züchter begrüßt Pünktchen und führt uns zu den Zwingern. Alle Hunde kommen vorne an die Zäune gerannt, bellen, springen hoch. Es sind schöne Hunde, alles reinrassige Schäferhunde und Setter. Alle bis auf einen. Der sitzt ganz hinten in der Ecke, mit hängenden Ohren. Was denn mit dem sei, möchte ich wissen.

Der Züchter sagt: „Den vergiss' mal schnell wieder, der ist gebrochen. Is' sowieso nur ein Mischling, ein Züchtungsfehler. Hatte noch einen Bruder, die Leute haben beide mitgenommen und den da nach drei Monaten wieder gebracht. Durften wohl doch nur einen in der Wohnung haben, was weiß ich. Der da frisst jedenfalls kaum und, naja, sieht man ja, wie der drauf ist."
Pünktchen und ich gucken uns an und uns ist klar: wenn, dann der. Der Züchter holt ihn raus und sagt noch, die Idee fände er ziemlich abwegig, sehr wahrscheinlich müsste er ihn einfach einschläfern. Gebrochene Hunde sich schlecht fürs Geschäft. Schnell werden er und Pünktchen sich über einen natürlich reduzierten Kaufpreis einig und wir steigen in unseren grünen Toyota Camry. Ich sitze mit Basko hinten, Pünktchen fährt. Der Name Basko ist natürlich unsere Idee, um den ersten Basko in Ehren zu halten. Nach einigen wenigen Kilometern macht Basko komische Geräusche und ich sage: „Pünktchen, ich glaub', der würgt!"
Pünktchen kann gerade noch rechts ran fahren, ich reiße die Tür auf und der arme Basko übergibt sich halb über die Tür, halb in die Grasnarbe. Bestimmt zu viel Aufregung und vielleicht Angst und außerdem ist er ja sicher auch das Autofahren nicht gewöhnt, sagt Pünktchen. Wir müssen auf dem Weg nach Hause noch mehrmals anhalten und erreichen den Kleyhauerweg mit einem ganz schlappen Basko mit hoch aufgerichteten Ohren. Er sieht trotzdem glücklich aus, wie er sich so das Haus anguckt und sich schließlich auf dem alten Handtuch, das wir für ihn hinlegen, einrollt und fast sofort einschläft. Natürlich haben wir kein Hundefutter, Pünktchen fährt also schnell noch mal zum Laden, um welches zu kaufen. Elke findet Basko auch nett und so wird er schnell ein komplett integriertes Familienmitglied. Nachts schläft er offiziell in meinem Zimmer, inoffiziell liegt er mitten in meinem Bett, oft mit mir unter der Decke.

Weihnachten und Silvester 1986 fliegen Pünktchen und ich nach Lanzarote. Basko ist natürlich zu Hause bei Elke, die die beiden Praxen am Laufen hält. Wir sind mit dem Toyota zum Flughafen gefahren, Elke hat ihren himmelblauen Fiat Panda dabehalten. Basko reißt sich auf einem Spaziergang von ihr los und rennt mitten auf die Straße, direkt in einen hellblauen Fiat Panda hinein, wohl in der Hoffnung, uns wieder begrüßen zu können. Der Fahrer kann nicht rechtzeitig bremsen, Elke muss mit ansehen, wie Basko durch die Luft geschleudert wird und viele Meter weiter mit einem dumpfen Laut aufprallt. Der geschockte Fahrer bietet an, sie zum Tierarzt zu fahren, um keine Zeit zu verlieren.
Unser Tierarzt hinter dem Bahnhof führt sofort eine Notoperation durch. Mehrfacher Lungenriss, mehrere Rippen gebrochen, Milzruptur. Er erklärt Elke Baskos minimale Überlebenschancen und verordnet breiartige Nahrung zu sich nehmen könne. Elke fährt mit Basko im Taxi nach Hause und bereitet sich innerlich auf einige anstrengende Wochen vor. Als wir aus Lanzarote zurückkommen, rufen wir Elke von unterwegs aus an und

sie erzählt Pünktchen schon am Telefon von dem Unfall. Wir machen uns Sorgen, freuen uns aber natürlich zu hören, dass es ihm schon etwas besser geht. Zwei Wochen nach unserer Rückkehr müssen wir ihn immer noch mit Kartoffelpüree und durchgedrehtem Fleisch füttern, bevor er endlich wieder komplett wiederhergestellt ist und auch wieder wie ein geölter Blitz über die Felder rennt.

In den Herbstferien 1986 fahren wir zu Pünktchens Freund Peter in die Schweiz. Er hat ein wunderschönes altes Steinhaus in Mosogno, direkt am Isorno. Von Berzona aus machen wir Wanderungen in die Berge und schwimmen in den Bergbächen. Anschließend auf den warmen Granitsteinen zu liegen, ist einfach wunderbar. Basko springt auch ins Wasser. Er wird von der Strömung erfasst und über den Rand des Beckens geschleudert. Er fällt zehn Meter tief in das nächste Becken mit eiskaltem Gebirgswasser. Nur ganz kurz taucht sein Kopf auf, er kann sich nirgendwo festhalten. Ich renne die Granitstufen hinunter, verzweifelt suche ich nach einer Möglichkeit, ihm zu helfen. Ich rufe um Hilfe. Paolo ist einige Becken unter uns, hört mich und bereitet sich sofort vor, in das ihm nächste Becken zu springen, um Basko zu retten. Er hat gerade noch Zeit, seine Jeans auszuziehen, da fliegt der arme Basko zum vierten Mal durch die Luft und landet mit einem lauten Klatsch im Becken. Paolo springt, erwischt Basko am Hinterbein, zieht ihn mit unter Wasser, stößt sich am Boden Richtung Rand ab. Zwei junge Frauen, die neben diesem Becken in der Sonne liegen, eilen zu Hilfe und hieven erst Basko aus dem Becken und helfen dann Paolo wieder an den Rand. Basko schüttelt sich, er friert erbärmlich und zittert am ganzen Leib. Als ich ihn erreiche, sind die Frauen auch klitschnass, sie lachen aber und freuen sich, geholfen zu haben. Basko scheint nichts passiert zu sein, er rennt zu mir und wedelt mit dem Schwanz. Kurz nach mir erreicht uns auch Pünktchen, der Paolo überschwänglich dankt und ihn abends nach Loco ins Lokal einlädt. Paolo erscheint in Loco mit seinem Esel und berichtet, er sei Schuhmacher. Er nimmt Maß bei mir und überreicht mir eine Woche später tatsächlich ein Paar handgefertigte Mokassins.

Wir wollen einmal die Skiferien woanders verbringen. Immer nur Hintertux und Mayrhofen ist zwar schön, aber wird ja vielleicht auch langweilig. Pünktchen bucht Zermatt, über Ostern 1987. Es ist eine wunderschöne Gegend, das Matterhorn beeindruckend und der Himmel strahlend blau. Wir wohnen in einem Appartementhotel in Täsch, fahren jeden Morgen mit der Bergbahn nach Zermatt. Pünktchen schenkt mir am zweiten Tag seinen weißen Skianzug, den er vor zwei Jahren bei einem Gästerennen gewonnen hat. Steht mir auch viel besser als ihm. Mit einem Jungen, der auch bei uns im Hotel wohnt, treffe ich mich manchmal hinter dem Hotel. Wir trauen uns nicht, uns zu küssen, aber Händchenhalten ist auch schön. Wir sitzen in der Sonne auf einem Meilenstein und unterhalten uns über Musik. Ich höre gerne Bob Dylan und Kris Kristofferson. Er auch. Er hat ein anderes Tape als ich, und wir tauschen für eine Weile.

Am 11. April stehen Pünktchen und ich besonders früh auf. Die Sonne scheint schon in unser Appartement und wir frühstücken ganz schnell. Bei so schönem Wetter wollen wir am liebsten die Ersten sein, die direkt nach den Schneekatzen die Pisten befahren. Sind wir nicht ganz, aber es ist noch nicht viel los. Der Schnee ist wunderbar, es gab wohl ein bisschen Neuschnee in der Nacht. Wir fahren und fahren und fahren. Komischerweise sind die Lifte gar nicht überfüllt heute, es ist ein wunderschöner Tag. Zum Mittagessen gönnen wir uns Spaghetti Bolognese und einen Kakao und fahren ohne Liegestuhlpause direkt weiter. Gegen vier fragt Pünktchen mich, ob ich noch kann. Eine Abfahrt noch und dann möchte ich noch einen Kakao, bevor wir wieder ins Tal fahren. Wir fahren die Gandegg-Abfahrt, wollen am Trockenen Steg noch den Kakao trinken. An der Stelle, die wir immer Autobahn nannten, weil man eigentlich besser Schuss fährt, wenn man denn auf dem Hügel ankommen möchte ohne schieben zu müssen, stürze ich. Aus heiterem Himmel, einfach so. Da ist kein Hubbel auf der Piste, es gibt keinen Grund zu fallen. Doch ich liege auf dem Rücken, meine Brille ist weg, meine Stöcke auch. Meine Mütze. Ich liege da, versuche mich zu bewegen, richte mich etwas auf und wundere mich, warum ich die Rückseite von meinem Knie sehen kann. Schmerzen habe ich keine, mir ist nur wahnsinnig kalt. Eine Frau hält an, sie sieht sehr besorgt aus und fragt mich, ob ich alleine bin. Ich erzähle von Pünktchen, er sei Arzt ist und müsse hier irgendwo sein. Da! Das ist mein Vater. Jetzt wird alles gut. Er kann mir helfen. Diese schöne weiße Welt wird schwarz. Und kalt.

Pünktchen redet mit mir, er wartet auf eine Antwort. Ich bin doch direkt hinter ihm gewesen, denkt er. Er schafft es gerade eben auf den Hügel, dreht sich um und sieht mich nicht. Suchend guckt er sich um und sieht eine kleine Menschenansammlung in der Mulde. Ein junger Mann kommt den Hügel heraufgeschossen, ruft „Da war ein Unfall! Ein schrecklicher Unfall! Ich hole Hilfe!"
Pünktchen wird es eiskalt. Dann heiß. Er rast so schnell er kann wieder den Hügel runter, in die Mulde. Oh, bitte, lass' es nicht Kimi sein, denkt er. Doch da liege ich, seine Kimi. Das Bein in einem absonderlichen Winkel um 180 Grad gedreht. Der Ski ist noch dran. Das darf doch nicht wahr sein! Warum war die Bindung nicht abgegangen? Er spricht mich an, doch als Antwort bekommt er nicht viel. Eine Jacke wird ihm gereicht, für unter meinen Kopf. Er kann die Tränen zurückhalten, er ist nun nur noch Arzt. Die Vitalzeichen sind halbwegs stabil, aber wenn man bedenkt, dass das linke Bein den Skianzug fast vollständig ausfüllt und dieser tatsächlich so aussieht, als würde er bald platzen, muss ich viel Blut verloren haben. Hoffentlich kommt der Akia mit den Rettern bald. Als die Akia-Helfer eintreffen und das Ausmaß des Unfalls sehen, rufen sie einen Hubschrauber

der Air Zermatt. Ich muss ins Inselspital Bern und die Talfahrt mit dem Akia würde zu lange dauern.

Ich bekomme eine goldene Decke übergelegt, mir ist immer noch schrecklich kalt. Aber Pünktchen ist da, er hat alles unter Kontrolle. Komisches Geräusch. Rotoren? Wieso Rotoren? Ich schlafe lieber. Pünktchen wird mir schon sagen, wenn ich aufstehen soll. Eine warme Hand in meinem Gesicht. Infusion, sagt einer. Meinetwegen. Schöner Heli-Flug sagt eine andere Stimme. Wenn es mir dann besser geht, sollte ich doch noch mal wieder kommen, dann könnte ich alles besser sehen als von der Trage aus. Irgendwer hebt mich hoch. Ich glaube, die haben mein Bein vergessen. Dann schlafe ich lieber wieder.

Offensichtlich bin ich in einem OP. Das weiß ich, weil ich die von Elke kenne. Über mir eine OP-Lampe. Moment, warum bin ich wach? Im OP ist man doch narkotisiert? Das haben die nicht auch vergessen, oder? Ich rufe um Hilfe. Mein Hilferuf ist nur ein Flüstern, aber das merke ich nicht.

Pünktchen durfte in dem Helikopter mitfliegen, seiner Skier haben die Männer mit dem Akia mitgenommen und unten an der Station abgegeben, die könne er sich dann holen, wann auch immer es ihm passe. Er saß im Heli neben mir und versuchte, dem Notarzt zu helfen. Er sagte, ich habe Asthma und einige Allergien. Und Blutgruppe A negativ. Der Notarzt gab Glukose, das Inselspital wurde vorgewarnt, es würde viel Blut für diese OP benötigt werden. Die Berge wurden zu einem Problem. Mein Blutdruck spielte völlig verrückt; sobald der Helikopter aufstieg, stieg auch mein Blutdruck, der Notarzt musste ein Mittel zur Blutdrucksenkung verabreichen. Als dann der Heli wieder an Höhe verlor, sank auch der Blutdruck, noch mehr bedingt durch das verabreichte Mittel. Der Notarzt musste schnell handeln und hielt den Piloten an, möglichst eine Flughöhe beizubehalten. Es war für alle Beteiligten kein einfacher Flug. In Bern abgekommen, wurden wir auf dem Heli-Pad schon erwartet, Pünktchen lief in seinen Skistiefeln einfach mit. Ich wurde in den OP geschoben und vorbereitet, da kam eine Mitarbeiterin der Administration und gab Pünktchen die nötigen Formulare. Sie forderte ihn auch auf, die nötige Kaution in Schweizer Franken zu hinterlegen. Pünktchen war im Ski Anzug, er hatte vielleicht 15 Franken einstecken, vom Mittagessen übrig. Natürlich wusste er die Details von der Krankenversicherung, aber diese Frau bestand auf einer Barzahlung der Kaution! Pünktchen argumentierte und stritt, bis eine Ärztin erschien und der Admin Mitarbeiterin klar machte, man könne das doch auch hinterher klären, nun wäre erst mal die OP wichtig, der Vater könne doch unterschreiben und dann am nächsten Tag das Geld und die Unterlagen der Krankenkasse beibringen.

Ein junger Mann beugt sich über mich und entschuldigt sich in Schweizerdeutsch, er müsse mich nun ausziehen.

Ich lag dann im Aufwachzimmer und Pünktchen durfte zu mir. Es schien als ob ich zu mir kommen würde, aber nur lange genug um mich zu übergeben. Die Schwestern sagten ihm, er solle ins Hotel fahren, etwas schlafen, ein paar Sachen mitbringen, morgen würde sicher alles besser aussehen. Er fuhr also mit dem Zug zurück nach Täsch, rief Elke an. Erzählte ihr, was passiert war. Sie fragte, ob sie kommen soll. Pünktchen sagte sie bräuchte nicht zu kommen, ich sei stabil und die Praxen bräuchten sie ja auch. Er traf auch den Jungen, mit dem ich mich angefreundet hatte, erzählte ihm, was passiert war. Der Junge rannte weg, sagte einen Moment, ich habe was für Kim. Er kam zurück mit seinem Walkman und dem Bob Dylan Tape. Den sollte Pünktchen mir mitbringen, ich könne ihn behalten, mit Musik wird man schneller gesund. Pünktchen konnte kaum schlafen, überlegte ständig, was er tun könne und wie er alles am besten organisieren sollte. Am nächsten Morgen fuhr er mit dem Zug nach Bern, 2 Stunden. Für das Auto war er zu erschöpft. Im Inselspital angekommen gab es noch keine Neuigkeiten, ich war immer noch auf der Intensivstation, Zustand den Umständen entsprechend stabil, aber aufgewacht war ich noch nicht. Die OP sei gut verlaufen, erklärte ihm nun die Ärztin, sie hätten den Femur links, also den Oberschenkelknochen, mit einem Titannagel versorgt, der müsse in einem Jahr wieder entfernt werden. Gips war nicht in Frage gekomen, dafür war ich schon zu weit entwickelt und das wäre auch sowieso nicht so gut wie ein Nagel bei so einem komplizierten Bruch. Die Narkose habe ich nicht so gut vertragen, wohl auch wegen der ganzen Blutdruckmittel im Heli.

Ich wache in einem großen Zimmer auf, mein Bein ist immer noch nicht da. Ich kann es jedenfalls nicht fühlen. Sehen kann ich es auch nicht, da ich unter einem Berg Decken liege. Glitschig fühle ich mich an.
„Pünktchen, ach, wie schön, dass du da neben mir sitzt. Schläfst du?"
Ich flüstere wieder nur, dabei denke ich, meine Stimme ist ganz normal laut. Pünktchen wacht trotzdem auf, er hat nur gedöst. Er erklärt mir, was passiert ist, dass ich im Inselspital in Bern liege. Mein Bein ist gebrochen. Der Nerv durchtrennt. Die Muskeln auch. Deswegen spüre ich nichts. Es kann sein, dass der Nervenschaden nie wieder richtig heilt, aber laufen werde ich wohl wieder können. Die Haut hat alles zusammengehalten. Ich war lange bewusstlos nach der Narkose. Habe mir Zeit genommen zum Aufwachen. Pünktchen wohnt in einer Pension in Bern, das Hotel in Täsch ist zu weit weg. Der nette Junge hat ihm Musik mitgegeben. „Hier, hör mal. Ich habe dir eine Jacke gekauft, damit du was zum Anziehen hast. Hier, guck mal, eine Sweatjacke. Ich habe dir auch einen Koala-Bären-Rucksack mitgebracht, den kannst du hier ans Bett binden, dann kommst du immer

an dein Buch dran. Du bist in einem Zwölfbettzimmer, neben dir liegt auch ein Skiunfall."
Später kommt eine Schwester. Ich muss so dringend. Sie schiebt mir eine Schüssel unter und sagt „Ach, du hast Deine Monatsblutung? Du bist doch erst 13?" Hab ich mir nicht ausgesucht. Die habe ich schon, seit ich elf bin. Da waren wir in Italien, Elke, Pünktchen und ich. Haben am Gardasee bei Achille gewohnt. Da musste ich auch aufs Klo und dachte, mich hat einer abgestochen. Pünktchen kam, um mir zu helfen, ich glaube, ich habe fürchterlich geschrien. Vielleicht habe ich da aber auch nur geflüstert. Elke wollte mir einen Tampon geben. Den soll ich mir wohin stecken? Nein, das kommt nicht in Frage. Pünktchen ist losgegangen, um Binden zu kaufen, während ich auf der Toilette saß und mir nicht sicher war, ob ich das überleben würde. Am Abend sind wir nach Verona gefahren, um in der Arena Aida zu sehen. Ich war mir sicher, jeder könnte mir ansehen, dass ich nun, mit elf Jahren, eine richtige Frau war. Was heißt das eigentlich, eine richtige Frau zu sein? Ich schlafe über diesem Gedanken auf dem Nachttopf ein.

Am nächsten Morgen ist der Topf weg. Die Schwester auch. Das Mädchen neben mir weint. Sie hat Angst sagt sie. Und keine Schokolade mehr.
Zum Frühstück bekommen wir Brötchen, danach kommt ihre Mutter. Sie bringt diese kleinen Schweizer Schokoladen mit, einen riesengroßen Behälter. Ich bekomme auch welche. Schokolade macht glücklich. Glücklich macht gesund. Sagt die Mutter. Wenn wir morgen keine mehr haben, bringt sie neue, sagt sie.
Pünktchen kommt auch bald und dann kommt eine andere Schwester und sie sagen, ich könne dann mal aufstehen. Ohne Bein? Wie stellen die sich das denn vor? Sie nehmen die Decken ab und da liegt es, mein Bein. Sieht gar nicht aus, als ob es noch dazu gehörte und ich spüre es immer noch nicht. Es liegt einfach da, in einer orangefarbenen Schaumstoffschiene und schläft. Mein Bein schläft. Die Schwester, ein Pfleger und Pünktchen helfen mir, mich hinzusetzen, sie legen auch mein Bein neben das rechte. Es hängt nun leblos vom Bett herunter. Dann helfen sie mir auf, einer rechts, einer links, Pünktchen steht vor mir. Ich darf nicht auftreten mit links, sagen sie. Irgendwie schaffen wir es ans Fenster und ich sinke in einen Stuhl dort. Bern sieht schön aus vom Fenster des Inselspitals. Hier war ich noch nie. Habe auch noch keinen Anhänger mit der Flagge für mein Armkettchen von hier.
Mutti ruft an und fragt, ob sie kommen soll. Elke könnte ja nicht, wegen der Praxen. Das verstehe ich, aber Mutti braucht auch nicht zu kommen, Krankenhäuser sind trostlos.
Ich weiß nicht, wie viele Tage vergangen sind, aber heute dürfen Pünktchen und ich endlich das Inselspital verlassen. Mein Bein schläft

immer noch. Nur manchmal tut es weh. Ist ein gutes Zeichen, sagen die Ärzte.

Ich sitze im Rollstuhl und Pünktchen schiebt mich durch den Tierpark. Die Sonne scheint und ich beobachte die Bären, während er zur Toilette geht. Ein älteres Paar bleibt stehen und sie sagt zu ihm: „Guck mal, so jung und schon im Rollstuhl."

Ich sage „Skiunfall!"

Sie sagt: „Oh Gott, die kann sprechen, ich dachte, mit der wäre sonst was!" Dreht sich um und geht weg.

Am nächsten Tag fahren wir zum Bahnhof. Ich liege hinten im Auto, mein Bein in der Schaumstoffschiene, die durfte ich behalten. Am Bahnhof müssen mich Leute von der Bahnhofsmission tragen, sie holen mich am Auto ab, tragen mich bis zum Bahnsteig und in den Zug. Sie legen mich ins Bett im Abteil. Die Leute gaffen. Pünktchen verlädt das Auto. Ich will nichts trinken, dann muss ich nur pieseln.

Wir kommen in Bremen an und wieder muss die Bahnhofsmission helfen, mich ins Auto zu verladen. Elke ist so froh, mich zu sehen, so froh, dass es mir gut geht. Sie hat ihr Zimmer hergerichtet, damit ich darin schlafen und wohnen kann. Nach oben in mein Zimmer kann ich nicht, die Treppe schaffe ich nicht.

Ich bekomme Krankengymnastik zu Hause. Mein großer Zeh ist schwarz, der Nagel muss entfernt werden. Ich habe kein Gefühl im Fuß. Langsam wird das Gewicht gesteigert, das ich belasten darf. Ich kann nicht beurteilen, wie doll ich auftrete, also muss ich es mit einer Waage messen. Der arme Basko ist ganz verwirrt. Ich werde immer besser mit den Krücken. Ich kann bis zur Terrasse humpeln und sitze auf einem Liegestuhl in der Sonne.

Eine Klassenkameradin bringt mir die Schularbeiten, ich lerne im Bett. Der Englischlehrer kommt zu mir nach Hause und hilft mir. Der Geografielehrer kommt auch und macht auch Deutsch mit mir. Und der Mathelehrer, der kommt auch. Ich habe keine Ahnung, ob das was kostet, frage aber nicht. Ich gebe mir einfach Mühe, alles zu verstehen und zu behalten. Ist ganz anders, dieser Unterricht im Bett anstatt im Klassenzimmer.

Nach den Sommerferien kann ich wieder laufen und in die Schule zurück; ich habe allerdings mehr als ein Vierteljahr verpasst. Vom Sportunterricht bin ich befreit.

Pünktchen und Elke stritten sich nur noch. Sie versuchten es vor mir zu verbergen, aber das war nicht immer möglich. Pünktchen fragte mich, ob ich bei ihm oder bei Elke bleiben wollen würde. Er erzählte von einer Bekannten, der er helfen wollte und mit der er zusammenziehen würde. Sie hätte zwei kleine Söhne. Ich wollte lieber mit zu den kleinen Jungs.

Während Elke auf einem Kongress war, packte Pünktchen seine und meine Sachen und zog aus. Elke kam in ein halbleeres Haus zurück. Sie war am Boden zerstört. Sie kündigte das Haus natürlich und zog dann in eine kleine Wohnung, mit ihrem Bekannten Peter.

Die Bekannte von Pünktchen war Alkoholikerin, er konnte ihr nicht helfen. Sie wurde zwangseingeliefert. Die Jungs mussten zu ihren Großeltern. Wir haben keinen von ihnen je wieder gesehen.

Ich habe immer mal wieder was in der Schule, was ich einfach nicht verstehe. Dann komme ich nach Hause und frage Pünktchen, der weiß das bestimmt. Und dann sagt er meistens: „Nee, Mäuschen, tut mir leid, das weiß ich auch nicht. Ich bin ja nur Kinderarzt."

Er sagt auch manchmal grinsend zu Leuten in der Praxis: „Nein, Entschuldigung, aber ich bin ja nur Kinderarzt, das weiß ich wirklich nicht", wenn sie ihn Sachen aus der Erwachsenenmedizin fragen, weil sie ihm einfach vertrauen und auf einen kleinen Rat hoffen. Ich finde diese Koketterie manchmal lustig und manchmal richtig blöd, aber was ich wirklich nicht verstehe ist, warum mein Pünktchen mir nicht in Mathe helfen kann. Müssen Ärzte nicht rechnen lernen? Naja, Differentialrechnung wohl nicht. Und Französisch auch nicht. Eher Latein, aber das will ich ja nicht lernen. Französisch ist viel sinnvoller als dieses tote Latein, finde ich.

Zu meinem vierzehnten Geburtstag darf ich 20 Gäste einladen! Wir feiern im Keller, haben einen richtigen Partykeller eingerichtet mit Buffet und Musik! Pünktchen hat sogar eine kleine Live Band organisiert, der Sohn von Bekannten ist der Lead-Sänger. Pünktchen hat den ganzen Tag an einem Chili gekocht, er wollte alles richtig machen. Beim Würzen ist ihm das Tabasco Fläschchen in den Topf gefallen und der Deckel löste sich. Macht nichts, dachte er, so scharf ist das auch wieder nicht. Alle meine Gäste finden das Chili extrem scharf, Pünktchen ist der Einzige, der tapfer so tut, als wäre es gerade richtig. Dann kommt ihm die Idee, es mit Crème Fraîche etwas zu entschärfen. Das hilft auch tatsächlich, und nun genießen wir es alle.

1988 verbringe ich meine Sommerferien in Hastings in einer Sprachschule. Hier lerne ich meinen ersten Freund kennen. Er heißt Gunnar und wohnt bei Hamburg. Pünktchen holt mich ab und wir verbringen zwei Tage und Nächte in London. Dann fahren wir nach Schottland.

Nach einer langen, aber schönen Fahrt durch die englische Landschaft kommen wir nachmittags über die Sark Bridge und sind in Schottland. Ein einzelnes Haus steht an der Straße, das Sark Toll Bar House. Es ist ein niedriges Gebäude mit einem Schild, das es als erstes Haus in Schottland ausweist. Über der Tür befindet sich eine Tafel, die wir aber im Vorbeifahren nicht so schnell entziffern können. Erst ein Dorf weiter wird uns klar, dies ist der Ort in den die durchgebrannten Liebespaare kommen, um zu heiraten.

Wir haben ein Zelt dabei, von einem Freund geliehen. Es regnet fast die ganze Zeit und das Zelt ist nicht wasserdicht. So ziehen wir schon in der zweiten Nacht in ein Bed and Breakfast in der Nähe des Campingplatzes.

Wir fahren einmal um Schottland herum, angefangen im Westen, an der Küste im Norden nach Osten und dann nach Edinburgh. Da ist das Wetter wieder gut genug für den Campingplatz und wir sind zwei Tage dort. Die Rückfahrt geht nach Hoek van Holland, dort sind wir auch noch eine Nacht auf einem Campingplatz. Aber dieser ist dreckig und es sind auch nur Wohnwagen dort. Scheußlich.

In den Herbstferien komme ich nach Bremen in die Klinik. Mein Nagel wird in Vollnarkose entfernt. Ich bin auf der Kinderstation, aber in einem Einzelzimmer. Gunnar kommt mich besuchen, mit seinem Vespa-Roller fährt er über Land die ganze Strecke, nur um mich zu sehen. Wieder zu Hause telefonieren wir oft. Pünktchen beschwert sich über die Telefonrechnung. Ich habe mich noch nie mit Telefonrechnungen beschäftigt. Wir haben nun eine Abmachung. Ich rufe nur abends an und auch nur für höchstens zwanzig Minuten. Fast jedes zweite Wochenende holt Pünktchen mich von der Schule ab, fährt mit mir in die Stadt und wir essen bei *McDonald's* Huhn und Salat. Dann bringt er mich zum Zug und ich fahre Gunnar besuchen. Der holt mich immer mit seiner Vespa in Buchholz ab. Wir haben eine schöne Zeit. Er kommt mich natürlich auch in Wilhelmshaven besuchen, aber nicht so oft wie ich ihn. Zusammen fahren wir oft nach Hamburg und schmieden wilde Pläne.

Pünktchen erzählt Omi 1989 wie gerne er einmal nach New York fliegen würde. Zwar nicht so gerne wie nach Ägypten, aber eben auch gerne. Omi antwortet darauf, dort würde doch die Monika leben. Pünktchen antwortet, er könne wohl kaum Monika in New York finden bei den vielen Leuten, die da leben. Omi erzählt von Monikas Besuchen bei ihr wenn sie jedes Jahr nach Hannover kommt. Monika erkundigt sich jedes Mal auch nach Pünktchen. Sie könne ihm die Adresse geben – kein Problem. Allerdings sollte sie dies eigentlich nicht, da Monika wohl eigentlich keinen Beusch oder Kontakt wolle. Obwohl er, Pünktchen, sicher meinte, sein Vater und die neue Frau seien etwas blöd, sei ihnen doch die kleine kurze Liebschaft zwischen Monika und ihm nicht entgangen. Omi gab ihm dann aber doch die Telefonnummer und Pünktchen rief Monika an.

Pünktchen wollte also mit mir in die USA. Gunnar hat mir erfolgreich den Floh ins Ohr gesetzt, Pünktchen wolle mich in die USA entführen und nicht wieder mit zurückbringen. Blanker Unsinn, aber ich habe es geglaubt. Als Folge dieses Unsinns mussten das durch Monika gebuchte Hotel, der Flug, etc. alles wieder abgesagt werden und wir sind eben nicht in die USA geflogen.

Pünktchens letzten entschuldigenden Brief beantwortete Monika so:

28. Juli 1989 Lieber Eberhard,
versuchte Dich anzurufen. Warum hast Du mir nicht zu Gelegenheit offen gesagt, dass Du noch gar nicht geschieden bist, doch Deine Frau jetzt die Scheidung einreichte? Erst jetzt macht alles Sinn, der Verkauf des Hauses usw., usw. You are unable to communicate in a profound, honest and sophisticated way. Schade! I hope you grow up! My best wishes to you!
Monika
Die Scheidung von Pünktchen und Elke war kurz und einvernehmlich, der Richter hatte leichtes Spiel. Sie arbeiteten noch einige Jahre in der Gemeinschaftspraxis nebeneinander her.

1990 fahren Gunnar und ich noch einmal nach Hastings. Die Zeit dort ist schön, ich lerne viel und genieße diesen Urlaub, der sich so erwachsen anfühlt. Gunnar will mit mir schlafen. Er sagt, ich war doch schließlich beim Frauenarzt und würde doch die Pille nehmen und dann könnten wir doch auch. Ich will nicht. Ich rede den ganzen Aufenthalt über kein Wort mehr mit ihm. Auf dem Rückweg nach Deutschland entschuldigt er sich. Alles ist wieder gut, er will mir Zeit geben.

Ich fahre ihn wieder in Hamburg besuchen, wir liegen in seinem Zimmer auf dem Bett und kuscheln. Auf einmal zieht er sich nackt aus, legt sich auf mich. Ich sage, ich würde nach seiner Mutter rufen und er lacht nur. Lacht und sagt, die sei nicht da. Die macht einen Tiffany-Glas-Kurs. Er hat eine Pistole neben dem Bett liegen. Ich weiß nicht, ob die scharf ist. Er hat viele Waffen, denn er ist völlig vernarrt. Tut immer so, als sei er amerikanischer Soldat. Ich habe Angst. Er guckt die Waffe an, guckt mich an, zieht mich aus, schmiert mir Waffenfett zwischen die Beine und dringt in mich ein.

Dieses Wochenende ist nicht das Einzige, an dem er mich für seine Spiele benutzt. Ich habe keine Ahnung, warum ich immer wieder nach Hamburg fahre. Er droht mir, er bringt Basko um, wenn ich es jemandem erzähle.

Ich lerne in Wilhelmshaven im Tanzkurs Olli kennen. Und rufe bei der Seelsorge an. Die Frau ist meine Religionslehrerin vom Gymnasium. Ob sie mich auch erkennt, weiß ich nicht. Sie sagt mir, diese Dinge, die der Freund da mit mir macht, dürfte ich mir nicht gefallen lassen. Es sei nicht meine Schuld. Ich könnte Hilfe bekommen. Ich mache am nächsten Tag am Telefon Schluss mit Gunnar. Er kommt nach Wilhelmshaven, stellt mir nach, bedroht mich. Ich gehe zur Polizei und sie erwirken eine einstweilige Verfügung gegen Gunnar. Jetzt darf er sich mir nicht mehr nähern. Er ist trotzdem immer wieder da, beobachtet mich aus der Entfernung.

Jemand bricht in unser Haus ein, stellt Basko mit einer vergifteten Wurst vorläufig kalt und wühlt in meinem Zimmer herum. Die Polizei ist ratlos, es fehlt nur Pünktchens Super8-Kamera. Wir können uns nicht erklären, wie der Einbrecher es geschafft hat, Basko die Wurst zu geben, ohne seinen Arm zu verlieren. Ich glaube, der Einbrecher war Gunnar.

Ich gehe gerne in die Disko, am liebsten ins *Palazzo* in Wilhelmshaven, dort kenne ich einen der Barkeeper und bekomme deswegen mein Bier etwas günstiger. Ich fahre auch gerne nach Zetel ins *Highlight*, wenn mir mal eher nach Techno ist. Oder ins *Dörp* nach Schortens, wenn ich merkwürdige Figuren sehen will. Ins *Watt* nach Sande gehe ich nicht so gerne und auch nur selten. Pünktchen kommt manchmal mit ins *Palazzo*, die Musik da gefällt ihm auch gut. Wir quetschen uns durch den engen Gang in Richtung Milchbar, ich vorneweg, Pünktchen direkt hinter mir. Da stehen zwei Patientinnen von ihm, die sind höchstens vierzehn und haben hier um die Uhrzeit bestimmt nichts mehr zu suchen. Sehen aus, als hätten sie eine Make-Up-Fabrik überfallen. Die eine stammelt: „Oh Gott, Dr. Neumann!! Sagen Sie bloß nichts unseren Eltern, wir haben denen jeweils erzählt, wir sind bei der anderen zum Lernen und Übernachten!"

Pünktchen und ich lachen und er verspricht, sich an die ärztliche Schweigepflicht zu halten.

Die Widmung in der Chronik 1974, die Pünktchen mir zum 18. Geburtstag schenkt, hat er genau in dem Stil geschrieben, in dem wir so viele Glückwunschkarten an Freunde formuliert haben. Alle Wünsche in einer langen Liste:

„Zu Deinem 18. Geburtstag wünsche ich Dir alles, alles Gute, Liebe und Schöne und nicht nur für diesen Tag, für jeden Tag Deines Lebens. Ich wünsche Dir, dass dieser Tag und alle weiteren Tage Deines Lebens schön anfangen und mindestens so schön enden! Ich wünsche Dir einige schöne Geschenke, dass sie Dir gefallen und Dich begleiten. Ich wünsche Dir aber auch viele Gratulanten, viele Anrufe, Blumen, Kuchen, vielleicht etwas Schokolade oder sonst irgendetwas zum Naschen, dann wünsche ich Dir ein paar Heinzelmännchen, die Dir immer hilfreich zur Seite stehen mit ihren Putzgeräten; ich wünsche Dir, dass Deine Glotze es noch etwas macht, dass Du nicht immer so ein kleines Klo hast, sondern irgendwann auch mal eine Badewanne; eigentlich wünsche ich Dir ein schönes Haus mit einem großen Garten an einem Ort, der Dir besonders gut gefällt; natürlich einen tollen, netten, lieben Mann, der immer den Rasen mäht, mindestens ein Kind, damit ich auch noch etwas für Dich tun kann, vorher aber noch Erfolg beim Abitur und dem, was Du dann zu erlernen gedenkst; dass Du irgendwann zu einem „Reiseklavier" kommst, immer Kleingeld hast, aber auch ein gut gefülltes Konto; niemals die Pille vergisst, es sei denn, Du willst sie vergessen, Dir nie jemand wehtut, Du immer fröhlich und erfolgreich bist, aber auch so bleibst, wie ich Dich gern hab; immer gerade Absätze unter den Schuhen,

damit Du nicht auf die schiefe Bahn kommst, genügend Unterhöschen, die Dir auch gefallen sollten, heiße Jeans, schöne Pullover, irgendwann ein Cabriolet, und dafür natürlich auch eine passende, große Garage, damit die Roller Deiner Kinder auch noch Platz haben, viele CDs und Kassetten, immer eine Herz-Salami in Reserve, einen großen Mülleimer, nette Nachbarn; dass Du noch viele Reisen machst und immer nette, interessante Leute kennenlernst, immer Tempos in der Nähe, und endlich einen vernünftig wirksamen Nasenspray, vielleicht irgendwann mal einen Hubschrauber oder einen Jet, den ich auch mal benutzen kann; eine kleine Insel im Indischen Ozean; einen kleinen Elefanten, vielleicht ein Kamel, um irgendwann mal gemütlich am Strand von Hooksiel entlang zu wogen; dass Bruce Springsteen endlich für Dich einen Titel bringt und Bob Dylan an Deiner Hochzeit singt; überhaupt wünsche ich Dir noch viele schöne Konzertabende, dass Pink Floyd Dich nun endlich einlädt; Du nie Blasen an den Füßen hast und keinen Sonnenbrand bekommst (wegen des Ozonlochs!), die Badeanzüge immer passen und Du immer den richtigen BH findest, Dich die Schuhe nicht drücken und Du im Ballkleid immer so toll aussiehst wie vor kurzem; Du immer trockene Füße hast und Dir das Wasser nie bis zum Hals steht; dass Du bei Vollmond besser schlafen kannst als ich und dass Du etwas Schönes träumst; Deine Fahrräder nie mehr einen Platten haben; Berlin Dir bald ein Denkmal baut, Du hast es verdient; Du vielleicht die 1. Präsidentin der BRD wirst; dass Du keine Rote Beete essen musst, sondern immer das, was Du gerade gerne magst; Deine Bäume in den Himmel wachsen, Dir irgendjemand den Stern vom Himmel holt, den ich immer für Dich holen wollte und immer eine viel zu kurze Leiter hatte; Dein Bett nie durchgelegen ist und die Sprungfedern nicht aus dem Sofa gucken; dass Du nicht von der Leiter fällst und Dir kein Absatz von den vielleicht einmal getragenen Pumps abbricht; Dir der einzige Knopf am Rock nicht auf dem Ku-Damm abreißt, und wenn Du schon barfuß gehst, nicht in Hundesch... trittst; eine Belüftung bzw. Entlüftung auf dem Klo, besonders auf dem Gästeklo ist das auch was Feines; und immer weiches Klopapier mit Blümchen drauf wünsche ich Dir auch; und viele Stapel abreißbarer Tausendmarkscheine, und Aktien aller bedeutenden Firmen der Welt und einen echten van Gogh selbstverständlich und silbernes Besteck vom Feinsten und viel Keramikgeschirr, Meißen hat heut' jeder; dass Deine Bettdecke nicht zu kurz ist, wünsche ich Dir natürlich auch, damit Du immer warme Füße hast, und für die Öhrchen wünsche ich Dir Ohrwärmer, und viele Ohrwürmer natürlich auch, und dann nicht etwa einen Camcorder oder so, sondern ein ganzes Filmstudio mit einem Regiestuhl, auf dem Du sitzen sollst, damit Du endlich das Sagen hast und Michael Douglas so spielt, wie Du es möchtest; und dafür wünsche ich Dir den Oscar; dass Deine Uhren immer richtig gehen und Du nichts Wichtiges verpasst, aber auch immer schön ausschlafen kannst, und wenn wir schon beim Schlafen sind, dass immer ein Verhüterli bereit liegt und nicht... na, Du weißt schon; dass Du immer so mutig bleibst, wie Du bist; übrigens wünsche ich Dir noch einen Eierschneider und einen selbstarbeitenden Staubsauger mit Fernbedienung auch über mehrere Kilometer; die gibt es schon, habe ich neulich im Fernsehen gesehen; dass es immer und überall Bier gibt, sollte ich Dir wohl auch wünschen, aber auch, dass in Deiner Bude nie einer raucht; und dass es überall, wo Du sein solltest, ein „Saxophon" gäbe, ist ja ein selbstverständlicher Wunsch, und auch, dass das Lazzo-Fieber Dich ab und an überkommt, und Du auch immer jemanden findest, der Dich mit ins Kino nimmt und bei einem Bier mit Dir mal etwas quatscht, dass Du bald mal wieder Ski läufst oder vielleicht auch wieder Tennis spielst; aber vor allem Dir, verdammt nochmal, endlich bald jemand einen Billardtisch schenkt, das ist ja wirklich das Wichtigste, was man in Deinem Alter erwarten kann, und in meinem Interesse wünsche ich Dir, dass Du den Führerschein im ersten Anlauf bestehst und beim Telefonieren bald die Gebührenfreiheit eingeführt wird, und dass das Männerwahlrecht abgeschafft wird, da die meisten sowieso doof sind außer mir und ein paar anderen; dass Du immer viel Post bekommst und immer genügend Briefmarken hast oder jemanden findest, der Deine Briefe mit zur Post nimmt; habe ich Dir eigentlich schon den Rolls Royce gewünscht, mit Fahrer natürlich, nein? Dann wünsch ich ihn Dir, ja? Dann wünsche ich Dir zwei, einen weißen und einen dunkelblauen; und ich wünsche Dir auch später eine Putzfrau, die Pullover waschen kann, und zwar so, dass sie anschließend Dir und nicht nur noch Deinen Puppen passen; und dass Du einen Mann findest, der morgens nicht so viel redet und Kaffee besser findet als Tee; und vor allem sollte er Bratkartoffeln richtig braten können, denn das ist doch nun wirklich keine Arbeit für Dich; und dann wünsche ich Dir noch, liebe Kim, dass Dir alles gelingen möge, was Du Dir vornimmst, sei ganz stark, lass' Dir nie wehtun, und wenn es wirklich tief drinnen schmerzt, komm' zu mir oder schlag' zurück, ich werde Dir immer helfen, wenn ich kann und solange ich da bin, Du weißt ja „best Dad of the World" is yours."

Ich ziehe aus. Pünktchen und Elke mieten mir eine Wohnung in der Lilienburgstraße. Über mir wohnt Meike, eine ehemalige Arzthelferin von Elke. Ich liebe meine kleine Wohnung. In meinem Schlafzimmer habe ich schwarz-weiß karierten Fußboden, wie in amerikanischen Diners. Mein Badezimmer ist winzig, aber funktional. Ich bin jetzt mit Olli zusammen, er wohnt nicht weit weg, und wir sind oft entweder bei ihm oder bei mir. Ich fahre mit meiner Vespa zur Schule.

Olli und ich trennen uns. Mein neuer Freund heißt André. In der Schule bin ich oft müde, aber ich kriege alles noch gut hin. Ich lege mich im Oberstufenaufenthaltsraum auf das Sofa, will nur eine Freistunde ein Nickerchen halten, dann hab ich noch Deutsch. Mein Deutschlehrer findet mich dort, leider erst nach der Stunde. Als ich mich eine Woche später auf dem Lehrer-Schülervertreter-Treffen für ein neues Sofa ausspreche, lacht mein Deutschlehrer und sagt: „Wieso? Das ist immerhin so bequem, dass man hervorragend drauf schlafen kann!"

1992 fahren wir in den Sommerferien nach Ägypten, Pünktchen und ich. Wir fliegen von Düsseldorf ab, übernachten in der Nähe bei Marita. Wir machen eine Nilkreuzfahrt auf der *Princess of the Nile*. In Luxor sitzen wir auf dem Eselskarren, der uns zum Basar bringen soll. Zwei junge Amerikaner steigen ein, der eine streckt mir seine Hand hin und sagt: „Hi, my name is Mike."
Wie peinlich. Der andere starrt mich bloß an. Amis sind so komisch! Was guckt der denn so doof? Pünktchen fragt noch, was der gesagt hat und ich sage, ach lass' mal, das sind Amis. Die sind komisch. Der Basar in Luxor ist faszinierend. So viele Düfte, Leute, Farben.
Am nächsten Tag legen wir in Esna an, und Pünktchen will natürlich den Tempel besichtigen. Diese Gruppe Amerikaner steigt auch aus, ich habe keine Lust. Der andere Ami von gestern sitzt in einer Ecke an Deck und spielt Karten. Ganz alleine. Dann kann der ja nicht so doof sein wie die anderen, denke ich, und gehe hin.
„What are you playing?"
„Solitaire. Wanna join?"
Will bringt mir dann bei, Solitaire zu spielen. Abends setzen Pünktchen und ich uns zu Will und seiner Mutter Corty an den Tisch. Die Unterhaltung ist nett, Will war auf einer Ausgrabung in Israel, er studiert Anthropologie. Seine Mutter hat sich dann mit ihm getroffen und sich ihm und dem Rest der Studenten für die Nilkreuzfahrt angeschlossen.
Will und ich unterhalten uns viel, sitzen abends am Pool an Deck und beobachten die Sterne. Unsere Eltern scheinen wer-weiß-was zu denken, denn sie tauchen immer mal wieder auf, um nach uns zu sehen. Pünktchen macht mich sogar auf die Kondome aufmerksam, die man auf dem Schiff kaufen kann. Nach der Woche Kreuzfahrt lädt Corty mich ein, sie in Philadelphia zu besuchen. Wenn bloß Amerika nicht so weit weg wäre.

Marita pendelte zwischen ihrem Heimatort und Wilhelmshaven, half Pünktchen in der Praxis. Irgendwann wurde ihr die Fahrerei zu viel und sie schlug vor, ganz umzuziehen. Wir mieteten alle zusammen ein Haus in der Schulstraße. Ich bekam die Einliegerwohnung im Dachgeschoss, allerdings ohne Küche. Störte mich nicht, ich aß gerne mit ihnen und freute mich über die Gesellschaft. Meine eigene Wohnung gehabt zu haben, war schön, wieder hier zu sein, war aber auch gut. Pünktchen mietete neue Räume für die Praxis an der Bismarckstraße an und wir halfen alle bei dem Umzug. Elke verlegte ihre Räume in die Peterstraße.

Mein Abi schaffe ich mit einer 3,1. Immerhin – ich hab's. Mein Physiklehrer aus der Unterstufe fragt mich direkt im Anschluss an die mündliche Geschichtsprüfung, in der ich immerhin zu berichten wusste, dass Hitler Colgate benutzt hat, ob ich bestanden hätte. Ich sage, es waren genau genug Punkte und er sagt: „So ein Glück. Ich wollte Sie nicht wieder in meinem Physikunterricht haben!"
Warum bloß? Nur weil der blöde Katzenfellversuch mit meinen Schweißpfoten bei mir nie funktioniert hat und auch sonst jeder Versuch immer spätestens bei mir schieflief?
Ich bewerbe mich für ein Au-Pair-Jahr in den USA und bekomme einen Platz in Chicago. Elke gibt mir die Adresse einer ehemaligen Schulfreundin, an die könne ich mich wenden, wenn ich Probleme hätte. André und ich trennen uns, wir wissen beide, so eine Fernbeziehung ist Quatsch.
Elke schenkt mir zum Abitur eine Fahrt nach Frankreich mit ihr. Wir fliegen am 15. Mai nach Nizza. Montag gehen wir auf den *marché aux fleurs* zum Trödelmarkt. Die Crêpe „Le Palais" mit Champignons und Avocado schmeckt hervorragend. Auf dem Col d'Eze genießen wir die Aussicht bei einem Glas Wasser.
In Villefranche-sur-Mer übernachten wir im Hotel und spazieren am nächsten Morgen durch die Altstadt. Die Matisse-Kapelle in Vence beeindruckt mich sehr. In der Fondation Maeght bewundere ich die Statuen von Giacometti. Die sind einfach herrlich. Miro, Soto, Chagall auch, aber Giacometti gefällt mir am besten.
In Vallauris gehen wir in die Madoura-Töpferei, in der Picasso einst gelernt hat. Abends essen wir Auberginen im Teigmantel und Fruchtsalat als Dessert. Auberginen erinnern mich seitdem an Picasso.
Die Jean-Cocteau-Kapelle in Villefranche ist kleiner, als ich sie mir vorgestellt habe. Abends bekommen wir im Nicca Socca, wo sonst immer eine Schlange Menschen auf Einlass wartet, sofort einen Platz und genießen wieder die ummantelten Auberginen.
Am Strand von Nizza kann man es sich gutgehen lassen, warum eine kleine blaue Strandmatte allerdings 40 Francs kosten soll, verstehen wir nicht und legen uns direkt auf die Handtücher. Ich kaufe mir als Erinnerung einen cremefarbenen Pullover mit Zopfmuster von Blanc Bleu. Da das Matisse-Museum geschlossen hat, gehen wir zu Chagall.
Eine Woche voller Kunst und Eindrücke, dann fliegen wir wieder zurück.
Sonntags darauf fahren wir zum letzten Mal mit meinem gelben Mini Cooper, den ich das Jahr zuvor von Pünktchen bekommen habe, nach Zetel ins *Highlight*. Pünktchen hatte das Autochen extra aus Mainz abgeholt, das muss ein wahres Abenteuer für ihn gewesen sein, mal wieder in so einem kleinen Auto zu fahren.

Pünktchen ruft noch einmal Monika an, als wir uns darauf vorbereiten, nun doch in die USA zu fliegen. Dieses Mal antwortet sie, denn sie hatte nicht erkennen können, woher der Anruf kommt und ihn deswegen entgegengenommen. Normalerweise würde sie die meisten Telefonanrufe gar nicht mehr beantworten, da irgendwie jeder Geld von ihr haben wolle und nicht offen und ehrlich sei. Monika wirft Eberhard schließlich vor, er hätte sie vor einigen Jahren wieder kontaktiert über seine Mutter und trozdem sie ihren Mann und den Sohn geliebt habe bzw. lieben würde, wäre aber immer mal wieder Eberhard aus Hannover vor ihrem inneren Auge aufgetaucht. Sie fände es wahnsinnig, nach so vielen Jahren per Zufall wieder in Kontakt zu kommen. Sie habe ihm vorgeschlagen, Eberhard solle in Deutschland die Zelte abbrechen und zu ihr kommen und sie würde ihm helfen, in den USA Fuß zu fassen und auch in seinem Fach zu arbeiten. Als Eberhard ihr dann mitteilt, das ginge nicht, sei daraufhin ihr letzter Brief mit der Bemerkung „I hope you grow up" gekommen.

In dem letzten Telefonat muss Eberhard förmlich betteln, sie möge nicht wieder auflegen. Er bittet sie, mit ihm zu reden. Monika sagt nur, sie habe so viel Schreckliches in Deutschland erlebt, dass sie nie wieder zurückkommen wolle oder überhaupt etwas mit Deutschland zu tun haben wolle. Ihr Vater war Alkoholiker, hatte sich an der Mutter vergriffen, und wenn diese nicht mehr konnte, hatte er bei Monika weitergemacht. Ihre Mutter hatte ihr nicht helfen können, sie war selber zu schwach gewesen. Ihr Bruder Jürgen hatte diesen ganzen Mist kompensiert, indem er straffällig geworden war. Monika habe an etwas anderes zwischen ihr und Eberhard geglaubt, damals, und würde nun nur sagen können, sie würde Eberhard nie vergessen. Mehr wäre aber wohl nie daraus werden.

Wir fliegen natürlich trotzdem, drei Tage nachdem ich aus Frankreich wieder da bin. Treffen uns in New York mit Dieter, der da jetzt in der Nähe lebt. Wir fahren auf das World Trade Center und gucken New York von oben an. Ich glaube, das Gebäude schwankt. In Chinatown essen wir Mozzarella mit Tomaten. Das Guggenheim-Museum am nächsten Tag ist in einem beeindruckenden Gebäude untergebracht, die Kunstsammlung allerdings gefällt mir gar nicht. Alles durcheinander, ohne erkennbare Ordnung. Wir fahren auch auf das Empire State Building und ich kaufe ein T-Shirt von Keith Haring im Modern Art Museum. Die Fifth Avenue ist mir zu reich, ich genieße dafür die Mozzarella Sticks im *TGI Friday's*.

Wir fliegen nach Ontario und machen eine Bootstour bei den Niagara Fällen. Über Pittsburgh fliegen wir nach Los Angeles und nehmen uns dort einen Leihwagen. Offiziell darf nur Pünktchen ihn fahren; meinen Führerschein habe ich noch nicht lange genug. Die Fahrt nach Tijuana ist ereignislos, der Ort selber staubig und leer. Auf dem Rückweg geben die Amis an der Grenze Warnschüsse gegen mexikanische Kinder ab, die etwas abseits der Grenze rüberrennen wollen. An der Küste entlang nach San Diego, die Stadt kann man gleich wieder vergessen. Die Universal

Studios in L.A. sind interessant, besonders das E.T. Studio. Wir suchen das *Hardrock Café* und ich frage schließlich einen Farbigen. Der guckt mich ganz irritiert an und grummelt: „Young lady, just turn the fuck around!" Wir stehen direkt davor. Wir übernachten im *Green Tea Inn* in Victorville an der Interstate 15. Dort hole ich mir einen kräftigen Sonnenbrand, als ich zwei Stunden am Motel Pool liege. In Las Vegas hat das *Center Strip Budget Inn* noch ein Zimmer für uns – und so ist das Zimmer dann auch: Budget. Immerhin ist ein Besuch im Klondike Casino inklusive und sehr aufschlussreich. Wir spielen gar nicht, beobachten nur die anderen, wie sie ihr hart verdientes Geld rauswerfen. Dieses *Center Strip Budget Inn* ist wirklich fürchterlich, wir ziehen um. Ins Las Vegas Hilton. Das ist stilvoll. Unser Zimmer ist im 26. Stock, wir haben eine hervorragende Aussicht über Las Vegas. Die Show *Splash* im Riviera Hotel beeindruckt mit Jongleuren, Zauberern, einer Unterwassershow, Motorrädern, Tänzerinnen und einem Michael-Jackson-Double, das zusammen mit einem Madonna-Double auftritt. Am 4. Juni fliegen wir zum Bryce Canyon, nachmittags zum Grand Canyon. Der Pilot des kleinen Stoppelhopsers liest mitten im Flug seine Landkarte.

Wir fahren durch das Death Valley, Ashford Mill, Artists Drive, Golden Canyon und übernachten auf der Furnace Creek Ranch. Ich bin im Wilden Westen und fühle mich auch so. Scottys Castle, Harmony Borax Works, Ubehebe Crater und der Little Hebe Crater sind viele Eindrücke für einen Tag. Was ich nie vergessen werde, ist der kleine Kojote, der an der Straße steht. Wir halten an und füttern ihm meine Cinnamon Graham Crackers aus der Hand. Er guckt uns lange hinterher. Kann man Kojoten als Haustiere halten? An den Mammoth Lakes liegt Schnee. Wir fahren nach Cambria, am Pazifik, und wohnen im *Castle Inn*. Die Frau, der das Hotel gehört, sagt ständig: „Oh, you're welcome. You're so so welcome."

Wir lachen über das Kaminfeuer, das sie für uns im Zimmer anmacht. Abends lachen wir nicht mehr darüber, hier wird's richtig kalt nachts!

Wir bleiben einige Nächte in Carmel, dort könnten wir auch wohnen, stellen wir uns vor. In *Jack Londons Grill and Tea Room* essen wir und überlegen, wie das damals hier wohl war. Ein Ausflug durch Carmel Valley macht mir Angst, die unbefestigten Straßen durch die Berge sind mehr als abenteuerlich und als die Straße einfach so in einem Fluss endet, steige ich aus und laufe vorneweg, um zu testen, ob der Fluss nicht zu tief für das Auto wird.

Der Highway 1 nach San Francisco ist wie aus dem Bilderbuch und das Wetter wie bestellt. Wir wohnen im Fairmount Hotel und genießen Fisherman's Wharf und die riesengroßen Kekse, die dort nur einen Dollar kosten. Wir sind drei Tage in San Francisco, nehmen alles mit, was ein Tourist sehen muss. Am dritten Tag fahren wir durch China Town. Wir halten vor einem Teeladen, steigen aus, klatschen die Türen zu. Der Schlüssel steckt, das Auto läuft, die Tür verriegelt. Wir werden von Chinesen umringt, alle wollen helfen, wir verstehen keinen von ihnen. Die Autovermietung sagt, sie könnten in drei Stunden kommen. Ein junger Chinese kommt mit einer großen Tasche und sagt, wir sollten mal da bei seiner Tante Tee trinken gehen, er würde sich um das Auto kümmern. Und er kümmert sich. Nach einer Stunde ist die Tür wieder auf, man sieht nichts und man kann sie auch noch abschließen. Ich frage, wie er das gemacht hat und er grinst mich mit seinen braunen Zähnen an und sagt: „Tlade seclet".

Pünktchen fliegt wieder nach Hause, schenkt mir zum Abflug eine australische Münze, falls ich in Schwierigkeiten komme, soll ich die verkaufen. Ich fliege nach Philadelphia. Zu Will. Er holt mich ab und wir fahren zusammen nach Conshohocken, dort wohnt er den Sommer über bei Corty. Er studiert noch in Waco, Texas, verbringt aber seinen Sommer hier und besucht einen Deutschkurs an der University of Pennsylvania, da er in Waco seinen Kurs in Althebräisch nicht bestanden hat. Einmal begleite ich ihn. Lustig, was die denen da beibringen. Fast alles falsch und das an einer Uni! Ich bin entsetzt.

Ich telefoniere mit der Au-Pair-Familie und habe ein ganz schlechtes Gefühl. Der Mann sagt sehr anzügliche Dinge am Telefon und ich rufe lieber noch mal die Agentur an. Eine andere Familie hätten sie nicht für mich, sagen die. Gut, dann bleibe ich halt länger in Conshohocken. Wir gucken *Wrath of God* mit Klaus Kinski im Kino, auf Deutsch. Abends sitzen wir am Pool, Will spielt Unterwassertrompete. Ein Ausflug nach Washington, wir gehen ins National Air and Space Museum, ins Smithsonian und essen in einem Thai Restaurant. Corty, Will und ich übernachten im Manor Colonial Inn. Am nächsten Morgen gibt's Frühstück im *Silver's Diner*. Ich könnte jeden Morgen im Silver's Diner frühstücken und eben dieses Diner wird für immer mein Standard sein, an dem ich jedes Diner messen werde. Corty zeigt uns ungefähr jedes Memorial in Washington.

Zurück in Conshohocken sind es 41°C bei 93% Luftfeuchtigkeit. Warum kann man wohl hier wohnen wollen?

Wir machen einen Ausflug nach Kutztown, gehen zu einem riesigen Flohmarkt. Alles in Amerika ist größer, selbst die Möbel. Garlic Bread bei *Pizza Hut* und dann kommt die Pizza. Ohne Besteck. Ich frage nach Messer und Gabel und der Kellner lacht sich schlapp. Besteck bekomme ich trotzdem nicht. Will sagt, man isst hier Pizza mit den Händen.

Ich mache einen Bungee Jump im Action Park. Wäre die Schlange nicht so lang, ich würde wieder und wieder springen. In Conshohocken wurden in der Nachbarschaft Schüsse gehört, die Polizei kommt vorbei und stellt Fragen. Keiner scheint sich über die Schüsse aufzuregen.

Ein Ausflug nach Baltimore, wir besuchen Cortys Schwester und Wills Cousin und Cousine mit deren Hündin Kricket. Später kommen Wills Großeltern, es gibt ein großes amerikanisches Dinner mit Burgern, Mais, Bier. Den 4. Juli verbringen wir am Pool von Wills Tante und besuchen

hinterher das Feuerwerk beim Museum of Arts.
Zurück in Conshohocken muss Will oft zum Opera Rehearsal; er und Corty singen zusammen. Ein Ausflug nach Hershey in die Schokoladenfabrik führt uns durch Intercourse. Ich frage, was das heißt, Will wird rot. Mein Wörterbuch klärt mich auf: Sexualverkehr. Amis sind prüde.

23.6.1993
Hallo, liebe Kim!

Während Du jetzt eventuell im Swimmingpool liegst oder Dich in der Sonne aalst, oder vielleicht leider mit einer Deiner Allergien kämpfst, was mir sehr leid täte, friere ich schlicht und ergreifend vor mich hin, denn hier ist es saukalt und regnet, aber es ist ja auch mein freier Nachmittag, und da gehört sich da schließlich solch ein Wetter! Heute war die Computerfrau bei uns und hat uns sozusagen in die letzten Geheimnisse der Computerarbeit eingeführt, so dass wir wohl die Abrechnung zustande bringen werden!

Mein Heimflug war eigentlich ganz schön insofern, dass der KLM-Jumbojet oben geblieben ist, die Stewardessen nett und hübsch waren und der Flug insofern interessant war, als dass wir über den Nordpol geflogen sind, und da ununterbrochen Tag war und auch noch schönes Wetter, so konnte ich Grönland und den Nordpol und schließlich Island sehen und war dann pünktlich in A'dam und Bremen. Geschlafen habe ich allerdings im Flieger nicht, ging einfach nicht! Mit den Koffern hatte ich keine Probleme, es hat mich auch keiner gefragt, was in dem bunten Koffer war und ich musste auch nichts extra bezahlen!

In Bremen hat mich Marita abgeholt und ich fühlte mich so fit, ich hätte Bäume ausreißen können. Am Freitag überkam mich dann aber die große Müdigkeit mit Zittern und Flattern am ganzen Körper und Schweißausbrüchen und richtigem Schwächegefühl. Am Samstag sind wir dann nach Schleswig-Holstein gefahren, haben kurz hinter der dänischen Grenze, also in Dänemark übernachtet, weil ich es glaube nicht durchgehalten hätte können (der Satz hört sich irgendwie komisch an!? Sortiere ihn bitte!)

Am Sonntag haben wir dann Basko abgeholt, der so lieb war, dass Jochen und seine Frau ihn am liebsten behalten hätten. Jetzt hockt er vor mir, ich bin nämlich zu Hause, und sagt gerade, dass ich Dich grüßen soll. Leider hatte er zwei Tage zuvor einen fast tödlichen Unfall! Er hat sich an einem Rohrstück von seinem Korb in der Nacht wohl eine Ohrarterie aufgerissen, aus der es so geblutet hat, dass die Spuren noch am Sonntag zu sehen waren! Ein Tierarzt in Flensburg hat das Gefäß in Vollnarkose genäht! Ich lege Dir ein Photo bei, weil er wirklich komisch aussieht. Es geht ihm aber sonst wieder gut und er hat sich sehr, sehr gefreut!

Deine Telefonkarte mit dem Seeadler ist angekommen und ich habe sie schon bezahlt. Außerdem kam ein Brief von Melanie, den ich geöffnet habe ohne ihn zu lesen, großes Indianerehrenwort, damit dieser Brief nicht zu schwer wird!

Wegen der Au-Pair Stelle habe ich hier mit Bonn telefoniert, aber sie haben noch keine Familie gefunden. Sie werden Dich anrufen, wenn sich noch etwas tut.
Jetzt habe ich wunde Finger, aber Du freust Dich hoffentlich über die Post. Es waren schöne Ferien mit Dir. Denke heute mal bewundernd an Deine Bergfahrt! Soll Dich von Marita lieb grüßen und von allen, die Dich kennen. Den beiliegenden Schein hatte ich noch, mach was Du willst damit, zum Beispiel hinters Ohr stecken. Alles Liebe und ein Küßchen. Grüß bitte herzlich den Will und die Eltern! Dein Pünktchen

24.6.1993
Hallo, Reisekumpel!
Gerade ist die Vormittagssprechstunde beendet, es war wieder atemberaubend schön. Am liebsten würde ich wieder in den KLM Jumbojet steigen und nach California fliegen und dann in der herrlichen Big Sur Gegend zu meditieren, evtl. meine Memoiren zu schreiben, zu malen, na, Du weißt schon, was ich sonst so spinne! Ich habe einen Vorschlag, bzw. eine Bitte, und zwar einen kleinen Samsonite Koffer zu kaufen mit meiner Karte (selbstverständlich), da mein kleiner ja bald auseinander fällt und die sind doch da so günstig! Ansonsten geht es mir gut, nur eben wahnsinnig viel Arbeit, aber der Rubel muss ja rollen. Ich muss zur Zeit drei Leute vertreten, kannst Dir ja vorstellen, dass es hier wie in einem Affenhaus aussieht! Sei lieb umarmt vom Pünktchen.

Will und ich streiten über *Under Pressure* von Queen. Ich verstehe was ganz anderes als er, aber er als Ami muss es ja wissen. Ich sage, das sei immerhin das Lied von mir und einem Freund und er versteht, es sei das Lied von mir und meinem Freund. Will zieht sich zurück, redet auch am nächsten Tag kein Wort mit mir. Ich frage Corty, was los ist und sie sagt, das müsse ich ihn selber fragen, er habe eben *issues*. Das Wort muss ich nachgucken. Belange, Probleme. Aha. Was für welche, will ich wissen und bekomme keine richtige Antwort. Ich spreche ihn noch mal an, aber die Atmosphäre ist jetzt frostig.

Ich buche mir einen neuen Flug und fliege nach Bremen, nach Hause zurück. André holt mich ab. Am Flughafen vergesse ich die Tüte mit Maritas Duty-Free-Zigaretten und meinem Portemonnaie mit der Münze. Als ich es merke und wir zurückfahren, ist die Tüte längst weg.

Nun wohne ich wieder bei Pünktchen und überlege, was ich als nächstes mache. Ich arbeite natürlich wieder für ihn in der Praxis, jetzt fast jeden Tag. Ich gehe auch noch Frau Huismann besuchen. Ihre Multiple Sklerose ist schlimmer geworden, sie möchte nicht mehr leben. Ich habe sie nun fast vier Jahre lang ein- oder zweimal in der Woche besucht, ihr vorgelesen, sie gewaschen und gefüttert. Es tut mir weh zu sehen, wie schlecht es ihr geht und ich wünsche mir, ich könnte ihr helfen.

In der Praxis passieren immer wieder neue Geschichten. Ein Junge kommt mit seiner Mutter in die Praxis, er ist ganz abgemagert. Sie sagt, er würde essen und essen und nicht zunehmen. Pünktchen sieht sofort, was los ist, schickt die Mutter ins Wartezimmer, ruft mich ins Untersuchungszimmer und holt mit einer flachen Zange einen Bandwurm aus dem Kind. Durch die Nase. Der Wurm reißt zum Glück nicht, das Kind ist völlig ruhig, unterdrückt tapfer den Würgereiz. Der Wurm ist über zwei Meter lang. Mit einer Wurmkur darf der Junge nach Hause. Der Wurm kommt in ein Glas und wird ins Labor geschickt.

Ein dreijähriger Junge stürmt nackt auf den Flur, zieht sich am Pimmel und rennt den Flur runter. Seine Mutter hinter ihm her. Der Kleine rennt direkt in Pünktchen, der ihn fragt: „Was machst du denn da?"

„Das macht mein Papa auch immer!", sagt der Junge, und die Mutter wird dunkelrot.

Ein Fünfjähriger ist nicht zum Lachen zu bringen, Pünktchen versucht alle Tricks. Schließlich kneift er ihm ins Knie, um ihn zu kitzeln. Der Junge guckt todernst und sagt: „Das musst Du bei meiner Mama machen, die lacht dann!"

Eine junge Frau, die als Kind bei Pünktchen in Behandlung gewesen war, kommt in die Praxis. Wir sind alle erstaunt und fragen sie, was sie denn wohl heute wolle? Sie guckt ganz erschrocken und sagt nur: „Ach du Scheiße, ich hab' mein Baby im Auto vergessen, ich bin es so gewohnt, wegen mir hierher zu kommen!"

Am 8. Dezember bekomme ich ein Päckchen von Siegrun, Gunnars Mutter. Eine Todesanzeige, Oberbauchtumor. Meine Kindertasse, die ich ihm vor fünf Jahren geschenkt habe. Ein Brief, ich wäre seine erste große Liebe gewesen. Er habe so gekämpft.

Abends sagt Elke, sie habe von Marita gehört, es sei eine Todesanzeige gekommen. Von wem denn? Gunnar. Schrecklich, sagt sie. Gut, sage ich.

André und ich sind wieder zusammen. Er isst gerne Pizza von dem Pizzabringdienst an der Gökerstraße. Als wir auf unsere Pizza warten, kriege ich mit, wie der Besitzer einen neuen Fahrer sucht. Ich bewerbe mich und bekomme den Job sofort. Ich kann gleich anfangen. Jetzt fahre ich freitags und samstags, manchmal auch sonntags Pizza aus. Ich gebe

Nachhilfe in Mathe. Und helfe immer noch in Pünktchens Praxis aus, die Wochenenddienste mache ich meistens alleine mit ihm. Über Weihnachten fahre ich nach Wangerooge, meine beste Freundin Heike lernt dort im *Hotel Upstalsboom* Köchin. Ich spiele abends Klavier im Hotel, Weihnachtslieder. Dafür darf ich umsonst dort wohnen und auch vom Buffet essen.

Ich würde gern Informatik in Hamburg studieren, aber mein Abiturschnitt ist dafür nicht gut genug. Also bewerbe ich mich am Bildungszentrum für informationsverarbeitende Berufe in Hannover. Ich bestehe die Einstufungstests mit Bravour und bekomme einen Platz. Dies ist eine Privatschule; zum Glück zahlt Mutti die Studiengebühr. Im April 1994 ziehe ich nach Hannover in ein Studentenwohnheim und fange am b.i.b. an, Wirtschaftsinformatik zu studieren. Ich arbeite bei Vobis, studiere, helfe auf den Messen aus.

Im Sommer 1994 fliege ich nach Guatemala. Mein Onkel Rainer hat mir von der Casa Guatemala erzählt, einem Waisenhaus im Dschungel. Da möchte ich hin und helfen. Ich hatte schon 1993 vom Gymnasium aus einen Container voller Kuscheltiere und Spielzeug organisiert, der dahin geschickt wurde und nun möchte ich selber sehen, wie es dort ist und eine Weile als Freiwillige helfen. Hendriks Rucksack ist bis oben hin voller Medikamente, die ich eigentlich nicht so ohne weiteres durch den Zoll kriegen dürfte. Ich habe aber auch wieder Sponsoren gefunden und mich begleitet eine Palette voller Spielsachen und Hygieneartikel für das Waisenhaus. *Bakschisch* habe ich auch, falls es Probleme mit den Grenzbeamten geben sollte. Ich fliege über Madrid und Florida. In Florida habe ich sieben Stunden Aufenthalt, darf den Transfer nicht verlassen. Ein buddhistischer Mönch teilt sich mit mir seinen Schokoladenriegel.
Auf dem Flug von San Pedro nach Guatemala City sitzt neben mir ein Huhn im Käfig.
In Guatemala angekommen wundere ich mich über all die Soldaten. Rainer holt mich ab, wir übernachten eine Nacht in der City, holen am nächsten Morgen noch ein Teil für den Kühlschrank ab, den er auf seinem Segelboot installieren will und fahren dann mit dem *Chicken Bus* zum Rio Dulce. Hier sitzt ein Schwein auf der anderen Seite vom Gang, die Frau, die es eingeladen hat, hat mir das Seil in die Hand gedrückt und mich gebeten, drauf aufzupassen, bis ihr Mann das Schwein in zwei Stunden aus dem Bus holt.
Ich bleibe einige Wochen am Rio Dulce und fahre dann mit einem befreundeten Segler nach Antigua, um mir das auch noch anzusehen. Von dort rufe ich Pünktchen an, aus einem Internetcafé. Ich sage ihm die Nummer zum Zurückrufen, sage auch, ich sei in La Antigua und wüsste die Vorwahl nicht. Er ruft nicht zurück. Der Arme hat gedacht, ich sei plötzlich auf der Insel Antigua. Hat die Vorwahl rausgesucht, dort probiert

und die amerikanische Botschaft drangehabt. Er dachte natürlich, mir wäre wer-weiß-was passiert. Die Leute in der Botschaft wussten natürlich von nichts, was Pünktchen nur noch mehr beunruhigt hat. In der Zwischenzeit versuche ich immer wieder, ihn noch einmal anzurufen, aber es ist immer besetzt. Pünktchen sitzt in Gedanken schon im Flugzeug, in der sicheren Überzeugung, er muss nun nach Mittelamerika kommen, um mich zu retten. Im Gegensatz zu mir weiß er sehr wohl von dem Bürgerkrieg in Guatemala und er ist sehr beunruhigt.

Nach mehr als vier Stunden Verzweiflung auf beiden Seiten wähle ich in einem sehr günstigen Moment und komme endlich wieder zu ihm durch. Wir sind beide erleichtert über das Missverständnis. Nach einer guten Woche in La Antigua fahre ich wieder mit einem *Chicken Bus* nach Guatemala City und fliege von dort über Florida und Madrid nach Hannover zurück.

1996 will Pünktchen endlich seinen Traum wahr machen und mit dem Helikopter Ski fahren. Da man das in Kanada, in den Rocky Mountains, kann, geht unser Skiurlaub dieses Jahr nach Banff, einer verschlafen wirkenden Stadt in den Rockies. Es sind zwei wunderschöne Wochen, in denen wir viel von Alberta sehen, Fleischfondue auf dem heißen Stein essen, in einer Cowboy-Bar tanzen, bei Lake Louise und im Sunshine Valley Ski fahren und vieles mehr. Nur Helikopter fliegen wir nicht, denn das ist einfach *ridiculously expensive*.

Aus unserer brillanten Idee, Hendrik, meinen Freund, einzufliegen, damit ich ihn einfach dort schnell heirate, wird nichts, denn auch diese kurzfristig gebuchten Flüge sind *ridiculously expensive*. Es wäre alles so schön einfach gewesen und auch die Kapelle, in der der Friedensrichter dort die Ehen schließt, gefällt uns gut.

Hendrik und ich heiraten am 24. Mai 1996 in Wilhelmshaven auf der Etta von Dangast. Nautisch, sagen wir und freuen uns. Wir ziehen in Hannover in die Gerberstraße. Ich arbeite als selbständige IT-Trainerin.

Pünktchen meldet sich bei „Ärzte ohne Grenzen" an. In seiner Praxis hilft er Kindern, die in ihrem Heimatland nicht behandelt werden könnten.

25. Januar 1997, Abfahrt Hannover 13:00. Ich schleppe meine Skitasche, den großen Rucksack von Hendrik und den winzigen Handgepäckrucksack in den Zug. Nichtraucher! Großartig. Das hätte das Reisebüro ja vorher auch mal erfragen können.

Nach kurzem Suchen findet sich doch noch ein nicht reservierter Raucherplatz, auf dem ich mich völlig erledigt (und dabei hatte die Reise doch eben erst begonnen!) niederlasse.

Eine gute Stunde später kommt dann die Durchsage „In wenigen Minuten erreichen wir Hamburg-Hauptbahnhof". Schnell das Gepäck einsammeln und nach Möglichkeit als Erste an der Tür zu sein ist die Devise, denn ich

habe nur 8 Minuten Zeit zum Umsteigen.
25. Januar 1997, Abfahrt Bremen 12:40. Zuvor wurde Basko mit dem neuen Auto in das *First Class Hundehotel* gebracht. Marita brachte dann Pünktchen zum Bahnhof und fuhr weiter zu ihrer Familie. Zwei Wochen Urlaub, nicht arbeiten, andere Gesichter,...
Für Pünktchen beginnt die Reise in Bremen.
Das erste Problem gibt es jedoch schon am Parkplatz. Pünktchen bekommt den verdammten Rucksack nicht aufgesetzt. Marita kann auch nicht helfen, der Rucksack ist zu schwer und die Riemen falsch eingestellt. Als sich dann auch noch ein Skinhead nähert, denkt Pünktchen, dies wäre das Ende seines Urlaubs, der noch nicht einmal begonnen hatte. Doch der Skin fragt äußerst höflich, ob er helfen könne, macht sich an den Einstellriemen des Rucksacks zu schaffen, hebt ihn auf Eberhards Rücken, sagt
„Na? So is' besser, oder?" und verschwindet.
Die Zugfahrt bis Hamburg kann also losgehen.
In Hamburg am Bahnhof kauft Pünktchen zwei Brötchen und zwei Cola, wohl wissend, dass ich nur so wenig Zeit zum Umsteigen habe und sicher hungrig ist.
Am Gleis treffen wir uns. Voller Vorfreude auf diese andere Art von Skiurlaub. Immer nur Österreich...
Da noch einige Minuten Zeit sind, erzählt Pünktchen von seinem Erlebnis mit dem Therapiehund. Dieser kam im gestreckten Tiefflug auf den Bahnsteig gefegt, begrüßte eine Bahnangestellte und wartete. Es war kein Herrchen in Sicht. Als einige Minuten später eine S-Bahn einfuhr, sagte die Bahnangestellte zu dem Hund, er könne jetzt einsteigen. Gesagt, getan und der Hund, ausgerüstet mit Rotem-Kreuz-Hemdchen und Hunderucksack inklusive Hundegeschirr, verschwand. Die Bahnangestellte informierte den ob solchen Könnens neugierig gewordenen Pünktchen darüber, dass dieser Therapiehund jeden Tag käme, da er für seine Menschen Medikamente aus einer bestimmten Apotheke holen müsse. Er würde sich nie verspäten und da alle Bahnbediensteten in Hamburg von ihm wüssten, hätte es noch nie Probleme gegeben.
Kaum ist diese erstaunliche Episode erzählt (noch nicht einmal alle Menschen schaffen es, immer pünktlich zu sein!), fährt der Zug ein: Tania Blixen bis Kopenhagen.
Auch hier wieder Nichtraucherplätze, aber der Zug ist fast leer; wir wechseln nach den Brötchen und den Colas die Plätze. Nun haben wir sogar einen Tisch zwischen uns. Auf der anderen Seite des Ganges sitzt eine nette junge Frau aus Hannover, mit der wir ein bisschen plaudern. Sie erzählt, dieser Zug sei samstags nie voll. Offensichtlich fährt sie öfter mit Tania nach Kopenhagen.
Die Fährüberfahrt von Puttgarden dauert eine gute Stunde und Pünktchen kauft eine kleine Flasche zollfreien Whiskey für den Abend im Zug.

Am Abend in Kopenhagen passieren die merkwürdigsten Dinge. Nachdem das Gepäck mühevoll vom Bahnsteig geschleppt ist, stehen wir in einer wunderschönen, alten, mit Taubenscheiße dekorierten Bahnhofshalle, die so gut wie leer ist. Eigentlich wollen wir hier noch etwas essen, es sieht jedoch nicht so aus, als ob man das um diese Uhrzeit noch könne. Ich entdecke ein Restaurant. Beim Betreten sagt Pünktchen noch: „Ist ja komisch, hier sitzen nur Penner."

Aber wir beschließen, wir wollen uns von den etwas abgerissenen Figuren an den Tischen, den neugierigen Blicken, dem Dreck und Gestank nicht stören lassen. Pünktchen geht also zur „Theke" und fragt nach Salat. Der Bedienstete guckt etwas angestrengt und sagt dann, sie hätten keinen guten Salat und dies sei auch nicht der richtige Ort für ein Abendessen. Wir sollten lieber zu McDonald's gehen. Also werden die Rucksäcke unter gierigen Blicken wieder geschultert und der McDonald's gesucht und gefunden.

Das Essen bei McDonald's ist so wie immer, aber Bier mit Alkohol? Nein, das darf in öffentlichen Gebäuden in Dänemark nicht ausgeschenkt werden. Zum Glück ist dies noch nicht das Ziel für unseren Skiurlaub!

Mit gefüllten Mägen geht es dann eine Stunde später zurück zu den Gleisen, wo sich mittlerweile die Massen schieben. Gedränge, schreiende Kinder, bergeweise Skier – das kann ja heiter werden, hoffentlich wollen die nicht alle nach Hemsedal. Nachdem das Gepäck gut im Fjeld Expressen (norwegische Staatsbahn) verstaut ist, suchen wir das reservierte Abteil auf und blankes Entsetzen steht bei dessen Anblick in unsere Gesichtern geschrieben. Obwohl dies ein Erster-Klasse-Abteil sein soll, gibt es keine Toilette im Abteil, die Tapeten bröckeln ab, die Laken sind dreckig, ...

Von dem versprochenen Reisebegleiter im Zug ist nichts zu sehen. Aber nach ca. einer Stunde kommt ein Zugbegleiter und fragt nach dem Frühstück. Kaffee, 2 Brötchen, Marmelade, Aufschnitt, Joghurt, Saft für 20 DM. Klingt nicht schlecht. Und das dann direkt nach dem Wecken in Oslo. O.K.

Es folgt noch eine 20-minütige Fähre, auf der wir unter größter Anstrengung jeder ein Pint Bier in uns hineinschütten. Und dann wieder ab in den Zug. Schön schlafen. Tja, das war ja wohl nix. Wer deutsche Gründlichkeit gewohnt ist, hat es mit den norwegischen Schlafwagen schwer. Diese rumpeln und drohen in den Kurven fast aus den Gleisen zu kippen. Aber zum Glück ist es ja nur für eine Nacht!

Am nächsten Morgen kommt überhaupt kein Frühstück. Der lebende Wecker ist pünktlich nach Eintreffen in Oslo anwesend und wir sitzen eine volle Stunde mit knurrenden Mägen im Zug und warten vergeblich. Der angeblich im Zug befindliche Reiseleiter ist erneut nirgends zu finden und so warten wir, und warten und warten.

Nachdem der Zug schon wieder losgefahren ist, mache ich mich auf die Suche nach einem Zugbegleiter. Dieser erteilt dann die Auskunft, man sei unterwegs, aber es fehlten einige Zutaten zu dem Frühstück und die würden erst am nächsten Bahnhof eingeladen. Gut, weiter warten also. Wir genießen während dieser Wartezeit den Ausblick auf die norwegische Landschaft. Alles verschneit, Holzhäuser, wenig Menschen und noch weniger Autos. Unsere Laune ist nicht besonders gut, in Anbetracht der leeren Mägen. In Oslo hätten wir auf dem Bahnhof etwas kaufen können, wenn wir gewusst hätten, wie lange der Zug Aufenthalt hat. Als das Frühstück dann endlich kommt, stellt es sich als schlechter Witz heraus. Ein Pappbecher mit lauwarmem Kaffee, ein Brötchen, ein Smørrebrød, ein Kleckschen Marmelade, ein kleines Päckchen Butter. Aber wenigstens gibt es was in den Magen.

In Gol angekommen (ein Bahnhof, wie man ihn sonst nur aus dem Fernsehen aus Wildwestfilmen kennt!), sind tatsächlich Reiseleiter vor Ort, die damit beginnen, das Gepäck aus dem Zug zu hieven. Mit dem Bus geht es weiter nach Hemsedal, eine ca. einstündige Fahrt ist vorgesehen. Der Reiseleiter, Henning Brunn, kommt gleich auf uns zu und fragt, ob wir die Deutschen wären. Auf die positive Antwort erläutert er uns den Reiseablauf (auf dem Bahnsteig bei -20° C!). Im Bus dann erklärt er wohl alles noch mal für die anderen Touristen, dann jedoch auf Dänisch.

Im Hotel geht das Einchecken sehr schnell, das Zimmer ist ganz nett (abgesehen von der Lampe im Bad, die nicht funktioniert).

Jaja, was Reisekataloge nicht so alles versprechen, und man freut sich dann wochenlang auf den wohlverdienten Urlaub in einem Hotel der gehobenen Klasse. Weit gefehlt. Es sei hier nur einiger Ärger aufgezählt, der jedoch auch im Reisebüro nach unserer Heimkehr nicht ausgereicht hat, einen Nachlass auf den Reisepreis angerechnet zu bekommen. Das Essen im Hotel ist menüartig aufgebaut, es gibt jedoch keine Auswahlmöglichkeit für, zum Beispiel, Vegetarier. Ich bin ja keine Vegetarierin bin, aber Rentier oder Elch will ich einfach nicht essen. Die Rezeption versichert mir, ich würde fortan ein anderes Essen erhalten, was jedoch keinen einzigen Abend klappt. Das Frühstücksbuffet ist jeden Morgen das gleiche, man muss sich auch das Lunchpaket jeden Tag aus dem gleichen Plunder (ohne Obst, ohne Getränke, keine Brötchen,...) zusammenstellen. Die Badeanlage des Hotels ist dreckig und (trotz Werbung im Prospekt!) nicht oder kaum funktionsfähig. So funktioniert von den zwei Whirlpools nur der eine, die Sauna so gut wie nie, das Wasser im Schwimmbecken ist zum Erfrieren kalt und die Birnen des Solariums leider defekt.

Nichtsdestotrotz lassen wir uns den Urlaub nicht vermiesen, ignorieren die größtenteils unfreundlichen Norweger, das schlechte Essen, den bescheidenen Service im Hotel und starten einen Ausflug nach Lillehammer in einem gemieteten Auto. Über verschneite kleine Straßen geht es Richtung Lillehammer. Der Weg ist nicht schwer zu finden, denn der Autovermieter hat uns freundlicherweise eine Straßenkarte geliehen und wir kommen nach knapp zwei Stunden Fahrt in Lillehammer an. Der

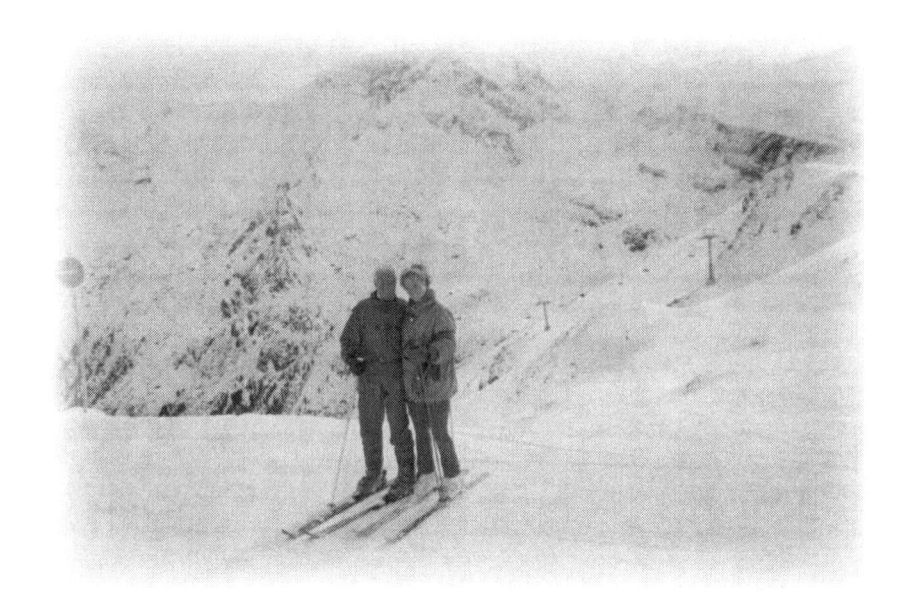

Anblick von weitem ist schon beeindruckend. Lillehammer an dem See, eingeklemmt zwischen den Bergen und überall schneebedeckte Bäume. Es hätte nur noch der Troll gefehlt, der auf die Straße springt und um etwas zu essen bittet. Gewundert hätte es uns jedenfalls nicht.

Pünktchen fährt den Wagen als Erstes in Richtung des Stadions, das geöffnet ist und in einem einstündigen Rundgang erkundet wird. In der Cafeteria lade ich Pünktchen dann noch zu einem (scheußlichen) Kakao ein und wir fahren in die Innenstadt.

Die Innenstadt von Lillehammer erinnert sehr an Helgoland (oder umgekehrt). Überall stehen kleine bunte Holzhäuser, die sich geradezu aneinander zu kuscheln scheinen bei der Kälte.

Wir hatten uns, was diesen Urlaub betrifft, auf zwei Dinge besonders gefreut: auf eine Tour mit einem Husky-Schlitten und auf die Möglichkeit, bei Flutlicht Ski zu fahren. Und so machen wir auch in der ersten Woche die Hundeschlittenfahrt.

Vor den Hundeschlitten sind sechs Tiere gespannt, die allesamt nichts außer rennen im Kopf haben. Wenn wir den Schlitten anhalten wollen, sei es, um die Plätze zu tauschen (man kann entweder stehen und lenken oder sitzen und genießen) oder, um ein Foto zu machen, hat der Lenker seine Mühe, die Stopp-Krallen wirklich in den Boden zu bekommen. Die Hunde wollen so gerne rennen, sie erledigen sogar im Laufen ihr Geschäft. Sie ziehen uns einmal um den See, in dessen Nähe sie mit ihrem Frauchen und dem Rest des Rudels leben. Wir müssen noch nicht einmal die Richtung angeben, denn die Tiere sind so abgerichtet, dass sie als Attraktion für die

Touristen ganz alleine die richtige Route wählen.

Nach der Tour will ich einem der Hunde mein Mittagsbrot geben, das ich nicht gegessen habe. Das Frauchen warnt mich noch: „Take care of your fingers!", aber ehe ich den tieferen Sinn dieser Warnung verstehe, hat mir der Husky schon einige Schrammen in meine Hand gerissen, da er sie offensichtlich für eine hübsche Zugabe zu dem lächerlichen Brot hielt und ich sie nicht schnell genug zurückziehen konnte.

Jeder, der Ski fährt und das Abenteuer liebt, wird es verstehen: Flutlichtfahren ist großartig. Es ist auch großartig kalt, aber die gespenstischen Abfahrten mit dem stockfinsteren Wald direkt neben der Piste sind einfach wunderschön.

Anfang Februar ist es morgens minus 15 Grad. Als echte Skifans sind wir natürlich schön warm angezogen zum Hemsedal Ski Resort gefahren, denn, wenn man Ski fährt, wird einem ja schön warm. Aufgrund des enormen Windes sind einige Lifte gesperrt und auch einige Pisten sind wegen Schneeverwehungen nicht befahrbar. Der Dreiersessellift läuft jedoch und so machen wir eine Abfahrt nach der anderen. Viel ist nicht los, die meisten machen eine Abfahrt oder zwei und kehren dann ein, es ist ihnen einfach zu kalt. Die gefühlte Temperatur an diesem bedeckten Tag liegt vormittags bei minus 25 Grad. Gegen Mittag wird der Wind stärker, es sind immer weniger Skifahrer unterwegs. Wir wollen noch zwei Abfahrten machen und dann auch mit dem Bus zum Hotel und hoffentlich in die warme Sauna, alternativ an die Bar.

Wir sitzen zu zweit in dem 3er Sessellift, die beiden Sessel vor uns sind auch mit jeweils zwei Leuten besetzt, als der Lift ruckartig anhält und hin und her pendelt. Wir denken, wegen des Windes müsste der Lift nun langsamer fahren, um die Sessel heil an den Pfosten vorbeizubekommen und dann außer Betrieb genommen werden für den Rest des Tages. Es geht aber nicht weiter. Dort oben, knapp zehn Meter über dem steinigen Boden bei minus 22 Grad still sitzen zu müssen, ist nicht ganz so einfach. Die beiden in dem Sessel vor uns springen ab. Sie haben einen wesentlich geringeren Abstand zum Boden als wir, kommen mit angeschnallten Skiern glücklich auf und fahren ab. Der Pfosten genau drei Sessel vor uns knickt ab wie ein Streichholz und bricht quietschend und kreischend nach rechts ins Tal. Das Seil ruckelt und schwankt, wir werden hoch und runter geschleudert und können uns nur mit Mühe an dem Bügel festhalten. Meine Stöcke fallen mir aus der Hand. Kaum hat sich das Seil beruhigt, können wir durch den wirbelnden Schnee erkennen, wie auch die anderen Leute vor uns springen. Die Frau kommt nicht so glücklich auf, jedenfalls schreit sie. Pünktchen will auch springen, doch ich überzeuge ihn, das nicht zu tun. Nur wenige Minuten später will ich springen und er muss auf mich einreden. Wir versuchen, uns mit den Menschen hinter uns zu verständigen, aber durch den Wind ist das unmöglich. Mit den minimalsten Bewegungen, die uns der pendelnde Lift erlaubt, versuchen wir, uns einigermaßen warm zu halten und natürlich verschließen wir sämtliche Öffnungen zwischen Jacken und Schals. Ein Akia kommt nach gut zwanzig Minuten, die sich anfühlen wie Stunden, unter uns zum Vorschein und der Mann brüllt zu uns hoch, die Rettung sei unterwegs. Wir sollten auf keinen Fall abspringen, das Gelände sei viel zu gefährlich. Noch mal zehn Minuten später kommen dann zwei Männer mit Kletterausrüstung über das Seil bei uns an, sie hatten die Menschen hinter uns bereits abgeseilt. Ich bin zuerst dran und muss mir im Sitzen bei offenem Bügel den Klettergurt um die Beine legen. Dann die Arme um den Hals des einen Mannes legen und der andere seilt uns von oben am Seil hängend ab. Mein Retter stellt mich auf dem Schnee ab, vergewissert sich, dass ich stehen kann und ist wieder hoch, um Pünktchen zu holen. Dann werden wir in gebrochenem Englisch gefragt: „You drive down self?"

„I don't know" sage ich, denn mir ist schrecklich kalt und ich kann meine Füße nicht mehr spüren.

Sie bringen uns dann mit dem Akia zurück zur Station, wo wir uns am Ticketschalter nicht etwa das Geld für den Tagespass für den Lift zurückerstatten lassen können, sondern jeder einen Gutschein für einen heißen Kakao erhält, damit uns wieder warm würde! Den trinken wir und warten schlotternd auf den Bus.

Die Sauna im Hotel funktioniert auch an diesem Abend nicht.

Auf der Rückreise haben wir erneut Aufenthalt in Oslo und finden einen netten Bäcker, bei dem wir für die restlichen Kronen, die ich noch von der Herfahrt habe, ein paar anständige Croissants und Kaffee erhalten. Ein Penner sitzt ebenfalls in dem Bäckerladen und trinkt Kaffee. Verwundert, weil so etwas in Deutschland kaum denkbar ist, lassen wir uns nicht weiter stören und frühstücken. Wir haben unseren Spaß, die vorbeieilenden Leute zu beobachten, teilweise schlecht gekämmt und ganz offensichtlich eben erst dem Bett entsprungen. Ein junger Mann kauft an einem Zeitungsstand nebenan ein Magazin. Er ist ganz offensichtlich schwul und wir amüsieren uns über die ziemlich weibliche Aktentasche, die er dabeihat. Ich nutze diese Gelegenheit, Pünktchen zu erzählen, dass ich auch eine neue bräuchte, für Schulungen und Bewerbungsgespräche, denn meine kleine rote, die ich vor Jahren mal bei Esprit gekauft habe (und die dann sehr unter meinem Abi zu leiden hatte), taugt ja wohl nichts mehr.

Auf dem Rest der Rückfahrt passiert nichts weiter Erwähnenswertes, wir verabschieden uns in Hannover, denn Pünktchen muss ja noch weiter nach Bremen, wo er dann von Marita und Basko abgeholt wird.

Einer von Pünktchens Lieblingspatienten war Lucas. Er hatte einen Herzfehler und musste per Helikopter aus Wilhelmshaven abgeholt werden. Er wurde notoperiert und alles sah gut aus. Als der kleine Lucas aus Berlin zurückgebracht wurde, atmeten alle auf. Pünktchen war froh, rechtzeitig erkannt zu haben, was mit Lucas nicht stimmte. Eine Woche später traten Komplikationen auf. Lucas starb.

Die Trauerfeier fand in einer kleinen Kirche in einem Ort in der Nähe statt. Die kleine weiße Urne stand vorne auf einem Tischchen. Lucas war nur 22 Monate alt geworden. Der Priester sprach seine Worte. Die Eltern saßen wie erstarrt in der ersten Reihe. Pünktchen saß ganz hinten. Mitten in der Trauerrede eines Nachbarn stand die Schwester von Lucas auf, ging zu der Urne. Die Trauergäste hielten den Atem an. Das Mädchen sagte mit ganz klarer Stimme: „Wie habt Ihr denn meinen Bruder da reinbekommen?"

Sie drehte sich zu der Trauergemeinde um. „Das verstehe ich nicht."

Pünktchen musste die Kirche verlassen, das war zu viel.

Pünktchen ist sehr gestresst. Ein Burnout möglicherweise. Vierzehn Tage Tunesien im Mai 1997 sollen ihn wieder etwas zur Ruhe kommen lassen, aber ich kann ihm nicht wirklich helfen. Wir haben eine schöne Zeit, machen nicht zu viele Ausflüge, aber die anstrengende Arbeit in der Praxis, die vielen Kinder, die er in seiner Laufbahn hat sterben sehen müssen und die Sinnlosigkeit setzten ihm arg zu.

1998 wollen Pünktchen und ich in Cervinia Ski fahren. Wir haben uns vorgenommen, einige alte Bekannte zu suchen – und zu finden.

Wir haben einen Liegewagenplatz im Autoreisezug von Hannover nach Brig, in der Schweiz. Leider wissen wir nichts über diesen Zug, weder ob es wirklich ein Liegewagen oder vielleicht doch ein Schlafwagen ist, noch ob wir etwas zu essen bekommen würden. Ich habe also einen Picknickkorb vorbereitet, damit wir für alle Fälle gerüstet sind. Aus den Fehlern der Norwegenfahrt habe ich gelernt. Wie sich herausstellt, haben wir einen Liegewagen, im Abteil mit zwei anderen Leuten. Diese sind ausgesprochen nett, zwei junge Leute um die zwanzig aus Kiel. Sie wollen nach Saas Fe, auch zum Skifahren, allerdings ohne Auto. Sie erzählen uns, der Zug sei ein von der TUI gecharterter Ferienexpress. Zu essen gab es abends nichts und so waren wir froh über den reichhaltigen Picknickkorb, aus dem wir unseren Abteilsnachbarn – Gunnar und Anne – auch etwas anbieten. Anschließend spielen die beiden und ich noch Skat, bis wir irgendwann zu müde sind. Das Schlafen ist nicht so einfach, Pünktchen fällt es wie üblich nicht schwer und er schnarcht vor sich hin, Gunnar hat auch kaum Probleme, in den Schlaf zu finden, aber Anne und ich wälzen uns nur hin und her, sofern man auf diesen schmalen Pritschen überhaupt von Wälzen reden kann.

Natürlich haben wir uns in das *Cime Bianche* eingemietet, denn ich hatte ja im vorigen Jahr bei meinem Sommerurlaub mit Hendrik durch das Tal herausgefunden, dass Hosquet hier immer noch wohnt. Leider mussten wir feststellen, dass er in der Zwischenzeit verstorben war. Pünktchen ist traurig. Doch zumindest die Familie – Sigi und Hosquets Kinder – leben

noch hier und erkennen Pünktchen wieder.
 Das Zimmer 22 gefällt uns sehr gut, wenn es auch ein bisschen staubig ist. Auch das Essen im Hotel ist sehr gut, ich liebe Polenta mit Fontina und der Grappa am Abend ist wunderbar.
 Das Skigebiet in Cervinia ist auch ohne den Schweizer Teil sehr groß und wunderschön. Es macht ungeheuren Spaß, nahezu jeden Tag andere Pisten zu fahren, wenngleich wir mittags dann doch fast immer in der gleichen Hütte landen.
 Zweifelsohne das schönste Erlebnis – von dem Pünktchen nun schon Jahre lang träumt – ist unser Heli-Ski-Tag. Wir werden morgens mit einem kleinen Hubschrauber auf das Château de Dame geflogen, Pünktchen, ich, ein Führer und noch vier andere Skifahrer. Die Abfahrt ist atemberaubend schön, der Schnee nicht ganz einfach zu fahren, trotz der Tiefschneebretter, die wir geliehen haben. Und das Erstaunlichste ist: in dieser Senke steht die Hitze förmlich! Ich bin viel zu dick eingepackt und selbst das Ausziehen von diversen Kleinigkeiten wie Schal, Mütze, ... bringt mir keinerlei Erleichterung. Pünktchen ist zweimal hingeflogen, hat sich aber zum Glück nichts getan. Leider ist die Abfahrt nach ca. einer dreiviertel Stunde schon vorbei. Auf der einen Seite hätte ich den ganzen Tag weiterfahren können, auf der andere Seite bin ich hinterher völlig kaputt und lege mich auf den Balkon, während Pünktchen gleich wieder auf die „normale" Piste steigt und bis zum Abend noch weiter fährt – im Helirausch!
 An einem Tag, an dem das Wetter nicht ganz so toll aussieht, fahren wir nach Aosta. In Aosta gucken wir uns den Ort an, kaufen ein, schießen einige Fotos und essen Crêpes mit Salat. Es ist ein schöner Ausflug.
 Wir halten an der Ausfahrt vom Dorf noch einmal kurz, Pünktchen will noch Zigaretten kaufen und ich warte im Auto. Ein Polizist bedeutet mir, man dürfe dort nicht halten und so fahre ich ein Stückchen vor. Als Pünktchen wiederkommt, stütze ich mich mit dem linken Arm an die Fahrertür, um wieder auf den Beifahrersitz zu rutschen. Pünktchen – ganz der Gentleman – will mir jedoch die Tür öffnen, damit ich aussteigen und um den Wagen herumgehen kann. Ich purzele ihm zu Füßen auf die Straße. Der Polizist biegt sich vor Lachen.
 Die Fahrt im Liegewagen zurück ist katastrophal, die Leute in unserem Abteil sind unmöglich und ekelhaft.

Hendrik zieht aus, wir trennen uns.

Die Vorbereitung zu der großen Überraschungsfeier anlässlich Pünktchens 60. Geburtstag 1998 gestaltet sich nicht ganz einfach. Ich habe mir in den Kopf gesetzt, alle Freunde und Verwandten, die noch leben, einzuladen.

Ich bekomme nach und nach die Namen der Freunde heraus, es ist jedoch teilweise schwierig, die Adressen der Personen herauszufinden, da ich mich ja nicht um Hilfe an Pünktchen wenden kann. Marita ist eine große Hilfe, da sie im Juni 1997 das Adressbuch von Pünktchen kopiert, als er nicht zu Hause ist.

Irgendwie kann ich mich nicht richtig an die Adresse von Gisela und Hartmut erinnern und durchforste also ein Hamburger Telefonbuch bei der Post. Ich finde Gisela und Hartmut im Rosengarten recht schnell und schicke den vorbereiteten Brief direkt ab. Erstaunlicherweise kommt keine Reaktion. Ich wundere mich. Einige Wochen später ruft mich eine Gisela aus Hamburg an (eindeutig nicht die, die ich gesucht hatte) und erklärt mir, der Brief habe sie erreicht. Sie hätte hin und her überlegt, ob sie den Eberhard vielleicht aus der Schule (sie sei im Pommernland zur Schule gegangen) kenne, aber nein, sie wäre wohl die Falsche. Ich danke ihr für die Nachricht. Wieso ist dies die falsche Adresse? Ich gebe Gisela und Hartmut auf, denn ich bin mir sicher, sie müssen dann wohl umgezogen sein. Aus dem schönen Haus weg – unfassbar.

Einige Wochen später ruft die echte Gisela an – Giggi. Und erzählt mir, es gäbe in der Gegend eben einige, die Gisela und Hartmut hießen. Der, der meinen Brief bekommen hatte, kannte einen anderen bei der Polizei und zu diesem brachte er den Brief. Der Polizist war es zwar auch nicht, versprach aber, den Richtigen zu suchen und dann fiel ihm der Strafzettel ein, den er einmal einem anderen Hartmut ausgestellt hatte. Diesem brachte er den Brief, und es war tatsächlich der Richtige!

Gisela erzählt mir also, sie führen Anfang 1998 mit dem Wohnwagen nach Marokko, würden aber auf jeden Fall zu der Feier nach Hannover kommen und sich schon freuen.

Ümit ruft Ende September 1997 recht durcheinander bei mir in Hannover an und teilt mir mit, er werde leider nicht kommen können, weil er in wenigen Tagen in die Türkei aufbräche, zu einem Kongress. Als ich ihm sage, die Feier findet erst 1998, ist er beruhigt und erfreut zugleich: Dann würde er es natürlich einrichten und kommen.

Familie Albrecht aus Dossenheim reagierte mit einem Brief und vielen Fotos auf die Einladung:

Dossenheim, den 24.10.1997
Liebe Kim!
Wir danken Dir für Deinen Brief und die Einladung zu Deines Vaters Geburtstag. Wir werden auf jeden Fall kommen, wenn nichts dazwischenkommt und wir gesund bleiben. Mit wie viel Personen wir kommen, werden wir Dir rechtzeitig schreiben. Eine schöne Zeit haben wir mit Deinen Eltern erlebt. Man kann es schlecht zu Papier bringen. Es ist besser zu erzählen. Wir legen Dir ein paar Bilder bei. Da haben wir ein Osterfest mit Euch erlebt. Es war 1975 in Aachen. Auch haben wir Euch in Wilhelmshaven besucht. Deine Eltern waren öfters bei uns. Dein Vater hat uns auch allein besucht, wenn in Heidelberg eine Ärztetagung war, hat er bei uns übernachtet. Auch Deine Mutter hat uns oft besucht. Sie war 1994 das letzte Mal da. Deine Oma hat uns auch mal besucht, als sie in Handschuhsheim war. So haben wir manche schöne Stunde mit Deinen Eltern erlebt. Es war eine schöne Zeit. Bei uns haben sie nur von August 1970 bis Weihnachten 1971 gewohnt. Aber immer sind wir in Verbindung miteinander geblieben.
Und so hoffen wir, dass sich Dein Vater freut, uns an seinem 60. Geburtstag wiederzusehen. So verbleiben wir, mit allen guten Wünschen für Dich und Deinen Vater, bis wir uns wiedersehen.
Es grüßt Dich herzlich aus Dossenheim
Fam. Albrecht!

Eines schönen Tages (völlig verregnet!) kommt mir die Idee, die „Verschollenen", von denen ich immerhin den vollständigen Namen kenne, über eine Telefonnummern Datenbank, die D-Info von 1995, zu suchen und treffe als Erstes auf die Adresse eines Arztes für Innere Medizin in Bochum, Dr. med. Bernhard T. Auch, wenn ich mir nicht sicher bin, ob Bernhard wohl gleich Bernd ist, entschließe ich mich, gleich anzurufen (mein Onkel heißt schließlich auch Bernhard und wird Bernd genannt!). Die Arzthelferin, auf die ich diesmal treffe, will sich mit der Erklärung, es handele sich nicht um einen Patienten, nicht abfinden. Sie sagt, sie müsse wenigstens wissen, worum es sich handelt. Ich sage daraufhin, es ginge um eine Geburtstagsfeier und werde durchgestellt. Diesem Mann, über den ich schließlich auch einiges weiß, sofort zu erklären, worum es geht, habe ich mir genau überlegt und frage nun: „Entschuldigen Sie die Störung, aber haben Sie mal in Freiburg studiert?" Als der Gesprächspartner nicht sofort antwortet, schiebe ich die nächste Frage gleich nach: „Und wenn ja, kennen Sie einen Eberhard Neumann?" Bernd lacht und sagt: „Oh ja, aber wieso?" Ich erkläre, ich sei die Tochter, wolle eine Überraschungsfeier für Eberhard machen und suche zu diesem Anlass nach allen Freunden. Bernd scheint sich sehr zu freuen, fragt, was Eberhard denn nun mache, erkundigt sich nach Elke. Wir unterhalten uns noch über die Misere der

Ärzte in Bezug auf die Budgetierung und Bernd erklärt, er würde sich am liebsten von der Ärzteversorgung eine Rente auszahlen lassen und mit der Arbeit aufhören. Er gibt noch den Tipp, einen gewissen Werner ebenfalls einzuladen und ich bedanke mich. Ich bereite ihn auf den Brief vor und sage, wenn ihm noch irgendetwas einfiele, könne er sich jederzeit bei mir melden, denn ich sei ja auf jeden Tipp angewiesen.

Den Tipp setze ich auf der Stelle um und rufe Werner an. Dieser erinnert sich sofort an Eberhard und Bernd. Er erinnerte sich an das Studium in Freiburg und in Heidelberg. Eberhard hat er als etwas gedrungen im Kopf behalten und mit ganz hellblonden Haaren. Von der Idee mit der Feier offensichtlich begeistert, verspricht er, sich weiter zu erinnern und mit neuen Namen aufzuwarten, sobald ihm einer einfällt.

Nach vielen Versuchen und nachdem ich einige Kollegen und Kolleginnen von Elke W. in ihrem Pharmaunternehmen auf die Nerven gegangen bin, erreiche ich sie dann doch endlich in ihrem Büro in dem Haus ihrer Eltern im Westerwald. Es ist ein Sonntagabend im Januar 1998. Ganz offensichtlich freut sie sich, von mir zu hören. Sie sagt, der Kontakt zu Momo (wie sie Pünktchen immer nannte), sei völlig abgebrochen und ebenso der zu Gisela und Hartmut aus Hamburg. Nach einer kurzen, aber sehr angenehmen Unterhaltung fragt sie mich, ob ich denn einen bestimmten Anlass hätte, sie anzurufen, und ich erzähle ihr von der Feier. Zuerst macht sie sich über meine frühe Planung lustig (ist schließlich noch fast 10 Monate hin), aber als ich ihr den genauen Termin nenne, sagte sie, da müsse sie eigentlich zu einem Kongress, aber die Feier sei ihr wichtiger. Frühe Planung ist eben schon die halbe Party. Ihre Sorge, Marita könnte ihr Erscheinen eventuell missfallen, kann ich ihr schnell nehmen und so wird sie wohl dabei sein.

Falk ruft am Freitag, den 23. Januar 1998, bei mir an, nachdem ich ihm einen Brief in seine Firma geschickt habe. Er erklärt, er sei sehr gerührt gewesen über den Brief, da er seit der Schulzeit nichts mehr von Eberhard gehört habe. Er wäre ja auch nur bis zur Mittelstufe mit ihm in einer Klasse gewesen, da er dann aufs Wirtschaftsgymnasium gewechselt habe. Seitdem hat er nichts mehr von seinen Klassenkameraden gehört. Er würde gerne kommen, obwohl er nicht wüsste, ob er auch wirklich Zeit habe. Ich solle Eberhard mal grüßen oder doch besser nicht, es sei ja eine Überraschungsfeier. Was er denn jetzt mache und wo er lebe? Ich habe alle Fragen beantwortet und mich schließlich für den Anruf bedankt.

Am Abend kommt Pünktchen zu Besuch aus Wilhelmshaven zu uns. Er geht mit Basko sein Auto wegfahren, denn bei uns in der Straße darf man nicht einfach so parken. Als er gerade weg ist, ruft Gunnhilde an. Ich habe ihr gleich von der Möglichkeit erzählt, dass Eberhard gleich wieder käme und ich dann auflegen müsse. Aber sie ist trotzdem sehr gesprächig, erzählt, sie hätte ihn seit Bremen nicht wiedergesehen. Dort hat sie ihn wohl noch ein paarmal vertreten, bis sie dann miterleben musste, wie diese Praxis nicht lief, sie selber habe mit den Helferinnen ja immer Karten gespielt, während der Vertretungszeit. Dann hätte Eberhard wohl nach Wilhelmshaven gehen müssen, ins Exil. Ob es meinen Eltern denn gut ginge? Sie war irgendwie durcheinander als sie von der Schiedung erfuhr. Als Nächstes erkundigt sie sich nach Marita. Als ich ihr sage, sie sei jetzt die Lebensgefährtin von Eberhard, sagt sie, das hätte sie damals schon geahnt. Zum Ende des Gesprächs sagt sie, sie würde gerne kommen. Ich bedanke mich für den Anruf.

Keine zwei Minuten später kommt Eberhard wieder und ich habe Schwierigkeiten, ihm nicht zu sagen, wer gerade angerufen hat.

Einige Wochen später kommt eine Karte von ihr:
Liebe Kim, nach unserem Telefonat habe ich vergessen, mich auch noch schriftlich anzumelden, nun komme ich spät, ich bitte um Entschuldigung; außerdem bitte ich um eine preiswerte Unterkunft in der Nacht vom 17. – 18.10.98, nur für mich, ich freue mich allerdings jetzt schon! Herzliche Grüße! Hoffentlich haben Sie nicht allzu viel Arbeit. G.

Prof. Dr. med. J. Keutel schreibt mir leider einen Absagebrief:
Sehr geehrte Frau Neumann,
Sie waren so freundlich, zweimal wegen der Feier zum 60. Geburtstag Ihres Vaters zu schreiben und mich dazu nach Hannover einzuladen. Dafür danke ich Ihnen sehr. Mein Zeitplan für das Jahr 1998 ist leider so eng, dass ich es unter den Terminen nicht mehr unterbringen konnte, Ihrer Einladung zu folgen. Am 17.10.1998 werde ich mich auf dem Rückflug von einer Reise befinden.
Bei dieser Gelegenheit möchte ich Ihnen aber wenigstens sagen, dass die Zusammenarbeit mit Ihrem Vater, den ich seit 1974 kenne, für mich sehr erfreulich ist.
Ich wünsche Ihnen bestes Gelingen für Ihr Überraschungsfest.
Mit freundlichen Grüßen Ihr J. Keutel

Eine ehemalige Kommilitonin von Eberhard reagiert auf die Einladung mit einem Brief:
Liebe Kim, ich freue mich schon auf den 17.10.98 in Hannover, und die Idee von Ihnen, Ihrem Vater eine Überraschungsfeier – surprise, surprise! – zu bescheren, finde ich großartig. Ich komme also gern, allein, und brauche kein Zimmer. Gestern habe ich mit Dieter telefoniert, und die Chancen, dass er und seine Frau kommen, stehen immerhin 50:50. Ich werde noch weiter auf ihn einreden.
Fotos oder ähnliches kann ich nicht beisteuern, aber Erinnerungen an phantastische Frühstücksgelage, meistens untermalt von Barockmusik (Vivaldi: Trompetenkonzert) und bestückt mit Köstlichkeiten aus Paketen

von den lieben Verwandten oder Sonderangeboten aus dem Studentenladen in St. Georgen, die immer extra für uns arme Studenten gehortet wurden. Das alles fand ca. 1964–66 statt, und unsere Frühstücksrunde – nur ausnahmsweise waren Gäste zugelassen – bestand fast immer aus Dieter, Pünktchen, Bernd und mir.
Schön war's und ich hoffe sehr, einige bekannte Gesichter wiederzusehen, obwohl, ... wer weiß, ob wir uns wiedererkennen.
Ich bin sehr gespannt.
Viele liebe Grüße – unbekannterweise – Ulla

Wochen später ruft sie noch einmal an und teilt mir mit, Dieter käme ja jetzt auch, sie könnten allerdings nicht bei ihren Bekannten in Hannover unterkommen und bräuchten somit wohl doch Hotelzimmer. Bernd wolle wohl nun doch nicht kommen, und sie verstünde auch nicht warum, aber dann soll er es halt lassen.

Klaus schreibt mir auch einen Brief:
Liebe Kim Neumann,
vielen Dank für Ihren Brief mit der Einladung zur Feier anlässlich des 60. Geburtstages Ihres Vaters und meines ehemaligen Klassenkameraden, Eberhard Neumann. Ich habe lange über meine Antwort an Sie nachgedacht. Das liegt zu einem Teil auch daran, dass mich Ihr Vorhaben, Ihren Vater zu ehren und zu erfreuen, sehr beeindruckt und auch ein wenig gerührt hat. Deswegen wünsche ich Ihnen, dass es gelingen möge!
Was mich betrifft, sage ich erst einmal für den 17.10.1998 zu. Allerdings ist es bis dahin noch lange hin, und es kann noch einiges dazwischenkommen.
Zu Ihrer Suche nach Materialien über/von Ihrem Vater kann ich leider nichts/nur wenig beitragen, obwohl Ihr Vater in der Schule lange Zeit direkt in der Reihe vor mir saß. Dass möchte ich Ihnen erklären:
Unsere Klasse bestand aus etwa 2–3 Cliquen, wobei ein/zwei Mitglieder einer Clique wiederum Mitglied einer anderen Clique waren. So war die Klasse – mit wenigen Ausnahmen – quasi ineinander vernetzt. Ihr Vater aber war – soweit ich mich erinnere – in keiner dieser Cliquen vertreten. Er war eher ein Einzelgänger. Merkwürdig nur, dass ausgerechnet dieser Einzelgänger – mindestens einmal – von den „Cliquenmenschen" zum Klassensprecher gewählt wurde. Und er war ein guter, ein engagierter Klassensprecher, angesehen nicht nur in der Klasse, sondern auch bei den Lehrern!
Eine Episode, die ich immer mit Eberhard Neumann in Verbindung bringe: Ihr Vater war ein großer Verehrer der klassischen Musik, ganz besonders, wenn diese von Herbert v. Karajan dargeboten wurde. Außerdem hatte er – wie soll ich sagen – eine starke soziale Ader, sprich Hilfsbereitschaft. Nun hatte Ihr Vater eine Karte zu einem Karajan-Konzert ergattert. Aber wie das Schicksal es so wollte, wurde ein alter Mann, ein Mitbewohner in seinem Haus, krank. Eberhard aber lässt die Karte sausen und bleibt bei dem alten Mann!

Das, liebe Kim Neumann, ist nun auch schon alles, was ich zu bieten habe. Fotos aus der Schulzeit habe ich selbst auch nur wenige. Ihr Vater ist darauf leider nicht vertreten (Grund vielleicht siehe oben: Einzelgänger).
Für Ihre weiteren Recherchen und für die sonstige Vorbereitungsarbeit wünsche ich Ihnen viel Glück und Erfolg!
Mit freundlichen Grüßen, Ihr Klaus

Ich bekomme Heides Adresse von Elke, und Heide antwortete prompt, schickt einen Brief und ein Foto:
4.5.98
Liebe Kim!
Hab' herzlichen Dank für die Einladung zu Deinem Überraschungsfest, an dem wir sehr wahrscheinlich auf einer Urlaubsreise sind, leider!
Ich habe ja mit Deinen Eltern gleichzeitig studiert in Freiburg bis zum Physikum, war mit beiden befreundet. Dein Vater ein sehr stiller, empfindsamer, immer liebenswürdiger junger Mann, ca. 25 Jahre alt; Deine Mutter lebensfroh, immer zu allen Aktivitäten und „Untaten" bereit. Es war eine aufregende Zeit mit vielen Höhen und Tiefen der Altersgruppe Mitte zwanzig.
Ich wohnte damals mit einer Freundin (Rosemarie) in einem privaten Studentenheim in St. Georgen.
Zu einem der kleinen Feste dort gehören die beiliegende Einladung und das Foto Deines Vaters mit meiner Freundin. Ich wünsche Deinem Vater und Dir ein gelungenes Geburtstagsüberraschungsfest, viel Freude und Glück!
Heide

Dieter ruft aus New York an und sagt, er würde mit seiner Frau Anchie sehr gerne kommen, sie hätten die Tickets schon gebucht – Flug bis Düsseldorf und dann ein Auto – und würden bei Ulla wohnen.
Eberhards Cousine Erika ruft mich an und sagt, sie würde nicht kommen. Der Kontakt sei schon lange wieder abgebrochen und Eberhard sei ja auch nicht zu ihrem 60. Geburtstag gekommen, er hätte sich noch nicht einmal gemeldet.

Als Pünktchen sich entschließt, am 12. Oktober 1998 Marita zu heiraten und diese einverstanden ist, ruft er Pierrchen an, um ihm die Neuigkeit mitzuteilen. Pierrchen sagt darauf, er würde dann zu der Hochzeit nach Hannover kommen, obwohl er es ausgesprochen doof fände, dann zweimal in der Woche nach Hannover kommen zu müssen. Pünktchen wimmelt das ab mit der Begründung, er wolle nichts hören über diese Woche, da das eine seit einem Jahr von mir geplante Überraschung sein sollte! Pierrchen lässt sich nicht beirren, ruft eine Woche später noch einmal an und beschwert sich bei Pünktchen, wie albern wir wären, was dieses ganze Getue denn sollte ... Mir bleibt nichts anderes übrig, als Pünktchen zu erzählen, Pierrchen müsse aus beruflichen Gründen nach Hannover. Eigentlich ist er pensioniert, aber was soll ich machen? Ich möchte doch wenigstens den Schein wahren und Pünktchen so lange wie möglich im Ungewissen lassen! Zumindest weiß er nicht, wer kommt und wohin genau.

Nach unserem Skiurlaub 1998 holen wir Jacky und Basko von ihrem Urlaub ab und Jochen, der Bauer, bei dem sie die Zeit verbracht haben, erzählt, Basko habe nicht mehr von Jacky abgelassen. Da sie läufig war und wir gesagt haben, er brauche nicht aufzupassen, haben sie sich von morgens bis abends miteinander beschäftigt. Als ich Jacky vor zwei Jahren aus dem Tierheim geholt habe, haben die zwei sich nur angegiftet, Pünktchen und ich mussten einen Freund anrufen, der einen der beiden Hunde festhält, damit wir überhaupt mal etwas essen konnten. Und nun sind sie ein Paar! In der Gerberstraße treiben sie es noch einmal miteinander, Jacky bekommt einen Scheidenkrampf und die beiden stehen ineinander verkeilt im Flur und sind nicht zu trennen. Der Tierarzt sagt am Telefon, wir sollten beiden gut zureden und müssten einfach abwarten. Jacky und Basko schreien beide, nach zwanzig Minuten ist es endlich vorbei. Pünktchen fährt am nächsten Tag ab, Basko im Kofferraum. Er steigt nur äußerst widerwillig ein, man sieht ihm den Liebeskummer an.

Um Ostern herum steht Basko ungewöhnlich früh auf, will Marita wecken. Da es noch so früh ist, sagte diese, er soll noch mal in sein Körbchen gehen. Ein Rumsen; Basko fällt tot um. Liebeskummer. Herzstillstand. Vergiftung? Pünktchen ist untröstlich. Ein schrecklicher Moment.

Jacky ist trächtig, der Tierarzt sagt, es werden wohl zwei oder drei Welpen. Jacky sieht nach zwei Monaten ein bisschen aus wie ein Seehund, sie ist kugelrund und kann kaum noch die Treppen hochkommen. Am Nachmittag fällt ihr im Flur der erste Welpe einfach raus. Er atmet nicht. Ich mache ihn sauber und beatme, indem ich ihm vorsichtig in die Nase puste. Jetzt bewegt er sich. Ich rufe schnell Pünktchen an, denn ich weiß nicht wirklich, was ich machen muss. Neun Welpen, zehn paar Gummihandschuhe, diverse Putzlumpen und alte Handtücher, drei Flaschen Wasser, sechs Stunden und ein endloses Telefonat mit Pünktchen später bin ich eine erfahrene Hebamme für Hunde. Der Tierarzt kann seinen Augen kaum trauen; ich bekomme Züchterrabatt.
Pünktchen nimmt den ersten, er nennt ihn Ramses. Die anderen bringe ich alle gut unter, eine blonde behalte ich fast drei Monate. Ich überlege, ob ich sie ganz behalten kann, aber am Ende gebe ich auch sie ab. Es war gut für Jacky so lange wenigstens eines ihrer Kinder zu behalten und nicht alle gleichzeitig abzugeben.

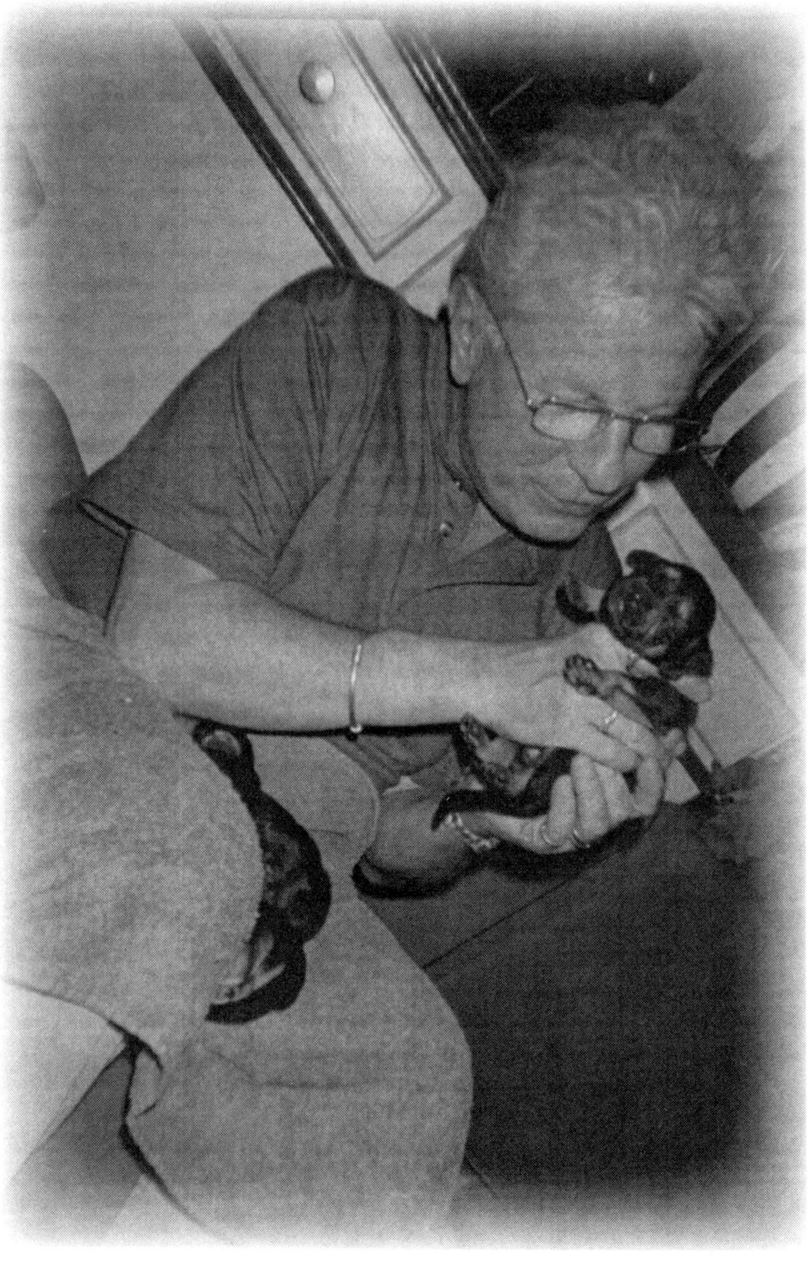

Am 12. Oktober 1998 geben Pünktchen und Marita sich das Jawort. Wie Pünktchen auf der anschließenden Feierlichkeit verlauten lässt, war dies eines von vielen Angeboten, die er Marita gemacht hat.

Vor nicht allzu langer Zeit fragte Pünktchen mich, wie viele Rathäuser es in Hannover gäbe. Ich wusste nicht, warum er das wissen will und habe tatsächlich überlegt, die Gelben Seiten und das Telefonbuch zur Hilfe genommen und versucht, ihm die Frage zu beantworten. Nach einigem Rätselraten hat er dann endlich gesagt, warum er das wissen möchte, nämlich, weil er Marita heiraten will. Er hätte sich überlegt, sie seien jetzt seit fünf Jahren zusammen und er wolle sich entweder trennen oder sie heiraten, aber irgendetwas müsse passieren. Genau das hat er auch seinem Freund Peter am Telefon gesagt, und zwar bevor er Marita gefragt hat. Peter sagte nur, ja, mach mal und so haben sich die beiden mit meiner Hilfe also um einen Termin beim Standesamt in Hannover bemüht und auch noch einen bekommen, um 11:15 morgens. Pünktchen, der ja von seiner Feier höchstens ahnte, fuhr unwissend mit Marita und Ramses in die vorgezogenen Flitterwochen nach Dänemark in eines der Hapimag Häuser, in die sie sich vor kurzem eingekauft haben.

Montagmorgen ist es dann soweit. Pünktchen und ich fahren zum Blumenladen und er darf dort erstaunt feststellen, dass der Blumenstrauß für Marita und sein Anstecker schon bezahlt sind. Ein Hochzeitsgeschenk von meiner Freundin Ute.

Der Hundesitter kommt pünktlich und auch das alte Autochen mit Fahrer von Steinfeld Kfz ist auf die Minute genau da. Und los geht's, zum *Hotel Körner*, die anderen Gäste abholen und dann im Konvoi zum Standesamt. Omi kommt verspätet, sie musste noch die Leute von den Stadtwerken den Strom ablesen lassen. Sie ist etwas erschrocken über die vielen Gäste, sie denkt, es handele sich teilweise um Gäste, die zu einer anderen Gesellschaft gehörten. Aber Marita hat sich überlegt, man könne einige Gäste, die am Wochenende auf Eberhards Feier nicht dabei sein, ruhig zu der Hochzeit einladen.

Die Standesbeamtin ist ganz nett, aber etwas dröge. Marita konzentriert sich die ganze Zeit sehr darauf die Unterschrift Neumann zu setzen und nicht mehr Sohns. Als die Reihe an sie kommt und die Standesbeamtin ihr den Wisch zu der Namensführung vorlegt – unterschreibt sie direkt mit Sohns und das, obwohl sie ja noch gar nicht „Ja" gesagt hat. Diese kleine Panne ist aber schnell ausgemerzt, die Standesbeamtin zeichnet die zweite Unterschrift gegen und hält ihre Rede. Danach fragt sie beide, ob sie aus eigenem Willen heiraten wollen und wir dürfen alle unterschreiben. Zuerst Pünktchen, der glatt in die falsche Zeile unterschreibt, also muss Marita ihre Unterschrift (diesmal Neumann!) doch in die erste Zeile setzen. Dann darf ich als Pünktchens Zeugin und als letzte Anne, Maritas Trauzeugin und Nichte. Die Standesbeamtin trägt ein Gedicht von Busch vor und händigt Pünktchen die Heiratsurkunden aus. Dieser sieht sofort die fehlende Unterschrift der Standesbeamtin auf den Urkunden und auch diese kleine Panne muss sie noch beseitigen. Im Großen und Ganzen nur kleine Pannen, aber alle hatten sie mit Unterschriften zu tun.

Wieder im Konvoi geht es ins Landhaus Ammann, die auf die erweiterte Gästezahl (zwei Überraschungsgäste vor dem Standesamt) etwas zickig reagieren und mit lautem Getöse einen neuen Tisch dazustellen. Das Essen ist jedoch ganz passabel und die Gäste amüsieren sich gut.

Die meisten Gäste gehen direkt nach dem Essen, Pünktchen und Marita bringen Omi nach Hause, Ute einen Gast zum Bahnhof und Holli und Françoise wollen noch eine Nacht in Hannover bleiben.

Mit den beiden gehen wir abends ins Café Safran. Bei Bratkartoffeln versucht Pünktchen noch einmal, mit Hollis Hilfe zu erraten, wohin er denn nun fliegen würde. Ich hatte ihm nur gesagt, es geht Dienstag los, und wir sind Sonntag wieder da. Das Ziel fängt mit V an und hört mit T auf. Alle seine Rateversuche gehen jedoch glatt am Ziel vorbei: Veserberglant, Vesselflight, Vancouvert, Vermont, Vermoist, Vernunft, Vantasialant, Valle Dessert, verbittert, veraltet, verdammt, versaut, verheiratet, verlobt, verdutzt, versetzt, verdampft, verflixt, verfickt, verleumdet, verarscht - auf den gesuchten Begriff *Vergangenheit* kommt er nicht.

Am Dienstagnachmittag machen wir beide uns mit den Hunden in die Herrenhäuser Gärten auf, weil uns da angeblich die Leute von der Hundepension „Villa Kunterbunt" in Empfang nehmen wollen. Die dann nicht kommen. Pünktchens Rateversuche werden nun immer besser, die Villa Kunterbunt sei wohl in der Gerberstraße, in meiner Wohnung und wahrscheinlich würden wir hier in den Gärten hocken, damit Marita dort alles vorbereiten könnte für die zu erwartenden Gäste. Fast, Pünktchen, fast.

Die Feier ist ein wunderbarer Erfolg, im *Hotel Körner* in Hannover.

22.10.1998

Hallo meine liebes kleines Mäuschen, meine süßer Satansbraten, Du kannst Dir nicht vorstellen, wie lieb ich Dich habe und welche Freude Du mir mit der Geburtstagsfeier gemacht hast! Es war wohl die schönste Fete meines Lebens, mit so vielen Überraschungen und Effekten, dass ich echt tief gerührt war. Bis zur letzten Minute war ich gespannt und habe zwar keine Ahnung gehabt, aber als ich all die Leute sah und mir dann langsam dämmerte, dass da doch zunächst einmal zumindest ein paar dabei waren, die durchaus zu meinem Geburtstag passten, bis ich alle erkannte, was war schon eine Gänsehaut am ganzen Körper wert; ein warmes Durchströmen des Magens und auch ein wenig feuchte Augen und vor allem fehlten mir buchstäblich die Worte. Du hast es ja sicher gemerkt, sie fehlten mir noch beim Eintrag in Dein Gästebuch, obwohl ich zu allem nur ein ganz einfaches „danke" sagen kann; ich kann mir nicht vorstellen, dass es viele Kinder gibt, die ihrem Vater etwas so herrliches zubereiten und schenken! Ich werde es nie vergessen! Und wie viel Arbeit Du hattest, kann ich so langsam überblicken, da ich die Unterlagen und Korrespondenz gelesen haben, aber vorstellen konnte ich es mir schon ein bisschen am Sonntag. Also, lass Dich in Gedanken nochmal umarmen, ganz ganz fest!

Morgen auf Deiner Frankfurtfahrt werde ich in Gedanken mitfahren und Dir auf jeden Fall wünschen, dass Du bald etwas findest, was Dir Spaß macht und womit Du Freude hast, ich wünsch mir das ganz doll für Dich! Ich mag es, wenn Du fröhlich bist und lachst. Du wirst sehen, es kommt alles wieder in schöne Bahnen! Ich helfe Dir dabei. Küßchen von Deinem Pünktchen

1999 bekommt die Organisation Ärzte ohne Grenzen (Médecins Sans Frontières) den Friedensnobelpreis, den Einsatz aller partizipierenden Ärzte ehrend. Pünktchen ist immer noch Teil dieser Organisation.

Epilog

Kurz nach der Feier ziehe ich nach Celle, nehme eine feste Stelle an. Die Scheidung von Hendrik folgt kurz darauf. Ich bleibe nur ein gutes Jahr, gehe mit Jacky nach Frankfurt und arbeite für die Boston Consulting Group. Im Sommer schreibe ich Will eine E-Mail, einen Einzeiler: „Are you still mad at me?"

Er kann es kaum glauben, dachte er doch die ganze Zeit, ich sei diejenige, die auf ihn böse sei. Wir schicken täglich mehrere Emails, chatten über AOL, und dann ruft er an und sagt, er hätte nun ein Flugticket gekauft, nach Frankfurt. Corty sei zeitgleich in München zu einem Konzert.

Ich hole Will ab; die kleine Tochter der Freundin, bei der ich wohne, nehme ich mit zum Flughafen. Sie begrüßt ihn mit den Worten: „Hi, my name is Wiebke. I am six."

Das hatten wir im Auto geübt. Will denkt, sie sei meine Tochter. Darüber hatte ich nicht nachgedacht. Er nimmt mich in den Arm und lässt mich minutenlang nicht los. Dann fragt Wiebke: „Heiratet ihr jetzt?"

Ich hoffe, sein Deutsch ist nicht mehr so gut. Er fragt, was sie da eben von *marrying* gesagt hätte.

Will darf in dem Zimmer der Ältesten übernachten, gleich neben meinem. Nachts kommt er zu mir und sagt: „I bumped my head in the bathroom."

An Schlaf ist nicht mehr zu denken, wir reden die ganze Nacht. Am nächsten Tag auf dem Weg in den Hessenpark sind wir gerade auf der Überholspur mit 130 Stundenkilometern neben einem Lastwagen, als Will sagt, er habe immer davon geträumt, mich wenigstens ein einziges Mal zu küssen. Bis zum Parkplatz vom Hessenpark muss er sich gedulden.

Er macht mir einen Antrag mit einer dunkelroten Rose, auf einem Knie balancierend. Ich sage: „Ja, verdammt. Gut, dass Du endlich fragst! Sieben Jahre und zwei Tage ist zu lang!"

Abends ruft er Corty an und sagt ihr, er würde mich heiraten.

Am Wochenende fahren wir nach Wilhelmshaven, und Will hält bei Pünktchen um meine Hand an. Pünktchen sagt: „Ja, aber wenn Du ihr jemals wehtust, dann kriegst Du es mit mir zu tun!"

Will erwidert darauf, dann müsse Pünktchen sich hinten anstellen, das hätte er jetzt schon mehrmals von meinen Freunden zu hören bekommen.

Pünktchen, Marita, Elke, Peter, Will und ich gehen abends ins Seglerheim, um zu feiern.

Jacky fliegt zuerst nach Texas, sie pieselt den ganzen Flug über nicht, rast aus ihrem Käfig in Wills Arme und erleichtert sich noch in der Cargo Halle.

Pünktchen bringt mich am 10. April 2001 zum Flughafen. Er ist sehr tapfer, aber ich weiß, wie schwer ihm das gefallen sein muss.

24.4.2001
Hallo mein liebes Mäuschen,
und das wirst Du bleiben, solange es mich gibt. Genau um diese Uhrzeit vor 14 Tagen haben wir Tschüss zueinander gesagt. Ich hatte Dir noch so viel zu sagen und hätte Dich lieber im Arm behalten, aber ich wollte tapfer sein wie Du und hätte sowieso kein Wort geschweige denn einen vernünftigen Satz zustande gebracht; denn immerhin musste ich ja das Liebste, was ich jemals hatte, auf eine lange Reise schicken zum dem „Mäuschenfänger". Aber weil ich Dich so lieb habe und Du glücklich werden sollst, habe ich es gerne gemacht und wünsche mir nichts mehr als Euer Glück, vergiss' das bitte nie! Du weißt ja, lieben heißt doch nie vergessen und vergessen nie geliebt. Ich bin, nachdem Du hinter der Mauer verschwunden warst, auf den Feldberg gefahren. Es war dort eine eigenartige Stimmung, dicke Wolken bis auf den Boden aber ohne Regen, kalt und windig und immer wieder riss die Wolkenmasse auf und es schien die Sonne. Außer mir und Dir in Gedanken neben mir bin ich keinem Menschen begegnet und habe zwei Stunden mit Dir geredet und bin dabei einmal um die Bergkuppe gelaufen, und es war gut so. Dann bin ich zu Pierre und Gisela gefahren und auch das war gut, sie haben mich rührend abgelenkt, denn so recht hätte ich nicht gewusst, wie ich gefahren wäre. Am Tag drauf bin ich dann mit Pierre nach Pulheim-Stommeln geflitzt und wir haben im Untergeschoss Laminat verlegt. Anfang dieser Woche hat es dann im Heizungsraum einen Wasserrohrbruch gegeben und der Keller stand zehn Zentimeter unter Wasser, wahrscheinlich ist unsere Arbeit damit für die Katz, aber das muss dann die Versicherung erledigen.

In der Woche vor Ostern hatte Marita den Unfall, nicht selbst verschuldet, zum Glück ist ihr nichts passiert. Das Auto sieht wüst aus, Totalschaden. 8000 DM hat sie dafür bekommen. Gestern haben wir dann einen neuen Fiat Punto Cabriolet gekauft, in rot, wie der Volvo, Marita ist ganz stolz. Unserem Umzug mussten wir wegen des Hauses auf den 28. Mai verschieben. So kann ich etwas weniger hektisch weiter packen und zwischendurch mit Dir diskutieren denn in Gedanken und vor meinem inneren Auge sitzt Du im Schneidersitz auf dem grünen Sessel und lachst manchmal so lieb über die Dinge, die ich Dir erzähle. Du weißt ja, wie schön unsere Erzählstunden immer waren!

Was wirst Du jetzt machen, ich denke, Ihr schlaft wohl noch? Ich habe übrigens einige Unterlagen für Dich. Nun muss ich Dir aber doch noch etwas erzählen, was ich bei Deinem Abschied nicht gekonnt habe.

Du erinnerst Dich als Du noch klein warst, dass Du gerne ein Sternchen ganz für Dich alleine haben wollest und ich versprach Dir, eines für Dich mit einer langen Leiter zu holen. Diese Versprechen habe ich nie eingelöst bis jetzt! Ich habe mit dem kleinen Prinzen gesprochen in einer Nacht in der Tagen vor Deiner Abreise und er hat mir vorgeschlagen, die Sterne am Himmel zu lassen, damit die Nacht nicht so dunkel werde und der Mond

nicht so alleine sei.
Aber den Abendstern, den könne er für uns ganz allein reservieren. Spätestens dort würden wir uns wiedersehen und wenn einer von uns dorthin schaut, wirkt er wie ein Spiegel, in dem man den anderen sieht und ihn anlächeln kann, das habe ich jedenfalls geträumt und ich glaube dem kleinen Prinzen. Übrigens sitzt Ramses neben mir und raunt mir zu, dass Du seine Mama grüßen sollst und er freut sich riesig, dass sie alles überstanden hat und glücklich mit Euch ist und natürlich sollst Du auch Will und Bob grüßen und er würde gerne texanische Hunde kennen lernen, er glaubt nämlich, dass die keine Läuse haben und nicht stinken. Neulich waren wir am Strand und haben uns so viel über Euch Drei zu erzählen gehabt, dass ich gar nicht gemerkt habe, dass wir von der Schleuse bis nach Hooksiel gelaufen sind.
Viele Leute fragen nach Euch, wie es Euch geht und was Ihr macht und lassen Euch grüßen!
Hier im Haus sieht es lustig aus, überall stehen gepackte Umzugskartons, ich arbeite and er Verpackung jeden Tag ein bisschen weiter und die Kartons sind fast nicht mehr zu zählen, aber ich bin froh, wenn wir in Stommeln sind. Vorher wollen wir noch ein paar Tage nach Juist und uns ausruhen. Mit den vielen Blumen und den zart grünenden Bäumen ist es hier allerdings im Moment ganz schön, die japanische Zierkirsche im Garten würde Euch sicher auch gefallen. Deinem Zitronenbäumchen geht es gut und die Pflanze bei Gisela hat einen wunderschönen Platz, ist von Gisela umgetopft und wird von ihr gepäppelt.
So, mein kleines Mäuschen, für heute ist nicht alles, aber vieles gesagt. Was ich nicht gesagt habe, haben wir oft bis in den Morgen besprochen, belacht und das müssen wir auch weiterhin machen, denn diese Welt kann ein wenig verschönert werden durch unsere Liebe, oder?
Sei umarmt, Du, Jacky und Will, ich bin in Gedanken immer bei Euch.
Euer Dad.

Am 18. April 2001 heiraten Will und ich in San Antonio, ein bewaffneter *bailiff* ist unser Trauzeuge vor der Friedensrichterin.

17.9.2001
Hallo liebes Mäuschen,
viel habe ich heute nicht zu berichten. Die BRD ist immer noch wie gelähmt und keiner weiß so recht, was er sagen soll zu der Katastrophe vom 11.9. und viele Leute haben Angst vor Krieg und ähnlichen Anschlägen. Heute Morgen hat die Polizei auf dem Kölner Bahnhof verdächtige Gepäckstücke gefunden; daraufhin wurde der Bahnhof samt Umgebung geräumt, alle Züge mussten stehen bleiben. In Köln gab's ein Riesenchaos bis Sprengexperten die Koffer geöffnet hatten, die aber keinen Sprengstoff enthielten. Ich muss

sagen, ich habe auch nicht nur eine unsagbare Wut sondern auch Angst und sehne mich ganz doll danach, in Eurer Nähe zu sein, wie schnell kann man voneinander getrennt werden und das würde ich sehr schwer ertragen. Wir arbeiten mit Hochdruck am Haus, damit alles schön ist, wenn Ihr kommt. Ich freue mich riesig da drauf und wir werden wunderschöne Tage haben. Seid ganz lieb umarmt und Du weißt ja, ein Küsschen auf die Stirn, eins... und in Gedanken bin ich bei Dir und bei Will und Jacky

27.2.2002
Hallo, mein kleiner großer Satansbraten! Erinnerst Du Dich? Lang lang ist's her, aber der 27.2. 74 ist mir so in Erinnerung, als wenn es gestern war! Es war der schönste Tag in meinem Leben und dafür bedanke ich mich nicht nur bei Dir, sondern ich wünsche Dir, dass er sich noch viele, viele Male wiederholt und ich damit so oft wie möglich an diesen Tag erinnert werde. Weißt Du, dass es das erste Mal ist, dass wir ihn nicht zusammen verbringen? Aber ich bin sicher, dass er schön für Dich wird, ich wünsche es Dir von ganzem Herzen! Ich wünsche Dir auch, dass Dein Stern Sirius so hell an diesem tag leuchtet, dass ich ihn hier auch sehen kann und wir über ihn miteinander quatschen können, ein paar Minuten! Keine Angst, ich spinne nicht, nur an irgendetwas muss man sich ja festhalten und ein Sternchen bin ich Dir ja immer noch schuldig. Und meine Leiter, um ihn Dir vom Himmel zu holen, ist immer noch nicht lang genug, ich baue noch daran! Für diesen Tag kommt erst mal Benjamin Blümchen zu Dir, nur eine Kleinigkeit, alles weitere, einschließlich „Muselmann verführt Nonne" kommt später, Du wirst schon sehen, warum. Sei glücklich an diesem Tag, Du hast es verdient, und träume weitre, denn wer nicht träumt, verschläft sein Leben! Und außerdem musst Du ja nicht alleine träumen, Will wird Dich unterstützen und meiner Mithilfe kannst Du sowieso sicher sein. Ich werde am 27.2. in meinem EDV-Kurs sein und warum? Weil meine kleine Zuckermaus mich dazu ermuntert hat. Braver Vater, oder?

Ich nehme Dich jetzt, genau in diesem Moment, ganz fest in den Arm, dann gibt es ein Küsschen auf die Stirn, die Äugelchen, die Öhrchen... wir haben das früher immer so geliebt und wie glücklich hast Du dann immer als Kleine dreingeschaut!

Ich bin glücklich, dass es Dich gibt und ein ganz kleines Eckchen nur in Deinem Herzen bewahre mir, ja? Dafür liebt Dich Dein Daddy. Marita wünscht Dir alles Liebe und Ramses schlotzt

Wir leben zwei Jahre in San Antonio und ein Jahr in Connecticut. Pünktchen und Marita ziehen in die Umgebung von Köln, nachdem Pünktchen seine Praxis endgültig verkauft hat. Von dort aus suchen wir 2004 eine Stelle für mich, da Will endlich auch einmal in Deutschland leben will. Ich arbeite in Hamburg bei Unilever, bis ich an der Hochschule für angewandte Wissenschaften internationales Management zu studieren anfange, im Alter von 32 Jahren.

Freitag, 13.5.2005
Meine Drei Lieben,
hoffentlich geht das gut, mit dem Geld für die Ferien, aber warum nicht, wo wir doch so liebe Menschen sind! Ich denke, Ihr könnt es gebrauchen, und ich habe von dem Zeug so viel, dass ich ja nicht mehr weiß, wohin damit. Ich wünsche Euch eine wunderschöne Zeit, hoffentlich ist es nicht zu kalt und Ihr gönnt Euch mal etwas und esst nicht nur Gras und Beeren, die sind noch nicht richtig reif. Hab ich eigentlich Eure Anschrift, Telefonnummer? Mailt mir das Zeug doch mal, ich könnt ja Sehnsucht nach Euch bekommen! Macht Euch auch Pfingsten eine nette Zeit! Übrigens, die 150 Piepen auf Eurem Konto sind von mir und Marita, der Rest ist sozusagen „Schwarzgeld". So, ich habe Euch unendlich lieb und wünsche Euch das Schönste, Beste, Größte und überhaupt. Euer Dad

Jacky stirbt am 13. November 2005 in Hamburg, fällt einfach tot um, auf dem Spaziergang. Will trägt sie nach Hause, wir begraben sie nachts bei Vollmond im Garten eines Bekannten. Am 3. Dezember 2005 holen wir Mozart aus dem Tierheim.

Nach sechs Jahren Hamburg ziehen wir 2010 für zwei Jahre nach Cambridge und gründen unseren Verlag. Pünktchen wohnt immer noch in Köln, er kämpft mit seiner Parkinson-Erkrankung und grübelt immer mehr über die Ungerechtigkeiten im Leben nach. Er kann sich nicht damit abfinden, so vielen Kindern das Leben gerettet zu haben und dann zu seinem Lebensabend, auf den er sich so sehr gefreut hat, eine so heimtückische Krankheit zu bekommen, die es ihm wirklich schwer macht, das Leben zu genießen.

Pünktchen hat immer noch den Fischteller und den Picasso-Krug; Elke hat den Picasso-Teller. Will hat die Idee, alle drei Stücke einem Museum zu stiften. Das finde ich gut. Oder sie sollen sie alle drei mir geben, damit der Streit aufhört.

Im Mai 2011 geht es Pünktchen nach einer Divertikulitis und zwei Operationen unter Vollnarkose sehr schlecht. Er hat Halluzinationen, erkennt Marita nur selten und kann am Telefon stundenlang alles Mögliche, aber wenig Sinnvolles erzählen. Ich mache mir große Sorgen und fühle mich so hilflos. Ich öffne sein Testament, denn auf dem Umschlag steht

„für Kim, erst nach meinem Ableben oder völliger geistiger Insuffizienz zu öffnen". Vielleicht hat er mir aufgeschrieben, was er möchte, in einem Fall wie diesem. Marita möchte ihn nicht abholen lassen, denn das würde Zwangsjacken bedeuten; freiwillig steigt er nicht zu ihr ins Auto. Mir erzählt er am Telefon, die Leute hätten sein Haus abgebrannt. Alles weg.

In dem Umschlag ist ein langer Brief. Handgeschrieben in seiner wunderschönen, gestochenen Handschrift.

Irgendwann 2002
Mein über alles geliebtes Kimilein, Mäusezähnchen, Satansbrätlein, schon seit langem plagt mich der Gedanke, Dir etwas zu schreiben was Dich an mich erinnert, sagen wir, von Dir Abschied zu nehmen, oder, Abschied ist ja doch eigentlich ein hässliches Wort, besser finde ich „Auf Wiedersehen" zu sagen. Du weißt, dass ich nicht besonders gläubig im traditionellen Sinn bin, aber dennoch glaube ich eigentlich, dass unsere „Seelen" irgendwie weiter leben, und sei es nur in der Erinnerung, in irgendwelchen Dingen, die man mit Begeisterung oder einfach aus Freude an den Dingen oder als Erinnerung gesammelt hat, die man gerne gesehen oder gehört oder auch erlebt hat; und deshalb sage ich, wenn Du diese Zeilen liest, „Auf Wiedersehen", wie wär's zum Beispiel auf dem Sirius, dem Hundsstern? Mit all unseren kleinen Freunden, Basko, Jacky und Ramses? Ich bin nicht traurig, während ich hier schreibe; ich habe ein reiches Leben gehabt, wenn auch nicht immer schön; zum Beispiel die Frage, warum meine Mutter so früh gehen musste und unter so viel Leid ist immer noch unbeantwortet; aber dennoch war es fast übervoll von herrlichen Erlebnissen und wunderschönen Tagen, alles in allem fast ausschließlich mit Dir. Bei wem kann ich mich dafür bedanken? Bei Dir natürlich! Im Moment, als ich Dich das erste Mal in den Händen hielt, Du weißt wo und wann, hatte mein Leben den Sinn bekommen, ist die Richtung festgelegt worden, die bis zu diesem Tag irgendwie anders war, ziellos würde ich sagen. Deine Anwesenheit hat meinem Leben eine Schönheit gezeigt, für die ich unendlich dankbar bin und mir eine Fröhlichkeit und ein Glücksgefühl verliehen, das alle Widerwärtigkeiten vergessen ließ. Ich habe mich immer überall mit dem Gedanken an Dich trösten können, und ich hatte das Glück, nie der Bestie Mensch begegnet zu sein. Das ist auch der Grund, warum ich Dich bitte, nicht traurig zu sein, Dein Leben weiter zu leben mit der gleichen Zuversicht und Fröhlichkeit, wie ich es von Dir kenne. Ich habe die hässlichen Dinge, die ich ohne Zweifel erlebt habe, nie verdrängt, sondern die Schönheiten haben weitaus überwogen und mir das Ertragen der Schlechtigkeiten leichter gemacht.

Denk an unsere Reisen, an den Nil, ans Skifahren, den Hubschrauber in Cervinia, ans Mittelmeer, an die vielen Abende und Nächte, wo wir eine neue, bessere Welt entworfen haben; denk an unsere Freunde, die Hunde die an unserem Glück immer teilhatten und uns so viel Freude gemacht haben und auch daran, wie wunderschön jedes Wiedersehen war. Und wenn Du diese Erinnerungen aufrufst, sozusagen „anklickst", dann wirst Du mich hören, mit mir reden können und mich fühlen, wenn ich neben Dir sitze, Dich berühre oder in den Arm nehme. Ich werde Dir immer ganz nah sein. Und wenn Du einmal traurig und zutiefst getroffen sein solltest, dann verdränge es nicht, sondern lehne Dich an mich und weine ruhig, bis es vorbei ist und Du wieder fröhlich sein kannst, weil ich immer bei Dir sein werde, wenn Du mich brauchst. Einige Fotos, die Du kennst, hängen vor mir an der Wand, aber auch, wenn sie nicht da wären, Dein Bild ist so tief und fest in mir eingebrannt, dass ich glaube, dass das, was wir Tod nennen, dies nicht auslöschen kann, und noch etwas möchte ich Dir sagen, liebe Kimi, wenn ich mich umschaue oder –höre, glaube ich, dass der Mensch nicht von Grund gut ist. Das Wachsen mit Liebe lässt das Gute in ihm vielleicht irgendwann überwiegen. Wenn ich Dich nun um etwas bitten darf; wen denn sonst?!

Ich möchte verbrannt werden und am schönsten fände ich, wenn die Asche über dem Gletscher von Hintertux oder Cervinia ausgeschüttet würde; kannst Du Dir das vorstellen? Und sei über diesen Wunsch nicht traurig oder gar verletzt, dort war ich oft mit Dir glücklich, auf der Piste, unterm Schirm, im Hubschrauber, überall! Sollten Freunde oder wer auch immer mir „Auf Wiedersehen" sagen wollen, dann kommt irgendwo zusammen, Du wirst das schon organisieren, und sagt fröhlich „Auf Wiedersehen". Musik darf nicht fehlen, sie hat in unserem Leben eine große Rolle gespielt und ist immer noch das, was die Menschen am besten verstehen. Denk an die Matthäus-Passion in Hamburg oder an „Bravo, Papa" in Düsseldorf.

Aus dem Officium von J. Gabarek and The Hillard Ensemble das „Parce Mihi Domine", von Queen „Heaven for Everyone" und „I was born to love you", von den Après Ski Hits „Die Hände zum Himmel" und von A. Bocelli „Romanza" und „Time to Say Goodbye".

Keine traurige Kleidung, bunt, wie ich es geliebt habe und wie mich ja auch alle Leute kannten; keine traurigen Reden, stimmt ja sowieso meist nicht, was da gesagt wird, oder? Erzählt ein paar Anekdoten aus unserer gemeinsamen Zeit und füge die Musiktitel in der angegebenen Reihenfolge ein, ja?! Du findest sie alle in der CD- Sammlung. Falls Ramses mich überleben sollte, möchte ich, dass er unter allen Umständen dabei ist!!!!

Ich sagte schon, wenn der Mensch ohne Liebe heranwächst, bricht oft das abgrundtiefe Böse hervor und er wird zu einer unberechenbaren Bestie; die Menschheit hat nie ohne Hass und Krieg mit Mord und Totschlag, Brutalität und Vergewaltigung gelebt, zu keiner Zeit. Hass und Neid hat die Menschheit gelenkt. Sei deshalb vorsichtig gegenüber den Menschen und sage laut heraus, wenn Du Dich wehren musst, sag es ihnen ins Gesicht, wenn sie Dir ihre Niedertracht zeigen, was sie für Bestien sind, manchmal kommen sie zur Besinnung.

Ich umarme Dich in Gedanken und verzeih mir, wenn ich Dir gegenüber jemals ungerecht war; geliebt habe ich Dich immer! Dein Väterchen

Danke!

Danke Pünktchen. Ich durfte immer Dein Mausezahn und Satansbraten sein. Du hast mir so viel erzählt; am Ende habe ich bestimmt die Hälfte nicht aufgeschrieben. Entschuldige bitte. Ich liebe Dich und werde nie vergessen, dass Du mir Sirius gepflückt hättest, wenn nur irgendwer eine Leiter gebaut hätte, die lang genug ist. Es tut mir leid, dass mir Dein Tee nie geschmeckt hat, aber dafür war Dein *Muselmann verführt Nonne* die Krönung!

Danke Elke. Du bist immer mein Fels in der Brandung. Du hast mir viele Details erzählt und mich darin bestätigt, dieses Buch zu schreiben. Ich hoffe, ich bin Deinem Rat richtig gefolgt und habe die peinlichen, unangenehmen Dinge so geändert, dass ich niemandem verletze. Ich liebe Dich; danke, dass Du mich schon so lange wie Dornröschen weckst und den Kochschinken immer hauchdünn einkaufst, auch wenn der Metzger schon genervt ist.

Danke Marita, dass Du für Pünktchen da bist. Es tut mir leid, dass ich nicht immer helfen kann.

Danke Peter, dass Du für Elke da bist. Du erinnerst mich immer daran, ein fröhlicher Mensch zu bleiben.

Thank you, Will, for encouraging me to publish this book and for allowing it on our inaugural list. Without you, I would never have dared. I love you forever; to the sun, the moon, the stars and back. You are the wisest and most clever child in an adult's body that I know. Please don't ever grow up!

Danke an alle, die mir erzählt haben, wie alles war, für all die Fotos, Briefe und Zeitungsschnispel, die Ihr mir geschickt habt. Und für die Gespräche, in denen Ihr so viel erklärt habt. Besonders Familie Albrecht, Dieter, Peter und Birgit, Pierrchen und Ümit.

Danke Ute. Dafür, dass Du meine Freundin bist und dafür, dass Du mir Will genehmigt hast und ihm als erste angedroht hast, dass er es wirklich mit Dir zu tun bekommt, falls er mir jemals wehtun sollte.

Danke Marina. Dafür, dass Du meine Freundin bist und für Dein Verständnis und Deine Unterstützung in einer für mich schweren Zeit. Und für die vielen Ideen, Grillwochenenden, Kuchen und Strickgespräche. Und die Fehlersuche im Buch.

Danke, Susanne, Du hast mehr für das Buch getan, als Du Dir vorstellen kannst.

Danke Patricia. Dafür, dass ich Freundschaftspotential habe und die Spreewaldgurken! Und die Fehlersuche im Buch.

Danke Basko, mein Fellbruder; ich habe Dich geliebt und werde Dich nie vergessen. Danke Jacky, mein erstes Fellkind, auch Dich habe ich geliebt und werde Dich nie vergessen. Danke Mozart, mein zweites Fellkind, meine beste Fellfreundin, ich liebe Dich.

Lightning Source UK Ltd.
Milton Keynes UK
UKOW051002181111

182214UK00002B/1/P